Infectiepreventie van A tot Z voor de mondzorgpraktijk

AF001596

D.M. Voet
M. de Vries

Infectiepreventie van A tot Z voor de mondzorgpraktijk

Derde, herziene druk

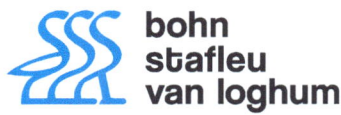

Houten 2017

ISBN 978-90-368-1480-5   ISBN 978-90-368-1481-2 (eBook)
DOI 10.1007/978-90-368-1481-2

© Bohn Stafleu van Loghum, onderdeel van Springer Media B.V. 2017
Alle rechten voorbehouden. Niets uit deze uitgave mag worden verveelvoudigd, opgeslagen in een geautomatiseerd gegevensbestand, of openbaar gemaakt, in enige vorm of op enige wijze, hetzij elektronisch, mechanisch, door fotokopieën of opnamen, hetzij op enige andere manier, zonder voorafgaande schriftelijke toestemming van de uitgever.

Voor zover het maken van kopieën uit deze uitgave is toegestaan op grond van artikel 16b Auteurswet j° het Besluit van 20 juni 1974, Stb. 351, zoals gewijzigd bij het Besluit van 23 augustus 1985, Stb. 471 en artikel 17 Auteurswet, dient men de daarvoor wettelijk verschuldigde vergoedingen te voldoen aan de Stichting Reprorecht (Postbus 3060, 2130 KB Hoofddorp). Voor het overnemen van (een) gedeelte(n) uit deze uitgave in bloemlezingen, readers en andere compilatiewerken (artikel 16 Auteurswet) dient men zich tot de uitgever te wenden.

Samensteller(s) en uitgever zijn zich volledig bewust van hun taak een betrouwbare uitgave te verzorgen. Niettemin kunnen zij geen aansprakelijkheid aanvaarden voor drukfouten en andere onjuistheden die eventueel in deze uitgave voorkomen.

NUR 887
Basisontwerp omslag: Studio Bassa, Culemborg
Automatische opmaak: Scientific Publishing Services (P) Ltd., Chennai, India
Fotografie: D.M. Voet, M. de Vries en Michaël van Caspel

Tweede, herziene druk 2011
Derde, herziene druk 2017

Bohn Stafleu van Loghum
Walmolen 1
Postbus 246
3990 GA Houten

www.bsl.nl

Voorwoord

Infectiepreventie van A tot Z in de mondzorgpraktijk is geschreven vanuit de behoefte om de huidige kennis en inzichten zoals beschreven in de *Richtlijn infectiepreventie in mondzorgpraktijken* (KNMT 2016) in een praktische vorm weer te geven. Het beoogt een aanvulling te zijn op de richtlijn en is geenszins een vervanger ervan.

De tekst wordt ondersteund door foto's van veel praktijksituaties zoals die zich rond de patiëntenbehandeling kunnen voordoen. De handelingen zijn zoveel mogelijk stap voor stap in 'reportagevorm' weergegeven.

De concrete uitvoering van hygiënemaatregelen in mondzorgpraktijken is in belangrijke mate een taak van de tandartsassistent. Deze draagt dus een grote verantwoordelijkheid en zal zich moeten inzetten om voortdurend te streven naar een optimale hygiëne. Om voor iedere behandeling consequent alle noodzakelijke maatregelen te treffen, moet de tandartsassistent zorgvuldig en gedisciplineerd te werk gaan. Daarnaast is kennis van het hoe en waarom van de maatregelen noodzakelijk om deze complexe taak goed uit te voeren. In dit boek wordt deze kennis op basis van praktische situaties aangereikt.

Er is geen enkele verwevenheid tussen de auteurs en fabrikanten of leveranciers en de auteurs hebben willekeurig afbeeldingen van instrumenten en materialen geplaatst, louter met het oogmerk een duidelijke illustratie van de tekst te realiseren.

In deze herziene uitgave zijn feiten, middelen en methoden rondom infectiepreventie in de mondzorgpraktijk opnieuw belicht. Tegen de achtergrond van voortgaande ontwikkelingen binnen dit vakgebied moet de actualiteit van de inhoud van deze uitgave op ieder moment gewogen worden.

Voor de realisatie van de afbeeldingen in deze herziene uitgave kon opnieuw veelvuldig gebruikgemaakt worden van de medewerking van collega-tandartsen en hun assistenten. Allen hartelijk dank voor deze onmisbare ondersteuning.

Dorothé Voet
Niawier

Maria de Vries
Franeker
Zomer 2017

Inhoud

1	**Algemene infectieleer**	**1**
	D.M. Voet	
1.1	Inleiding	3
1.2	Terminologie	4
1.3	Soorten micro-organismen	5
1.4	Overdracht van micro-organismen	8
1.5	Ontstekingen	12
1.6	Afweermechanismen	14
1.7	Therapie	19
	Geraadpleegde bronnen	25
2	**Infectieziekten in de mondzorgpraktijk**	**27**
	D.M. Voet	
2.1	Inleiding	29
2.2	Legionella-infectie	30
2.3	Besmettelijke ziekten met orale verschijnselen	31
2.4	Besmettelijke ziekten zonder orale verschijnselen	37
	Geraadpleegde bronnen	43
3	**Oriëntatie op de richtlijn Infectiepreventie in mondzorgpraktijken**	**45**
	D.M. Voet	
3.1	Inleiding	47
3.2	Richtlijn in historisch perspectief	48
3.3	De richtlijn nader bekeken	49
3.4	Logica en eenvoud van infectiepreventie in mondzorgpraktijken	52
3.5	Algemene logistieke maatregelen	67
	Geraadpleegde bronnen	71
4	**Praktische infectiepreventie aan de stoel**	**73**
	M. de Vries	
4.1	Inleiding	75
4.2	Voorbereiding op een behandeling	77
4.3	Hygiënisch en veilig assisteren aan de stoel	80
4.4	Hygiënisch vervaardigen en ontwikkelen/scannen van röntgenfoto's	112
4.5	Reiniging na de behandeling	115
4.6	Maatregelen bij (steriele) chirurgische ingrepen in de mondholte	125
	Geraadpleegde bronnen	132
5	**Nazorg en onderhoud**	**133**
	M. de Vries	
5.1	Inleiding	135
5.2	Routing in de sterilisatieruimte	136
5.3	Verwerking vuile behandeltray	142
5.4	Uitruimen thermodesinfector	149
5.5	Testen voor thermodesinfector en autoclaaf	152

5.6	Desinfectie van afdrukken.	156
5.7	Behandeling van dynamisch instrumentarium	158
5.8	Onderhoud.	160
5.9	Afdruklepels schoonmaken	166
5.10	Verwerken van 'gevaarlijk afval'	166
5.11	Slijpen van scalers en curettes.	167
5.12	Veiligheidsinformatiebladen	167
	Geraadpleegde bronnen	169
6	**Capita selecta**	171
	D.M. Voet	
6.1	Testen unitwater	172
6.2	Verpakt steriliseren; keuze en kunde	181
6.3	Alginaatafdrukken maken met of zonder assistentie	184
6.4	Beheer beroepskleding	189
6.5	Bewerken van tandheelkundige structuren buiten de behandelkamer	193
6.6	Instrumentencassettes nader bekeken	198
6.7	Toepassen dikke huishoudhandschoenen	202
6.8	Schoon werken met een Bodytray	205
6.9	Werkingsmechanisme van ultrasoon reinigingsapparaat	211
	Geraadpleegde bronnen	216
	Bijlagen	217
	Stellingen.	218
	Oneliners	219
	Register.	220

Algemene infectieleer

D.M. Voet

Samenvatting

Allereerst wordt de historische ontwikkeling rondom infectieleer geschetst. Daarna wordt een overzicht gegeven van de verschillende soorten micro-organismen (m.o.). De diverse besmettingsroutes worden besproken, alsmede de mogelijke plaatsen waar het lichaam besmet kan worden. Van infecties wordt verder gemeld dat ze een ziekte kunnen veroorzaken met klinische verschijnselen die zich in wisselende hevigheid kunnen voordoen, van subklinisch tot acuut. Onder normale omstandigheden kan het lichaam een afweerreactie op gang brengen tegen een ziekteverwekker. Hierbij worden aspecifieke en specifieke mechanismen in werking gesteld. Als de afweerreactie ongepast heftig wordt, is er sprake van allergie. In bepaalde omstandigheden kan de afweer echter ook tekortschieten, dan is er sprake van een immunodeficiëntie. Tot slot wordt aangegeven hoe infecties voorkomen en bestreden kunnen worden. Bij voorkeur door preventieve therapie, maar als er toch een ontsteking of ziekte bestaat, zal curatieve therapie worden ingezet. Hierbij onderscheiden we causale en symptomatische therapie.

1.1   Inleiding – 3

1.2   Terminologie – 4

1.3   Soorten micro-organismen – 5
1.3.1   Bacteriën – 5
1.3.2   Virussen – 7
1.3.3   Schimmels (fungi) – 8
1.3.4   Prionen – 8
1.3.5   Protozoën – 8

© Bohn Stafleu van Loghum, onderdeel van Springer Media B.V. 2017
D.M. Voet en M. de Vries, *Infectiepreventie van A tot Z voor de mondzorgpraktijk*,
DOI 10.1007/978-90-368-1481-2_1

1.4	Overdracht van micro-organismen – 8	
1.4.1	Besmettingsbronnen – 8	
1.4.2	Besmettingsroutes – 9	
1.4.3	Samenlevingsvormen – 12	
1.5	Ontstekingen – 12	
1.5.1	Voorwaarden voor ontsteking – 12	
1.5.2	Symptomen lokale ontsteking – 13	
1.5.3	Symptomen algemene ontsteking (ziekte) – 13	
1.5.4	Verloop van infectieziekten – 14	
1.6	Afweermechanismen – 14	
1.6.1	Fysiologische afweermechanismen – 14	
1.6.2	Pathologische afweermechanismen – 16	
1.7	Therapie – 19	
1.7.1	Preventieve therapie – 19	
1.7.2	Causale therapie – 22	
1.7.3	Symptomatische therapie – 23	
	Woordenlijst – 24	
	Geraadpleegde bronnen – 25	

> **Casus**
>
> Gemiddeld één op de twintig patiënten in de Nederlandse ziekenhuizen liep volgens een onderzoek uit 2014 een infectie op tijdens hun opname: postoperatieve wondinfectie, lage luchtweg- of een urineweginfectie etc. Deze zogeheten zorg- of ziekenhuisinfecties kosten jaarlijks honderden miljoenen euro's door onder meer een verlengde opnameduur, aanvullende diagnostiek en heroperaties. De smartphones van verpleegkundigen en artsen bleken uit diverse buitenlandse onderzoeken een potentiële bron van dergelijke ziekenhuisinfecties te zijn. Onderzoekers van het VUmc Amsterdam analyseerden uitkomsten van een groot aantal publicaties daarover en daaruit kwam naar voren dat van de in totaal 989 onderzochte smartphones 42 tot 95 % uit het ziekenhuis afkomstige bacteriën bevatte. Vooral de randen van de telefoon bleken vol bacteriën te zitten. Op de mobieltjes van zowel artsen als verpleegkundigen bevonden zich regelmatig resistente bacteriën, zoals MRSA. Het werken met deze stilletjes (en op grote schaal) de zorg binnengeslopen smartphones moet veilig zijn en mag geen aanleiding tot besmetting vormen. Alle medewerkers in de zorg zullen daarom de principes van de algemene infectieleer moeten beheersen om juiste hygiëne bij zakelijk dan wel privégebruik van smartphones in de zorg te realiseren.

1.1 Inleiding

Infectiepreventie is niet van alle tijden. In historisch verband is er een ontwikkeling te zien vanaf het midden van de negentiende eeuw, waarbij met vallen en opstaan een weg gevonden wordt naar de hedendaagse inzichten rondom infecties en de daaruit voortvloeiende handelwijzen. Het begon in Engeland, waar in Londen in 1846 de eerste operatie onder 'narcose' uitgevoerd werd met behulp van de inhalatie van ether. De operatie slaagde uitstekend en de patiënt had zowaar niets gevoeld. Triomfantelijk nam de chirurg afscheid en de patiënt werd naar de (overvolle en vieze) patiëntenzaal teruggebracht. Na enkele weken overleed de patiënt helaas aan een ernstige wondinfectie. De tragische afloop van deze operatie stond niet op zichzelf. In Britse ziekenhuizen stierf destijds één op de drie patiënten na een succesvolle operatie, in bijna alle gevallen als gevolg van wondinfecties. De meeste artsen in die tijd dachten dat infecties van de operatiewonden werden veroorzaakt doordat er lucht bij kwam. De jonge arts Joseph Lister die in 1852 was afgestudeerd had daar andere ideeën over. Hij vestigde zich als chirurg in het Schotse Edinburgh en begon daar in 1861 zijn strijd tegen het hoge sterftecijfer van patiënten na operatieve ingrepen. Hij begon te experimenteren met **antisepsis**. Deze term is afkomstig uit het Grieks en betekent 'tegen verrotting'. Als onderdeel van deze nieuwe werkwijze werden witte jassen voor het personeel van de operatiekamer ingevoerd. Hierop was vuil goed zichtbaar, zodat men dus tijdig een schone jas kon aantrekken. Voor het verbinden van wonden werd voortaan alleen nog schoon chirurgisch gaas gebruikt, hetgeen een belangrijke verbetering in de wondverzorging was.

Toen Lister in 1865 kennis nam van de theorie van de Franse scheikundige Louis Pasteur, die beweerde dat lucht op zichzelf niet ziekmakend is, maar dat de 'microben' in de lucht verantwoordelijk zijn voor de verspreiding van ziekten, begon hij ook te experimenteren met het gebruik van ontsmettingsmiddelen in de geneeskunde: antiseptica. Hiermee heeft Lister de basis gelegd voor de hedendaagse maatregelen voor infectiepreventie in de gezondheidszorg.

1.2 Terminologie

De 'microben' van Louis Pasteur zijn ons beter bekend als micro-organismen. Wanneer ze in contact komen met een persoon of een oppervlak wordt gesproken van besmetting of **contaminatie**. Hiervoor wordt ook wel het woord infectie gebruikt, dat echter een dubbele betekenis heeft in ons taalgebruik. Het is goed om de verwarring aangaande de betekenis van het begrip infectie nader uit te werken.

- De oorspronkelijke en juiste betekenis van het woord infectie is besmetting of contaminatie: het in contact komen met iets.
- In de tweede betekenis wordt met een infectie gedoeld op een ontsteking of ziekte die is ontstaan nadat ziekmakende (pathogene) micro-organismen met het lichaam in contact zijn gekomen.

Er is pas sprake van een infectie in de zin van een ontsteking of ziekte wanneer aan alle drie de volgende voorwaarden is voldaan.
1. De micro-organismen zijn het lichaam van de gastheer binnengedrongen.
2. Ze kunnen zich daar handhaven.
3. Ze kunnen zich in het lichaam van de gastheer vermeerderen.

Bij juist gebruik van de woorden kan dus gesteld worden dat een ontsteking of ziekte altijd voorafgegaan wordt door een infectie in de betekenis van besmetting of contaminatie. Zonder besmetting kan immers geen ontsteking ontstaan. Bepaalde ziekten zijn besmettelijk. Het kenmerk van deze zogenoemde infectieziekten is dat ze worden veroorzaakt door overdracht van levende (of levensvatbare) pathogene micro-organismen, ook wel ziektekiemen of pathogenen genoemd. Deze pathogenen kunnen via direct of indirect contact worden overgedragen. Deze overdracht kan plaatsvinden van mens op mens, zoals het geval is bij een verkoudheidsvirus of de *Mycobacterium tuberculosis* die tbc veroorzaakt. Ook de overdracht van dier op mens is soms mogelijk. Voorbeelden hiervan zijn bepaalde typen van het vogelgriepvirus en het MERS-virus, dat via contact met kamelen verantwoordelijk is voor het ontstaan van het Middle East respiratory syndrome.

In de gezondheidszorg spelen pathogenen een rol die van mens op mens kunnen worden overgedragen. Afgezien van een opgelopen besmetting, spelen nog andere factoren een rol bij het wel of niet ontstaan van een ontsteking of ziekte. Per individu en per situatie kunnen ze ervoor zorgen dat het besmette lichaam van de gastheer zich wel of niet met succes kan verdedigen tegen de invasie van micro-organismen.

Deze andere factoren zijn:
- de *aanvalskracht* van het micro-organisme (**virulentie**);
- de *plaats* van de besmetting op of in het lichaam (**porte d'entrée**);
- het *aantal* ziektekiemen dat is overgedragen;
- de lichamelijke *conditie* en kwaliteit van het *afweersysteem* van de gastheer.

Het lichaam van een besmet persoon kan op de besmetting reageren met het ontwikkelen van een plaatselijk afweerproces (lokale ontstekingsreactie) of door een in het hele lichaam verspreide ontstekingsreactie (ziekte) door bijvoorbeeld de lichaamstemperatuur te verhogen. Gelukkig zijn deze afweerreacties bijna altijd effectief en zal de besmette persoon genezen. Na het doormaken van een virusziekte is als extra langetermijnafweersysteem in het lichaam normaal gesproken een herkenningsmechanisme gevormd voor deze specifieke ziekteverwekker. Bij een volgend contact is de afweer dan binnen zeer korte tijd op volle sterkte te brengen, zodat geen ziekte meer kan ontstaan. Dit verschijnsel heet **immuniteit**. Voor een infectie op basis van bacteriën is helaas geen herinneringssysteem in het menselijk lichaam tot ontwikkeling gekomen. Gelukkig zijn daar externe hulptroepen inzetbaar in de vorm van antibiotica, wanneer het lichaam de strijd niet meer alleen aankan. Dit geldt echter alleen zolang er geen resistentie door deze bacterie is ontwikkeld voor de toegediende antibiotica.

> In steeds meer gevallen blijkt resistentie een onverwachte factor bij de bestrijding van ernstige of steeds vaker ook 'alledaagse' ontstekingen zoals een blaasontsteking. Het ziekteproces kan dan ongelimiteerd voortgaan, met in toenemende mate een dodelijke afloop. De mensheid is door het steeds groter wordende aantal resistente bacteriën in feite weer terug bij af in de strijd tegen steeds meer infectieziekten. Het tijdperk waarin de geneeskunde genezing kon bieden bij (bijna) alle bacteriële infectieziekten ligt reeds achter ons, zo lijkt het. Onschuldige infecties blijken tegenwoordig net zo levensbedreigend te kunnen worden als vroeger toen er nog geen antibiotica bestonden.

In bijna alle gevallen is het resultaat van een geslaagde afweerreactie, met of zonder hulp van buiten, dat het lichaam uiteindelijk geheel vrij is van het pathogene micro-organisme. In enkele gevallen kan een geringe hoeveelheid micro-organismen in de gastheer aanwezig blijven, zonder dat deze symptomen van de ziekte heeft. We spreken dan van dragerschap en de betreffende persoon is een **drager**. Afhankelijk van het aantal pathogenen dat in het bloed circuleert (zogenoemde viral load), is een drager wel of niet besmettelijk voor zijn omgeving.

1.3 Soorten micro-organismen

Halverwege de zeventiende eeuw werd de microscoop uitgevonden door Antoni van Leeuwenhoek. Met behulp van dit instrument ontdekte hij vele soorten 'kleine diertjes', die hij gezamenlijk met de term microben aanduidde, later aangeduid als **micro-organismen**. Doordat Louis Pasteur ze in verband bracht met bepaalde ziekten, kwam het onderzoek op gang naar het grote aantal verschillende soorten dat een relatie had met ziekte. Naderhand konden met behulp van de elektronenmicroscoop nog meer en (veel) kleinere organismen zichtbaar worden gemaakt. Micro-organismen bevinden zich in principe overal, behalve in gezond weefsel en op door de mens gesteriliseerde materialen. Hierna volgt een korte beschrijving van verschillende typen micro-organismen die tot op heden bekend zijn.

1.3.1 Bacteriën

Bacteriën zijn eencellige organismen die zich vermeerderen door celdeling. Ze hebben meestal een bepaalde temperatuur en zuurgraad van de omgeving nodig om zich te kunnen delen. In zeer korte tijd kunnen buitengewoon grote aantallen worden gevormd. De meeste bacteriën gaan dood bij uitdroging of wanneer het te koud of te warm wordt. Er is echter een groep die bij ongunstige omstandigheden sporen kan vormen. Deze sporen kunnen vaak gedurende lange tijd (soms zelfs honderden jaren) onder barre omstandigheden overleven. Als de omstandigheden daarna verbeteren, ontwikkelen zich uit deze sporen weer bacteriën.

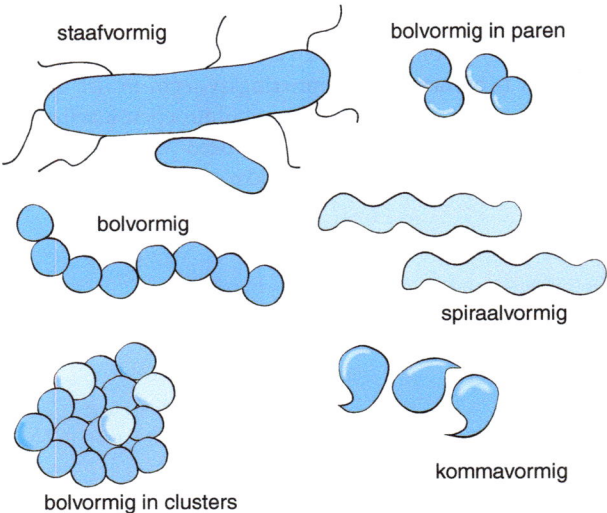

Figuur 1.1 Diverse bacteriesoorten naar vorm ingedeeld

Een niet denkbeeldige bedreiging voor de mensheid kan ontstaan door het op grote schaal ontdooien van de permafrost door opwarming van de aarde. Hierdoor komen gebieden bloot waar zeer lange tijd geen contact met mens en dier kon plaatsvinden en waar 'oude' micro-organismen op verspreiding liggen te wachten. Als eerste 'teruggekeerde' ziekteverwekker is bij rendieren in Finland de *Bacillus anthracis* (antrax), veroorzaker van het dodelijke miltvuur, op grote schaal geconstateerd.

Regelmatig komt het voor dat bacteriën veranderingen ondergaan en in een net iets andere vorm nieuwe ziekten doen ontstaan. Zo zijn wetenschappers beducht voor de komst van een nieuwe vorm van de builenpestbacterie – *Yersinia pestis* –, maar ook andere bacteriën zouden met nieuwe en agressievere vormen de mensheid kunnen bedreigen.

Bacteriën zijn in te delen naar vorm, kolonisatiewijze en of ze wel of niet zuurstofafhankelijk zijn. Hierna volgt een opsomming van de diverse soorten. Daarbij zijn voorbeelden geplaatst van ziekten die ze kunnen verwekken.

Indeling naar vorm (fig. 1.1)
- bolvormig (kok), voorbeeld: meningokok *Neisseria meningitidis*, verwekker van hersenvliesontsteking;
- staafvormig (bacil), voorbeeld: *Clostridium tetani*, verwekker van tetanus;
- spiraalvormig (spiril, spirocheet), voorbeeld: *Borrelia burgdorferi*, veroorzaker van ziekte van Lyme.

Indeling naar kolonisatiestructuur
- streptokokken, liggen als een snoer of streng naast elkaar. Voorbeeld: *Streptococcus mutans*, betrokken bij het ontstaan van cariës;
- stafylokokken, liggen trosvormig bij elkaar. Voorbeeld: *Staphylococcus aureus*, aanstichter van onder andere steenpuisten, wondroos en de zeer besmettelijke 'krentenbaard' (impetigo) (fig. 1.2);
- diplokokken liggen twee aan twee. Voorbeeld: gonokok *Neisseria gonorrhoeae* veroorzaker van gonorroe.

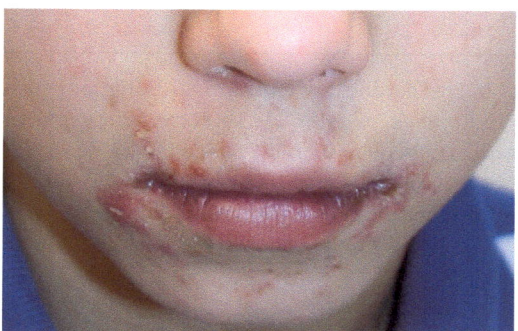

◘ **Figuur 1.2** Impetigo ('krentenbaard') veroorzaakt door *Staphylococcus aureus*

Indeling naar zuurstofafhankelijkheid
- levend mét zuurstof, deze bacteriën worden aeroob genoemd;
- levend zonder zuurstof, deze bacteriën worden anaeroob genoemd (anaerobe bacteriën worden onder andere aangetroffen in pockets).

> Sommige bacteriesoorten zijn pathogeen voor de mens door de ziekmakende gifstoffen (toxinen) die ze tijdens hun stofwisseling uitscheiden. Het koken of bakken van voedsel doodt wel de bacteriën, maar de gevormde toxinen blijven intact. Zo kan soms toch nog voedselvergiftiging ontstaan. Rauw voedsel dat in de koelkast bewaard wordt, bederft dus toch na enige tijd, omdat de bacteriegroei wel geremd wordt maar niet volledig stopt! Zolang er levende bacteriën in het voedsel zitten, kunnen ze ook toxinen blijven produceren. Om de vorming van toxinen tegen te gaan moeten de bacteriën zo snel mogelijk worden uitgeschakeld. Rauw voedsel eerst koken of bakken en daarna enige dagen bewaren in de koelkast is dus veiliger dan eerst enkele dagen bewaren en vlak voor gebruik pas bereiden.

1.3.2 Virussen

Virussen zijn vele malen kleiner dan bacteriën. Het bestaan van virussen is pas ontdekt, nadat de elektronenmicroscoop in gebruik was genomen. Virussen kunnen niet zelfstandig leven, omdat ze maar één streng eiwitten met erfelijk materiaal (DNA of RNA) bezitten in plaats van het voor een levende cel gebruikelijke aantal van twee. Ze zijn voor hun voortplanting daarom afhankelijk van gastheercellen. Ze dringen naar binnen en gebruiken het DNA van de gastheercel om hun eigen DNA of RNA in grote hoeveelheden te vermenigvuldigen.

De gastheercel is daarmee omgebouwd tot virusfabriekje. De gastheercel bezwijkt na enige tijd en de nieuwgevormde virussen komen vrij in het lichaam van de gastheer. Verder zijn virussen niet omgeven door een celwand maar door een dun eiwitkapseltje. Sommige virussen nestelen zich in het lichaam van de gastheer voor de rest van zijn of haar leven. Een voorbeeld hiervan is het herpes simplexvirus, dat bij kinderen op jonge leeftijd een heftige acute ziekte veroorzaakt. Het virus blijft na genezing van de acute fase heel vaak nog latent (zonder ziekteverschijnselen) in het lichaam aanwezig en steekt bij afgenomen weerstand de kop weer op, meestal in de vorm van een zogeheten koortslip. Ook kunnen virussen in grote aantallen aanwezig zijn (of blijven) terwijl de patiënt slechts weinig tot geen ziekteverschijnselen heeft en zich dus absoluut niet ziek voelt. Deze patiënten zijn dan **drager** van een virus en kunnen een voortdurende bron van besmetting vormen, afhankelijk van de viral load.

1.3.3 Schimmels (fungi)

Schimmels zijn draadvormige organismen. Ze zijn hardnekkig en daardoor lastig te bestrijden. Een bekende, vervelende schimmel is *Candida albicans*, de veroorzaker van onder andere zwemmerseczeem, kalknagels, witte aanslag in de mondholte en kloofjes in de mondhoeken. Schimmels hebben echter ook een positieve betekenis, doordat ze veel nuttige producten kunnen leveren. Ze worden gebruikt in de voedingsindustrie (schimmelkaas), maar zijn ook bekend in de farmaceutische industrie, onder andere als producenten van penicilline.

1.3.4 Prionen

Een prion (proteinaceous infectious particle) is een zeer kleine eiwitstructuur die geen erfelijk materiaal bevat. In een gezond lichaam komen van nature veel prionen voor. Deze bevinden zich voornamelijk in de hersenen en in het centrale zenuwstelsel. Pathogene prionen hebben een andere vorm dan de fysiologische prionen en werken als een soort stempel, waardoor de vorm van gezonde prionen ook afwijkend wordt. Deze verandering van de lichaamsprionen veroorzaakt verweking van het hersenweefsel. Prionziekten zijn overdraagbaar van mens op dier. BSE (bovine spongiform encephalopathy, beter bekend als de gekkekoeienziekte) is de dierlijke vorm die na overdracht op de mens de gevreesde ziekte van Creutzfeldt-Jakob veroorzaakt.

1.3.5 Protozoën

Protozoën zijn wat grotere eencellige organismen die tot de dierenwereld gerekend worden. Ze kunnen zich verplaatsen door middel van een soort zweepstaartjes (flagellen) of doordat ze een schijnvoetje kunnen vormen. Een voorbeeld van dit type organisme is de amoebe die in de tropen voorkomt en een ernstige darmontsteking kan veroorzaken.

1.4 Overdracht van micro-organismen

Vanuit een besmettingsbron kunnen micro-organismen zich via geschikte besmettingsroutes verplaatsen. Er kunnen zich diverse typen samenlevingsvormen ontwikkelen tussen het micro-organisme en de gastheer, hopelijk ten gunste van de micro-organismen, zodat het voortbestaan van de soort wordt gewaarborgd. Deze samenlevingsvormen zijn vanuit het oogpunt van de gastheer niet altijd gunstig en variëren van onschuldig tot ziekmakend.

1.4.1 Besmettingsbronnen

De plaats vanwaaruit de micro-organismen zich verspreiden is de besmettingsbron. Dit kunnen vieze instrumenten zijn, bedorven voedsel, mensen, dieren of insecten die levende ziektekiemen bij zich dragen. De aanwezigheid van ziektekiemen bij mens en dier is niet altijd duidelijk. Zo is bekend dat bij sommige ziekten al vóór het uitbreken van de symptomen (ziekteverschijnselen), tijdens de zogeheten **incubatietijd**, zoveel levende ziektekiemen aanwezig zijn in bijvoorbeeld speeksel of andere lichaamsvloeistoffen, dat iemand een besmettingsbron is zonder dit te weten. Bij tuberculose kan deze fase zelfs vele jaren duren! Verder zijn individuen die drager zijn van een bepaalde ziekte een besmettingsbron, afhankelijk van de viral load.

In mondzorgpraktijken zijn de besmettingsbronnen in principe goed te lokaliseren. Daarbij wordt ervan uitgegaan dat *alle* patiënten een potentiële besmettingsbron zijn en dat vies instrumentarium en gecontamineerde oppervlakken eveneens besmettingsbronnen zijn. Daarnaast kan unitwater nog van onvoldoende kwaliteit zijn of is de aanwezigheid van textiele handdoeken een traceerbare besmettingsbron. Deze laatste twee besmettingsbronnen mogen normaal gesproken niet in een mondzorgpraktijk voorkomen.

1.4.2 Besmettingsroutes

Micro-organismen zullen via een besmettingsroute vanuit een besmettingsbron een daadwerkelijke en effectieve verspreiding naar een nieuwe gastheer moeten realiseren. Dit is een complexe onderneming voor micro-organismen. Voor een 'geslaagde' overtocht naar een volgende patiënt speelt voor een micro-organisme niet alleen de haalbaarheid van de af te leggen afstand een rol, maar ook dat de route onder de juiste omstandigheden kan worden afgelegd (geconditioneerd vervoer).

Eisen besmettingsroute

Aan een besmettingsroute worden diverse eisen gesteld:
- De *leefomstandigheden* moeten goed (genoeg) zijn om de tocht te kunnen overleven. Factoren zoals temperatuur, vochtigheid en tijdsduur moeten garanderen dat de ziektekiemen levend (of in elk geval levensvatbaar) op de plaats van bestemming komen.
- De *capaciteit* van de transportroute moet voldoende groot zijn om grote *aantallen* micro-organismen te vervoeren. Dat verhoogt de overlevingskans van de micro-organismen. Om een indruk te geven van de aantallen kan gesteld worden dat voor het ontwikkelen van de meeste infecties een besmetting met *miljoenen* micro-organismen nodig is. Besmetting met 'maar' enkele honderden of duizenden micro-organismen veroorzaakt in de regel geen infectie of ziekte, omdat de afweer van de gastheer die zal kunnen vernietigen. De ziektekiemen zullen er dan niet in slagen ten koste van een volgend 'slachtoffer' hun eigen soort in stand te houden.
- De 'vervoerder' moet geschikt zijn, omdat micro-organismen, met uitzondering van protozoën, zichzelf niet actief kunnen verplaatsen! Op passieve wijze kunnen ze meeliften op hand(schoenen) en instrumenten. Ook kunnen ze in water via het principe van verdunning verplaatst worden en ten slotte kunnen ze door de lucht meegevoerd worden, bijvoorbeeld in de neveldruppeltjes die ontstaan bij een hoest- of niesbui of druppeltjes van de aerosol. Deze transportmiddelen worden ook wel **vectoren** genoemd;
- Een 'tussenstop' kan ingebouwd zijn. Bij onvoldoende hygiëne kan een micro-organisme ook eerst ergens op een oppervlak terechtkomen, voordat het op een later tijdstip via een volgende hand(schoen) naar de eindbestemming wordt gebracht. Deze onderbroken transportroute via oppervlakken wordt **smeercontaminatie** genoemd;

– Een goede eindbestemming is ten slotte nog een vermeldenswaard aspect van een goede transportroute. Bij voorkeur is dat op een geschikte plaats op of in het lichaam van de volgende gastheer, zodat het micro-organisme zich onder optimale omstandigheden kan handhaven en vermeerderen. De beste 'landingsplaats' voor micro-organismen die in het mondmilieu goed gedijen is dan ook de mond van een volgende patiënt. Ook een beschadigde huid of het oogslijmvlies is doorgaans een goede locatie om vanuit een mond aangevoerde micro-organismen tot vermenigvuldiging te laten komen. Een locatie waar het micro-organisme eenvoudig kan binnendringen wordt **porte d'entrée** genoemd.

> Afgezien van het passieve 'gezwommen worden' in unitwaterleidingen en het 'gezweefd worden' in de aerosol is handhygiëne van de teamleden de doorslaggevende factor voor de verspreiding van micro-organismen in de mondzorgpraktijk. Hieruit is het enorme belang van goede handhygiëne op te maken zoals dat niet alleen voor de mondzorg maar voor de gehele gezondheidszorg geldt! (Pas op de tweede plaats komt de zorg voor het op orde brengen van het gebruikte instrumentarium.)

Wijze van overdracht

De wijze van overdracht kan als volgt plaatsvinden:
– aerogeen: ziektekiemen worden via de lucht aangevoerd en infecteren het slijmvlies van de luchtwegen. Dit is het geval bij aanhoesten of het inademen van verontreinigde lucht of aerosol.
– oraal of enteraal: de ziekteverwekker wordt via de mond het lichaam binnengebracht, waarna vervolgens ook in het maag-darmkanaal een infectie kan ontstaan. Dit kan zich voordoen bij direct contact met het mondslijmvlies van de partner of via indirecte overdracht van speeksel bij het 'spreken met consumptie' of bij bespuugd worden.
– hematogeen: ziektekiemen worden overgebracht door contact van bloedresten met de bloedbaan van de ontvangende persoon; door gebruik van vieze injectienaalden of door prikaccidenten in de gezondheidszorg.
– dermaal: normaal functioneert de huid als barrière tegen indringers, maar ter plaatse van een verwonding is de huid als barrière verloren gegaan en kunnen micro-organismen eenvoudig het lichaam binnendringen. Een verwonding geldt dan als een **porte d'entrée**.
– genitaal: de slijmvliezen van de genitaliën kunnen door direct contact met sperma of besmet slijmvlies van de partner (soa) besmet raken. Sommige micro-organismen dringen door intacte slijmvliezen binnen, andere zijn afhankelijk van (kleine) beschadigingen van de huid of slijmvliezen om een infectie te veroorzaken.
– congenitaal: de ziektekiemen worden van de moeder op het ongeboren kind overgebracht.

> Peuters die elkaars speelgoed aanraken of zelfs in hun mond stoppen kunnen gemakkelijk een infectie ontwikkelen via deze orale besmettingsroute. Het veelvuldige hand-mondcontact van de peuters zorgt voor de juiste verplaatsingsroute van bijvoorbeeld verkoudheden of kinderziekten. Wanneer in mondzorgpraktijken voor deze jonge patiëntjes onvoldoende hygiënemaatregelen worden getroffen, omdat ze 'op de crèche toch elkaars speelgoed in de mond stoppen' is dat in strijd met de professionele verplichting om in een zorgsetting de patiëntveiligheid te garanderen.

1.4 · Overdracht van micro-organismen

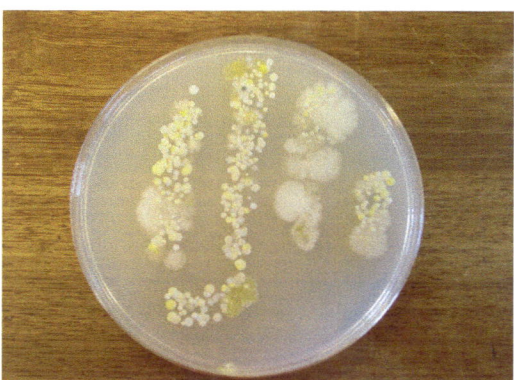

Figuur 1.3 Bacteriekweek van ongewassen handen

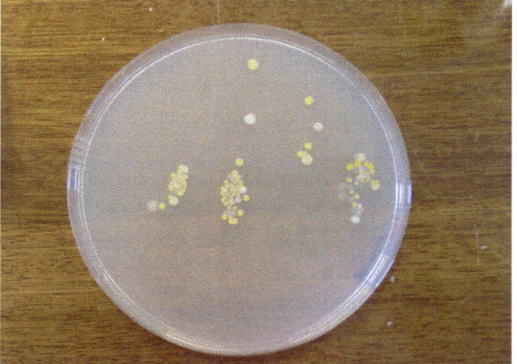

Figuur 1.4 Bacteriekweek van gewassen handen

Indirecte besmettingsroutes

Een indirecte besmetting kan verlopen via:
- aerosol: dit is de fijne (onzichtbare!) nevel die ontstaat door het gebruik van spraykoeling bij roterend instrumentarium of een ultrasone scaler. De aerosol kan lange tijd in de behandelkamer blijven zweven en infecties van de luchtwegen veroorzaken bij volgende patiënten en het behandelteam. De aerosol bevat naast (besmet?) koelwater ook bloed, speeksel en vaste deeltjes, zoals stukjes tandsteen of restauratiemateriaal.
- oppervlakken (en bedieningsknoppen) van apparatuur, werkbladen of textiele handdoeken. Deze besmettingsroute wordt aangeduid met de term **smeercontaminatie**.
- medische instrumenten die onvoldoende zijn schoongemaakt: een besmettingsroute die in de gezondheidszorg bekendstaat als kruisinfectie.
- ongewassen handen bevatten ten opzichte van gewassen handen een veelvoud aan bacteriën (fig. 1.3 en 1.4) en vormen samen met onvoldoende persoonlijke hygiëne in verschillende situaties aanleiding tot het ontstaan van infecties. Niet alleen in de medische sfeer, maar ook in het dagelijks leven ligt besmetting op de loer. Gelukkig heeft de gemiddelde mens voldoende weerstand, zodat dit soort dagelijkse besmettingen doorgaans geen kans krijgt. Bij mensen met een verminderde weerstand ligt dat echter veel gevoeliger en zijn soms extra hygiënemaatregelen gewenst.

1.4.3 Samenlevingsvormen

De wijze waarop het micro-organisme na de besmetting zal samenleven met de gastheer hoeft niet altijd een potentiële aanleiding te zijn tot het ontwikkelen van een ziekte. De gastheer kan soms ook *voordeel* hebben van een besmetting. Hierna worden vijf verschillende samenlevingsvormen (symbiose) beschreven waarbij micro-organismen hun doel bereiken en zich kunnen handhaven en vermeerderen.

1. Mutualisme: dit is een relatie waarin gastheer en micro-organisme elkaar nodig hebben. Op de huid komen bijvoorbeeld veel micro-organismen voor die zich voeden met uitscheidingsproducten van de huid en die door hun aanwezigheid tegelijkertijd ons lichaam tegen ziekten beschermen.
2. Commensalisme: micro-organismen bevinden zich in het lichaam van een gastheer, zonder dat die daarvan schadelijke gevolgen ondervindt. Dit geldt voor de periode dat ze verblijven op de locatie waar ze 'horen'. In de darmen bijvoorbeeld komen grote aantallen zogeheten commensalen voor. Wanneer ze echter op een andere plaats in het lichaam terechtkomen, veroorzaken ze soms wel ziekten. Een onschadelijke dikkedarmbacterie kan bijvoorbeeld bij contact met de urinewegen een blaasontsteking veroorzaken.
3. Pathogeen: hier is de samenleving in principe ziekteverwekkend. De gastheer kan zich met een lokale of algemene afweerreactie verdedigen tegen deze pathogeen, de ziekteverwekker.
4. Opportunistisch: in een gezonde gastheer doet het opportunistische micro-organisme (ook wel kortweg **opportunist** genoemd) zich onschuldig voor en is dikwijls als commensaal aanwezig. Zodra de gastheer echter verzwakt, komen de ziekteverwekkende eigenschappen van de opportunist naar voren en ontstaan er infecties. De schimmel *Candida albicans* en diverse darmbacteriën zijn beruchte opportunisten.
5. Parasitair: hierbij leeft een klein organisme, de parasiet, niet alleen in maar ook ten koste van de gastheer, zonder dat die zich kan verdedigen (bijvoorbeeld bij een lintworminfectie).

1.5 Ontstekingen

Allereerst wordt de opsomming van de voorwaarden herhaald waaronder een ontsteking kan ontstaan en vervolgens wordt ingegaan op de ziekteverschijnselen (symptomen) bij lokale en algemene infecties en het verloop van infectieziekten.

1.5.1 Voorwaarden voor ontsteking

Voor een ontsteking gelden de volgende voorwaarden:
- overdracht van voldoende levende (of levensvatbare) ziektekiemen (miljoenen!);
- de ziektekiemen moeten op de juiste locatie terechtkomen. *Legionella pneumophila*, de verwekker van de veteranenziekte, kan bijvoorbeeld alleen kwaad in de luchtwegen, niet op de huid of in het maag-darmkanaal;
- de conditie van de ontvanger (gastheer) bepaalt de weerstand van het lichaam en dus of de ziektekiemen onschadelijk gemaakt worden vóórdat er voldoende zijn om ziekteverschijnselen te veroorzaken;

– de aanvalskracht (**virulentie**) van de ziekteverwekker moet voldoende groot zijn om het besmette individu ziek te maken. Bij hoge virulentie is een relatief klein aantal nodig, voordat het lichaam met ziekteverschijnselen reageert. Kinderziekten worden over het algemeen veroorzaakt door zeer virulente ziekteverwekkers. Er 'is geen ontkomen aan' als dergelijke micro-organismen de buurt onveilig maken. Ook het hepatitis B-virus (HBV) is zeer virulent.

1.5.2 Symptomen lokale ontsteking

Wanneer de ziekteverschijnselen beperkt blijven tot de plaats waar de besmetting heeft plaatsgevonden, noemen we dat een lokale ontsteking. Nadat de ziektekiemen zijn binnengedrongen, treden op die plek allerlei mechanismen in werking. Hierbij zijn weefselcellen betrokken, maar ook diverse chemische stoffen spelen een rol.

De symptomen van een lokale ontsteking zijn:
– roodheid (rubor);
– zwelling (tumor);
– warmte (calor);
– pijn (dolor);
– verstoorde functie (functio laesa).

1.5.3 Symptomen algemene ontsteking (ziekte)

Als de ontstekingsverschijnselen zich verder uitbreiden dan de plaats van de oorspronkelijke besmetting, is er sprake van een (infectie)ziekte. Behalve algemene ziekteverschijnselen kunnen uiterlijke verschijnselen ontstaan en regelmatig ook (onzichtbare) functiestoornissen.

1. *Algemene ziekteverschijnselen:*
– koorts: lichaamstemperatuur van 38 °C of hoger. Tussen de 37 en 38 °C spreekt men van verhoging;
– jeuk: onaangename sensatie die gebaseerd is op een uiterst geringe pijnprikkel die evenwel wordt ervaren als jeuk;
– algehele malaise: een gevoel van ziek-zijn, gekoppeld aan geringe eetlust en vermoeidheid.

2. *Uiterlijke ziekteverschijnselen:*
– zweervorming: ontstekingen aan de oppervlakte van huid of slijmvlies met geringe neiging tot genezing;
– blaarvorming: loslaten van de opperhuid, waarbij vocht zich ophoopt bij een verder intact huid- of slijmvliesoppervlak (waterpokken);
– uitslag: rode verkleuring van huid of slijmvlies, soms in de vorm van afzonderlijke plekjes of puntjes, maar ook wel in de vorm van een 'rush' oftewel een egale roodheid over het gehele lichaam verspreid;
– geel oogwit en gele huid (geelzucht).

3. *Functiestoornissen bij ziekte:*
– veranderingen in hart-, long- en hersenfunctie. De hartslagfrequentie (polsfrequentie) neemt toe bij het stijgen van de lichaamstemperatuur. De longen moeten meer zuurstof opnemen in verband met de verhoogde verbranding in de weefsels en de ademhalingsfrequentie wordt hoger. Bij hoge koorts wordt de patiënt vaak verward;

- veranderingen in nier- en leverfunctie. In ernstige situaties wordt in de urine vaak een geringe hoeveelheid eiwit gevonden. Onder bepaalde omstandigheden kan de leverfunctie verminderen of ontstaat er een ophoping van gal. Dit veroorzaakt geelzucht en wijst op een ernstige complicatie;
- veranderingen in het bloedbeeld. Binnen enkele uren stijgt het aantal witte bloedcellen sterk. Bovendien neemt de bezinkingssnelheid van de bloedcellen toe. Hoe hoger de bezinkingssnelheid, des te ernstiger is de ontsteking/infectieziekte.

1.5.4 Verloop van infectieziekten

Er zijn diverse mogelijkheden voor het verloop van een infectie:
- **subklinisch**: de infectie is zo licht dat er geen duidelijke symptomen (ziekteverschijnselen) zijn;
- **acuut**: een plotselinge en meestal ernstig verlopende infectie;
- **chronisch**: een langdurig proces met slechts geringe klachten;
- **letaal**: de aanval van micro-organismen is zo hevig of massaal dat de gastheer niet in staat is de indringer tijdig onschadelijk te maken. De gastheer overlijdt aan de gevolgen van de invasie door de micro-organismen.

1.6 Afweermechanismen

Het menselijk lichaam kan zich met fysiologische afweermechanismen verdedigen tegen binnendringende ziekteverwekkers. Bij sommige mensen 'ontsporen' deze normale verdedigingsmethoden en is er sprake van pathologische afweermechanismen.

1.6.1 Fysiologische afweermechanismen

Tot de fysiologische afweermechanismen behoren de volgende beschermingsmethoden:
- natuurlijke barrières;
- niet-specifieke afweer;
- specifieke afweer.

Natuurlijke barrières
Natuurlijke barrières worden gevormd door onbeschadigde huid en slijmvliezen die ons lichaam afscheiden van de buitenwereld.
- De huid fungeert als een mechanische barrière en voorkomt aldus dat micro-organismen het lichaam kunnen binnendringen. Bovendien bevat een gezonde huid een laagje huidvet dat een bacteriedodende (bactericide) werking heeft.
- Slijmvliezen zijn bedekt met afscheidingsproducten die micro-organismen bestrijden. De slijmvliezen van de ogen bijvoorbeeld zijn bedekt met een laagje traanvocht dat het enzym lysozym bevat. Dit enzym doodt bacteriën. Ook in speeksel wordt dit enzym aangetroffen.
  Het slijmvlies van de luchtwegen bestrijdt de bacteriën op een andere manier. In de kronkelige doorgangen door de neus blijft een groot gedeelte van het stof uit de ingeademde lucht hangen. Als micro-organismen de lagere luchtwegen bereiken, worden

ze door de gecoördineerde slagbeweging van zeer kleine, met slijm bedekte trilhaartjes naar boven getransporteerd. Door hoesten worden de micro-organismen nog verder verwijderd.

Het slijmvlies van de mond en van het maag-darmkanaal heeft ook een transportmechanisme. Bovendien wordt de afweerfunctie daar ondersteund door speeksel (zorgt voor verdunning), maagzuur, en door de antibacteriële activiteit van alvleesklierenzymen, gal- en darmsappen.

De bacteriën die onder normale omstandigheden in de darmen leven (de darmflora), verhinderen de kolonisatie van pathogene bacteriestammen. Deze zogenoemde kolonisatieresistentie kan worden verstoord door het gebruik van antibiotica, omdat de beschermende bacteriën dan gedood worden. Een dergelijke verstoring kan leiden tot overgroei met pathogene darmbacteriën, met als gevolg een klinische darminfectie met diarree.

Niet-specifieke afweer

Niet-specifieke afweer is een term die aangeeft dat dit afweermechanisme *altijd* de aanval inzet, ongeacht de aard van de binnendringer (micro-organisme, chemische stof, hitte). Een algemene term voor de (lichaamsvreemde) binnendringers is: antigeen.

Deze niet-specifieke afweer is gebaseerd op twee mechanismen:
1. *cellulaire afweer*: op basis van celreacties;

Bij weefselschade zorgt dit afweermechanisme ervoor dat de bloedtoevoer naar het beschadigd gebied toeneemt. Witte bloedcellen kunnen gemakkelijker uit de bloedvaten treden en begeven zich naar het betreffende gebied. Daarnaast maakt het beenmerg grote aantallen witte bloedcellen uit voorraad vrij en start het de productie van nieuwe witte bloedcellen. Van de witte bloedcellen komen als eerste de neutrofiele granulocyten in actie. Ze kunnen binnengedrongen organismen 'opeten' (fagocyteren) en aldus proberen de infectie tot een klein gebied af te bakenen. Als tweede komen de monocyten in actie. Deze cellen hebben een groter fagocyterend vermogen.

2. *humorale afweer*: op basis van chemische stoffen die vrijkomen.

De eerste groep afweerstoffen die bij dit mechanisme in actie komt, bestaat uit bepaalde afweereiwitten (**antilichamen**). Ze kunnen zich binden aan de binnendringer en een zogenoemd complementsysteem vormen. Dit is gemakkelijk te herkennen en te fagocyteren door de witte bloedcellen. De tweede groep afweerstoffen wordt gevormd door de cytokinen. Dit zijn stoffen die inwerken op de cellen zelf, op naburige cellen of op cellen op afstand. De cytokinen waarschuwen dus andere cellen om tot actie over te gaan, zodra er een ontstekingsproces gaande is. Zo kan er bijvoorbeeld koorts ontstaan. De verhoogde lichaamstemperatuur stimuleert de afweermechanismen. Met relatief gering ongemak voor de patiënt levert koorts op die manier een belangrijke bijdrage aan de vernietiging van antigenen.

Specifieke afweer (immuniteit)

Dit type afweerreactie is in staat stoffen aan te maken die exclusief tegen een bepaalde binnendringer gericht zijn. Bij het ontstaan van deze krachtige afweerreactie zijn drie fases te onderscheiden:
1. presentatiefase: tijdens het binnendringen van het micro-organisme (antigeen) wordt duidelijk om welk antigeen het gaat; het antigeen 'maakt zich bekend';
2. activatiefase: nu worden er cellen aangemaakt tegen het antigeen. Op de celwand van de afweercellen bevinden zich structuren die 'als een sleutel op een slot' op het antigeen passen;

3. aanvalsfase: het duurt ongeveer zeven dagen om genoeg cellen aan te maken. Ze zijn dan in voldoende hoeveelheden aanwezig, zodat het antigeen actief kan worden bestreden. Na genezing blijft de informatie over het antigeen in bepaalde witte bloedcellen aanwezig. Dit zijn geheugencellen (memory cells). Bij een volgend contact met dezelfde ziekteverwekker heeft het lichaam al een aantal passende afweercellen. De tegenaanval kan dus vrijwel onmiddellijk worden ingezet en de aanmaak van nieuwe specifieke afweercellen kost nu nog slechts twee dagen. De geheugencellen blijven vele jaren en soms levenslang in het lichaam aanwezig. Dit systeem van herkenning van ziekteverwekkers wordt **immuniteit** genoemd.

Er zijn vier manieren waarop iemand immuun kan worden:
1. natuurlijke actieve immunisatie: het doormaken van een ziekte;
2. kunstmatige actieve immunisatie (vaccinatie): bewust toedienen van verzwakte ziektekiemen.
   Door vaccinatie kunnen patiënten ongevoelig worden gemaakt voor bepaalde ziekten, zónder dat ze die ziekten daadwerkelijk hebben doorgemaakt. Door een kleine hoeveelheid van het (dode of verzwakte) pathogene micro-organisme in het lichaam te brengen, start het lichaam met de aanmaak van geheugencellen. Omdat er zo weinig ziektekiemen zijn binnengekomen, kan het lichaam ze op tijd uitschakelen en ontstaat er geen ziekte (soms wel wat milde verschijnselen). Wanneer het lichaam ooit op natuurlijke wijze in contact komt met het betreffende micro-organisme, is het in feite al voorbereid op de aanval en kan de vermenigvuldiging van de ziekteverwekker tijdig worden gestopt. Deze vorm van immuniteit staat bekend als kunstmatig-actief: de micro-organismen zijn in eerste instantie kunstmatig toegediend, maar vervolgens heeft het lichaam daar actief afweermechanismen tegen gevormd;
3. passieve kunstmatige immunisatie: het toedienen van kant-en-klare afweerstoffen tegen een bepaald micro-organisme. Een voorbeeld hiervan is het toedienen van antilichamen (immunoglobulinen) tegen hepatitis A aan reizigers naar tropische streken;
4. passieve natuurlijke immunisatie: de overdracht van afweercellen van de moeder op het ongeboren kind. Na de geboorte zal het kind nog enkele maanden kunnen beschikken over deze afweercellen, die het meekreeg tijdens de zwangerschap.

1.6.2 Pathologische afweermechanismen

Tot de pathologische afweermechanismen behoren allergie, immunodeficiëntie en auto-immuunziekten. Hierna volgt een toelichting bij elk van deze verstoorde reacties.

Allergie

Wanneer het afweersysteem overprikkeld raakt, kan er een schadelijke situatie ontstaan, doordat het lichaam buitensporig reageert op een bepaald antigeen. Dit heet allergie of overgevoeligheid. Het lichaam is op een eerder tijdstip al in contact geweest met het betreffende antigeen of met 'familie' van het **antigeen**. Daardoor is dus in een eerdere fase overgevoeligheid ontstaan en dat staat bekend als sensibilisatie. Veelvuldig contact met bepaalde antigenen kan de kans op sensibilisatie vergroten. Zo'n allergische reactie kan op vier verschillende manieren tot stand komen en wordt aangeduid met overgevoeligheidsreactie type I, type II, type III of type IV.

Allergische reacties ontstaan vaak bij contact met stoffen die niets met micro-organismen te maken hebben, zoals kattenharen, huisstofmijt of stuifmeel. Dergelijke stoffen worden allergenen genoemd, omdat ze in staat zijn een allergie op te wekken. Bij allergie voor een bepaalde stof is er meestal sprake van een erfelijke aanleg. Men heeft dan een zogeheten atopische constitutie of allergische constitutie. Mensen met een atopische constitutie hebben bij gebleken allergie voor een bepaalde stof een grote kans dat ze nog meer allergieën krijgen.

Bij sommige infectieziekten kunnen allergische reacties ontstaan door een (tijdelijke) ontsporing van het immuunsysteem. Typerend voor de ziekte van Pfeiffer is dat de patiënten vaak allergisch reageren op antibiotica tijdens hun ziekte.

Uitwerking van de vier verschillende overgevoeligheidsreacties

Type I. Mensen met dit type allergie hebben een overmaat aan antilichamen (afweereiwitten) uit een bepaalde klasse, het immunoglobuline E (IgE). Deze immunoglobulinen zijn gebonden aan zogenoemde mestcellen in de weefsels. Zodra een allergeen langskomt, wordt het gebonden aan het IgE-mestcelcomplex. Hierdoor worden de mestcellen geactiveerd en scheiden ze histamine af. Deze stof veroorzaakt verwijding van de bloedvaten (zwelling van de weefsels) en vernauwing van de luchtwegen. Deze twee factoren leiden samen tot acute benauwdheid die levensbedreigende vormen kan aannemen. Een wespensteek of een bepaald medicijn kan aanleiding geven tot een type I-overgevoeligheidsreactie, maar ook latex kan zo'n reactie oproepen!

Type II. Van bepaalde antigenen is bekend dat ze zich binden aan bepaalde lichaamscellen. Sommige geneesmiddelen binden zich bijvoorbeeld aan rode bloedcellen. Het lichaam maakt zoals gewoonlijk via het niet-specifieke afweersysteem antilichamen aan, maar dan niet alleen tegen het antigeen maar tegen het hele complex van antigeen en bloedcel tezamen. Zodoende zal het antilichaam niet alleen het antigeen maar ook de bloedcellen vernietigen.

Type III. Bij deze reactie spelen immuuncomplexen een rol. Immuuncomplexen zijn antilichamen met de daaraan gebonden antigenen. Ze circuleren in de bloedbaan en kunnen door het hele lichaam op de wanden van bloedvaten neerslaan. Daardoor ontstaat weefselschade op allerlei willekeurige plaatsen in het lichaam.

Type IV. Deze vorm van overgevoeligheid wordt ook wel contactallergie genoemd en is een overmatige reactie van de geheugencellen. Bij een volgend contact met het antigeen komt dit vertraagde type overgevoeligheidsreactie op gang, waardoor in de huid weefselschade kan ontstaan. De reactie uit zich vaak in de vorm van eczeem.

Immunodeficiëntie

Bij een normaal aanbod van ziektekiemen kan de afweerreactie van het lichaam onder bepaalde omstandigheden tekortschieten. Dit noemen we een immunodeficiëntie. Bij iemand met een immunodeficiëntie is het risico op het ontstaan van een ontsteking verhoogd. Zowel infecties van buitenaf in de vorm van besmettelijke ziekten als de 'van binnenuit' komende zogenoemde opportunistische infecties zijn dan bedreigend. De schimmel *Candida albicans* is zo'n wolf in schaapskleren, die bij gezonde personen geen afwijkingen veroorzaakt, maar zich bij afnemende weerstand van de gastheer ontpopt als een geduchte ziekteverwekker. Deze kwetsbare patiënten moeten met de nodige voorzorgsmaatregelen worden behandeld, omdat niet alleen het risico op het ontstaan van een ontsteking of infectieziekte verhoogd is, maar ook het genezingsproces vaak vertraagd is.

Er zijn diverse factoren die kunnen leiden tot een immunodeficiëntie:
a. verminderde orgaanfunctie op basis van:
   - ouderdom. Dit is een fysiologische verandering. Daarom wordt de jaarlijkse 'griepprik' voor alle ouderen aanbevolen.
   - verminderde beweging van trilhaartjes op de slijmvliezen (bijvoorbeeld door roken). De reiniging van de luchtwegen is dan niet meer optimaal, waardoor de kans op infecties is vergroot.
b. verminderde weerstand op basis van:
   - voedseldeficiëntie door bijvoorbeeld langdurige diarree. Dit kan leiden tot een verhoogde vatbaarheid voor infectieziekten.
   - stress. Het werkingsmechanisme kan nog niet duidelijk worden omschreven. Een feit is echter wel dat langdurige blootstelling aan lichamelijke of geestelijke stress de weerstand tegen infecties drastisch kan verminderen.
   - systeemziekten (ook wel onderliggend lijden genoemd). Voorbeelden van dergelijke ziekten zijn:
     - diabetes: door de vaatafwijkingen die bij deze ziekte optreden zijn de patiënten minder goed toegerust voor de bestrijding van wondinfecties;
     - leukemie: een kwaadaardige (maligne) woekering van witte bloedcellen. De hoeveelheid witte bloedcellen neemt sterk toe, maar door veranderingen in de cellen is de afweerfunctie helaas volledig uitgeschakeld. Leukemiepatiënten zijn bovenmatig vatbaar voor infecties. Als deze patiënten koorts krijgen zonder andere ziekteverschijnselen, blijkt vaak dat een bestaande gingivitis of parodontitis de infectiebron is. Een gezonde mond is dus van zeer groot belang!
     - aids: het afweersysteem wordt sterk aangetast, waardoor de vatbaarheid voor infectieziekten toeneemt en opportunistische infecties zich kunnen ontwikkelen.
c. iatrogene oorzaken;

   Het woord **iatrogeen** is de wetenschappelijke term voor 'veroorzaakt door medisch handelen'. Hoewel het in deze opsomming geen natuurlijke oorzaken van immunodeficientie betreft, worden ze hier toch vermeld vanwege het extra(!) grote belang van goede infectiepreventie in dergelijke situaties:
   - radiotherapie. Speekselklieren kunnen als gevolg van bestraling minder goed functioneren. Een droge mond vergroot de kans op slijmvliesinfecties en cariës.
   - kunstkleppen, kunstheupen enzovoort. Het oppervlak van deze kunstmatige structuren is vatbaar voor aanhechting en kolonisatie van micro-organismen. Het risico op infecties bij deze patiënten werd vroeger als verhoogd bestempeld. Naar hedendaags inzicht is bij een dergelijke prothese geen antibioticaprofylaxe meer nodig bij bloedige ingrepen (zie ▶ www.SWAB.nl, Stichting Werkgroep Antibiotica Beleid).
   - medicijngebruik. Vier voorbeelden zijn *1* cytostatica, die bij tumoren worden ingezet. Ze schakelen praktisch het hele afweersysteem uit. *2* Immunosuppressiva, die het afweersysteem onderdrukken om te voorkomen dat een getransplanteerd orgaan wordt afgestoten. *3* Ontstekingsremmers, deze worden bewust toegediend om de natuurlijke afweer te verminderen, waardoor de pijn wordt verzacht. *4* antibiotica, deze verstoren het normale evenwicht in de darmflora. Zo kan er na antibioticagebruik een schimmelinfectie optreden.

Auto-immuunziekten

Bij alle auto-immuunziekten worden lichaamseigen cellen door het lichaam zélf vernietigd. Dit kan soms een verhoogd risico opleveren voor het ontstaan van ontstekingen of infectieziekten. Bij de ziekte van Sjögren bijvoorbeeld is de productie van speeksel en traanvocht verminderd. De slijmvliezen van de ogen en de mond zijn daardoor erg droog, waardoor er eerder infecties kunnen ontstaan. Bij deze patiënten is tevens het risico op het optreden van cariës sterk verhoogd.

1.7 Therapie

De meest effectieve manier van ziektebestrijding is het voorkomen van besmetting, verwarrend genoeg doorgaans aangeduid met de term infectiepreventie. (Beter zou de term besmettingspreventie gebruikt kunnen worden.) In de gezondheidszorg spelen veel bijzondere omstandigheden een rol bij het op de juiste wijze toepassen van maatregelen die besmetting voorkomen. Voor de situatie in de mondzorg is de *richtlijn Infectiepreventie in mondzorgpraktijken* (KNMT 2016) van toepassing, die in ▶H. 3 besproken zal worden.

Wanneer er echter toch een besmetting is opgetreden, kan met behulp van verschillende therapieën gehandeld worden. De **preventieve therapie** is erop gericht de besmetting niet tot een ontsteking te laten uitgroeien. Wanneer er toch een ontsteking of ziekte is ontstaan, is een 'echte' medische behandeling meestal noodzakelijk. Er is dan keus uit maatregelen die erop gericht zijn de bron van de ziekte aan te pakken (**causale therapie**) en maatregelen die alleen de verschijnselen van de ziekte elimineren (**symptomatische therapie**). Hierna worden deze drie soorten therapie nader uitgewerkt.

1.7.1 Preventieve therapie

Op verschillende niveaus kan preventieve therapie worden toegepast, zowel toegespitst op een individu en als algemene maatregel. De meest gebruikte methoden worden hierna beschreven.

Individuele preventieve maatregelen
Individuele preventieve maatregelen zijn:
- antibiotica toedienen voorafgaand aan een bloedige ingreep in de mond bij patiënten die door bepaalde hartafwijkingen een verhoogd risico lopen op een infectie van het hart. De bacteriën die door de ingreep in de bloedbaan terechtkomen tijdens een zogeheten bacteriëmie krijgen dan geen kans te koloniseren op het kwetsbare weefsel van de beschadigde hartspier. Deze maatregel staat bekend als endocarditisprofylaxe. Raadpleeg voor actuele informatie en details over de dosering de folder van de Nederlandse Hartstichting over dit onderwerp op ▶www.hartstichting.nl of kijk op ▶www.SWAB.nl.
- weerstand verhogen. Bij verzwakte personen moet eventueel met behulp van voedingssupplementen of een dieet de voedingstoestand worden verbeterd. Training en beweging moeten de conditie verder verhogen en er moet gestreefd worden naar een juist evenwicht tussen rust en inspanning.
- vaccinatie tegen te verwachten ziekteverwekkers. Er kan immuniteit worden verkregen door kunstmatige toediening van dood of verzwakt antigeen, waarna het lichaam actief antistoffen gaat produceren en in geheugencellen bewaart (zie ▶par. 1.6.1).

Groeibeperking van het aantal ziektekiemen
Groeibeperking van het aantal ziektekiemen staat bekend als conserveren. Hierdoor worden de groei en de vermenigvuldiging van mogelijk aanwezige micro-organismen vertraagd.

Uitdrukkelijk moet worden vermeld dat de groei niet wordt voorkómen, zodat er bij juiste conservering toch een einddatum is voor veilig gebruik van materialen en voedingsmiddelen. Werk daarom altijd volgens het FIFO-systeem: first in, first out.

Verschillende conserveringsmethoden kunnen worden toegepast voor het bewaren van injectievloeistoffen, spoelvloeistoffen en bonding:

- koeling (eventueel bevriezing). Veel materialen uit de praktijkvoorraad moeten in de koelkast worden bewaard. Dit geldt zelfs voor sommige onaangebroken verpakkingen, maar vrijwel altijd voor aangebroken verpakkingen.
- toevoeging van natuurlijke conserveringsmiddelen (zuur, zout) of chemische toevoegingen.
- drogen van materiaal. Een vaatdoek die na gebruik direct wordt gedroogd (op de verwarming) is veiliger dan een vaatdoek die bij zomerse temperaturen de hele dag vochtig blijft.
- stofvrij bewaren van gereinigde voorwerpen of instrumenten.

Reductie van het aantal ziekte kiemen

- *Verdunnen.* Het simpele handenwassen is een buitengewoon effectieve methode om de overdracht van bacteriën terug te dringen. In de medische situatie moeten de handen echter zo vaak gewassen worden dat de huid het niet verdraagt. Gebruik van een handdesinfectans is dan aangewezen voor handhygiëne. Materialen en instrumenten kunnen ook door (af)spoelen een flinke vermindering van het aantal micro-organismen laten zien als eerste stap bij het volledig geschikt maken voor hergebruik.
- *Desinfectie* (ontsmetting). Dit is een chemisch of thermisch proces dat erop gericht is het aantal ziektekiemen te verkleinen. Desinfectie kan worden toegepast op handen, oppervlakken, gebruiksvoorwerpen en instrumenten. Daarvoor is het noodzakelijk dat de vormgeving en eigenschappen van materialen op desinfectie zijn afgestemd. (◘ fig. 1.5 en 1.6).

Desinfectie wordt ook toegepast bij verwondingen en voorafgaand aan chirurgische ingrepen. Het aantal micro-organismen in de wondomgeving is dan zodanig gereduceerd dat geen ontsteking meer te verwachten is. In de tandheelkunde kan de mond voorafgaand aan een chirurgische ingreep worden gespoeld met chlorhexidine om het aantal micro-organismen in de mondholte te verminderen. Tevens kan na een tandtrauma of een tandvleesoperatie gedurende een week worden gespoeld met chlorhexidine ter voorkoming van postoperatieve wondinfecties.

> Het is gelukkig niet zo dat overdracht van ziektekiemen altijd voor 100 % voorkómen hoeft te worden in de strijd tegen infecties. Door middel van reinigen of verdunnen, aangevuld met desinfecteren kan het aantal levende ziektekiemen in de mondzorgpraktijk normaal gesproken voldoende worden gereduceerd om van een veilige behandelwijze te kunnen spreken.

- *Uitdrogen.* Bijna alle micro-organismen hebben net als mensen water nodig om te kunnen leven. Bij gebrek daaraan gaan ze (bijna allemaal) dood. Doorgaans duurt het echter nogal lang voordat ziektekiemen uitdrogen. Wanneer de eerste patiënt aan de beurt is na enkele weken vakantiesluiting van de mondzorgpraktijk, zullen de meeste (eventueel) achtergebleven micro-organismen op de behandelunit intussen een natuurlijke dood zijn gestorven. Dit is echter geen effectieve maatregel in de strijd tegen de ziektekiemen, wanneer het gaat om de micro-organismen die zijn achtergelaten door de patiënt die direct ervoor is behandeld.

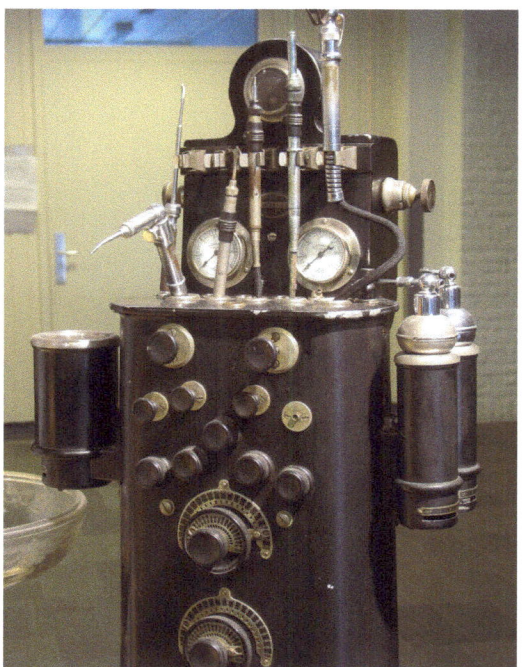

☐ **Figuur 1.5** Ontwerp dat ongeschikt is voor adequate desinfectie

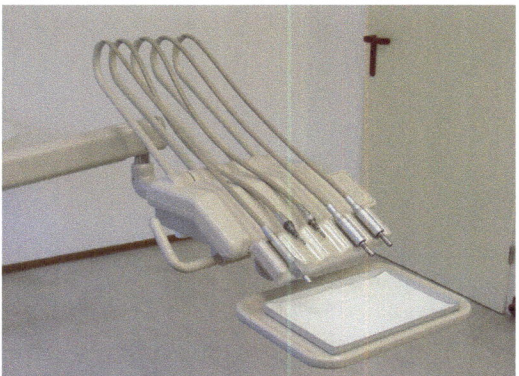

☐ **Figuur 1.6** Ontwerp en materiaal lenen zich uitstekend voor desinfectie

- *Verhitten*. Veel ziektekiemen kunnen bij al een zeer geringe temperatuurstijging om zeep worden geholpen. Het lichaam maakt hiervan gebruik door koorts in te zetten als wapen in de strijd tegen ziekteverwekkers. Ook buiten het lichaam wordt verhitting succesvol toegepast ter bestrijding van ziektekiemen. Vooral het gebruik van vochtige hitte blijkt zeer effectief.
- *Persoonlijke hygiëne* in de vorm van goede handhygiëne en algemene lichaamsverzorging, schone sanitaire voorzieningen en hygiënische omgang met instrumenten.

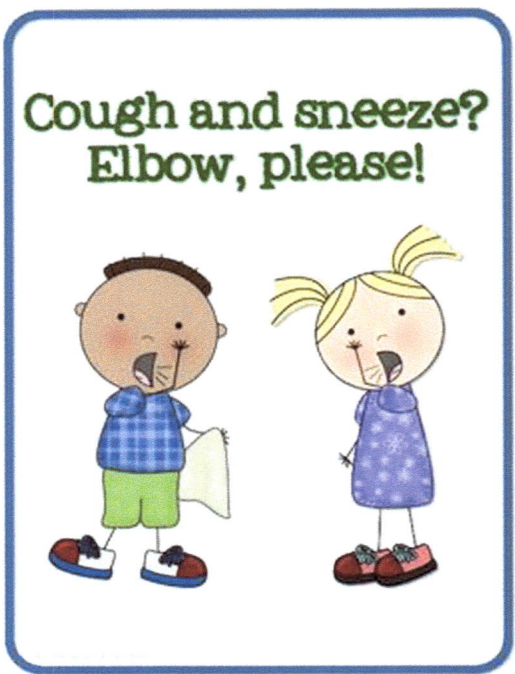

Figuur 1.7 Beleefd hoesten maakt een indirecte besmetting mogelijk

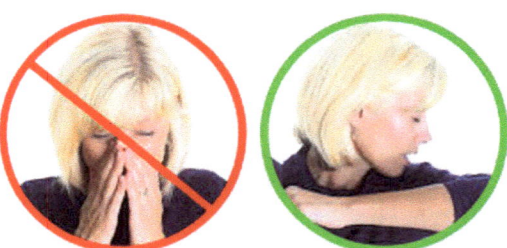

Figuur 1.8 Aanbevolen houding bij niezen of hoesten om indirecte besmetting via de handen te voorkomen

> Het 'beleefd hoesten met je hand voor je mond' dient vanuit oogpunt van goede handhygiëne vervangen te worden door het hoesten en niezen in de holte van de gebogen elleboog (fig. 1.7 en 1.8).

1.7.2 Causale therapie

De causale therapie is erop gericht het binnengedrongen micro-organisme *uit te schakelen* door uitspoelen, desinfectie of door het te doden.

- Uitspoelen van de ziektekiemen. Wanneer iemand iets in de ogen heeft gekregen, moet er ruim worden gespoeld met behulp van een oogdouche (moet volgens voorschrift van de arbodienst in elke mondzorgpraktijk aanwezig zijn). Bij een verwonding van de huid waarbij besmet materiaal betrokken is, moet de wond ook altijd eerst met ruim stromend water worden schoongespoeld (prikaccident, bijtwond of schaafwond op straat).
- Desinfectie van de beschadigde of geïnfecteerde plaats (laesie). Desinfectie kan bij oppervlakkige infecties worden toegepast, zoals bij huidwondjes en ook bij infecties in de mond. Voor de eerste toepassing wordt meestal gebruikgemaakt van alcohol 70 % of povidonjood. Bij problemen in de mond kan de patiënt spoelen met waterstofperoxide 3 % of met een chloorhexidineoplossing.
- Medicatie om ziekteverwekkers te doden. Hierbij moet onderscheid gemaakt worden tussen de verschillende typen micro-organismen, omdat die elk een eigen bestrijdingsmiddel nodig hebben.
  - Bij bacteriële infecties kunnen antibiotica worden gebruikt. Deze stoffen beschadigen de celwand van bacteriën, waardoor deze afsterven. In hoofdlijnen zijn er twee soorten antibiotica: breedspectrum- en smalspectrumantibiotica.
    Met breed spectrum wordt bedoeld dat het antibioticum voor het bestrijden van een grote hoeveelheid verschillende bacteriën kan worden toegepast. Dat is handig wanneer niet precies bekend is welke bacterie de infectie heeft veroorzaakt. Wanneer de precieze aard van de bacterie echter wel bekend is, kan een antibioticum met een smal spectrum worden toegediend, dat specifiek gericht is tegen die ene bacterie. Het verdient de voorkeur om zo veel mogelijk smalspectrumantibiotica toe te passen, vanwege het toenemend probleem dat bacteriestammen ongevoeligheid (resistentie) kunnen ontwikkelen voor dit type medicatie. Vaak is er zelfs al sprake van multiresistentie. Voorbeelden hiervan zijn MRSA (meticillineresistente *Staphylococcus aureus*) en VRE (vancomycineresistente enterokokken). In zo'n geval van resistentie kan de ziekteverwekker niet meer tijdig worden bestreden, omdat telkens pas na een aantal dagen zal blijken dat het gebruikte antibioticum niet werkt. De zoektocht naar een volgend (hopelijk geschikt) middel neemt ook tijd en zo ontstaat er veel vertraging in het genezingsproces met ernstige of zelfs dodelijke gevolgen voor de patiënt.
  - Bij virusziekten kunnen geen antibiotica worden ingezet, omdat virussen geen celwand hebben. Daarom zal men bij een infectieziekte die door een virus is veroorzaakt gebruik moeten maken van speciale (en dure) virusremmers. Deze middelen zijn slechts geschikt voor één bepaald type virus en vertonen vaak ernstige bijwerkingen. Het gebruik van virusremmers is beperkt mogelijk. De meeste patiënten met virusinfecties moeten 'gewoon' uitzieken, met alle gevolgen (zoals verspreiding van het virus!) van dien.
  - Schimmelinfecties worden doorgaans bestreden met antischimmelpreparaten (antimycotica), zoals miconazol en nystatine. De middelen moeten langdurig worden gebruikt, zelfs tot lang nadat de klinische verschijnselen van de infectie verdwenen zijn.

1.7.3 Symptomatische therapie

Met symptomatische (palliatieve) therapie wordt slechts geprobeerd de klinische verschijnselen van de ziekte of ontsteking te verlichten, zoals pijn, koorts of jeuk.
- *Pijn*. Met pijnstillers (analgetica) kan verlichting worden bewerkstelligd. Pijnbestrijding is een veelgebruikte therapie. Als bijkomend effect zal de patiënt beter slapen en zich in het algemeen prettiger voelen, wat de genezing indirect ten goede komt.

- *Koorts.* Bestrijding van koorts bij infectieziekten is niet altijd gewenst. Koorts is op zichzelf namelijk een effectief middel in de strijd tegen ziektekiemen, want veel bacteriën gaan dood door de temperatuurstijging. Het gebruik van koortswerende middelen (antipyretica) beperkt dan ook de invloed van het op volle toeren draaiende afweersysteem.

  Toch zijn er enkele omstandigheden waarbij koortsbestrijding dringend gewenst is. Bij koorts moeten het hart en de longen immers harder werken (er is 12 % meer zuurstof nodig per graad temperatuurstijging). Bij mensen met een zwak hart kunnen ernstige problemen ontstaan als de lichaamstemperatuur enkele graden hoger is dan normaal. Zij moeten bij koorts dan ook vaak antipyretische medicamenten gebruiken. Ook bij kleine kinderen die koortsstuipjes hebben gehad wordt aanbevolen de koorts te bestrijden ter voorkoming van een nieuwe aanval van koortsstuipjes.
- Jeuk. Sommige ziekten veroorzaken plaatselijk of over het gehele lichaam een jeukende uitslag. De jeuk wordt meestal lokaal bestreden met behulp van mentholpoeder of mentholcrème op basis van antihistaminica. Soms worden medicamenten voorgeschreven die moeten worden ingenomen.

Woordenlijst

acuut heftig en in korte tijd ontstaan

allergie overgevoeligheidsreactie ('doorgeslagen' afweerreactie)

antigeen lichaamsvreemde stof

antilichaam (antistof) door het lichaam aangemaakt verdedigingseiwit tegen een bepaalde binnendringer

antisepsis werkwijze die erop gericht is besmetting met micro-organismen te voorkomen

causale therapie behandeling die erop gericht is de oorzaak van de ziekte of ontsteking aan te pakken

chronisch mild en lange tijd bestaand

contaminatie besmetting

curatieve therapie behandeling om een bestaande ziekte of ontsteking te genezen (causale therapie) of te verzachten (symptomatische therapie)

drager persoon die levende ziektekiemen bij zich draagt en bij wie (nog) geen ziekteverschijnselen zijn opgetreden; het is daarom niet altijd bekend dat die persoon een besmettingsbron is

iatrogeen door medisch handelen veroorzaakt (bijvoorbeeld een bijwerking van een medicijn)

immuniteit het vermogen van het lichaam om afweercellen tegen een bepaalde ziekteverwekker in omloop te houden, zodat bij hernieuwd contact reeds afweer tegen de ziekteverwekker aanwezig is; de ziektekiemen krijgen daardoor niet de kans een ziekte te veroorzaken

incubatietijd tijd die verstrijkt tussen de besmetting en het uitbreken van ziekteverschijnselen, ook wel: de tijd die nodig is om voldoende ziektekiemen aan te maken

letaal dodelijk

opportunist micro-organisme dat normaal zonder verschijnselen in of op de gastheer aanwezig is, maar bij verminderde weerstand van de gastheer 'toeslaat'

preventieve therapie maatregelen die erop gericht zijn de overdracht en vermenigvuldiging van schadelijke micro-organismen te beperken

porte d'entrée plaats op of in het lichaam waar micro-organismen kunnen binnendringen en een ziekte kunnen veroorzaken

smeercontaminatie indirecte besmetting via oppervlakken en gebruiksvoorwerpen

subklinisch ziekteverloop zonder merkbare verschijnselen

symptomatische behandeling geeft verlichting van de verschijnselen van ziekte, therapie of ontsteking, bijvoorbeeld pijn of jeuk, zonder daarbij de oorzaak aan te pakken

SWAB Stichting Werkgroep Antibiotica Beleid

vector voorwerp of materiaal dat onderdeel is van de besmettingsroute van een micro-organisme

virulentie aanvalskracht van een micro-organisme

Geraadpleegde bronnen

Richtlijn Infectiepreventie in mondzorgpraktijken. KNMT; 2016.
- https://www.volksgezondheidenzorg.info/onderwerp/zorginfecties/cijfers-context/incidentie-en-prevalentie#node-prevalentie-zorginfecties-ziekenhuizen.

Tijdschrift Nursing november 2008 (▶ https://www.nursing.nl/verpleegkundigen/achtergrond/2008/11/nursing-november-2008-nurs004448w/).
- www.SWAB.nl.
- www.hartstichting.nl.
- www.KNMT.nl.

Infectieziekten in de mondzorgpraktijk

D.M. Voet

Samenvatting

Van een groot aantal infectieziekten is bekend dat ze in de setting van de mondzorgpraktijken besmettelijk kunnen zijn. Behalve de 'huis-tuin-en-keuken' ziekten zoals verkoudheden en griepachtige varianten, gaat het in een aantal gevallen om buitengewoon besmettelijke of soms ook zeer ernstige infectieziekten. Zowel het team van mondzorgverleners als de patiënten kunnen een besmetting oplopen tijdens of aansluitend aan tandheelkundige behandelingen. Met de standaardmaatregelen voor infectiepreventie in mondzorgpraktijken is het besmettingsrisico rondom de behandelingen tot een aanvaardbaar niveau terug te dringen en hoeven slechts in een beperkt aantal gevallen extra beschermingsmaatregelen genomen te worden om besmettingen tegen te gaan. In dit hoofdstuk worden de belangrijkste infectieziekten besproken die tijdens behandelingen in de mondzorgpraktijk een besmettingsgevaar opleveren.

2.1 Inleiding – 29

2.2 Legionella-infectie – 30

2.3 Besmettelijke ziekten met orale verschijnselen – 31
2.3.1 Herpes simplex – 31
2.3.2 Kinderziekten met verschijnselen in de mond – 33
2.3.3 Seksueel overdraagbare aandoeningen (soa) met verschijnselen in de mond – 33

© Bohn Stafleu van Loghum, onderdeel van Springer Media B.V. 2017
D.M. Voet en M. de Vries, *Infectiepreventie van A tot Z voor de mondzorgpraktijk*,
DOI 10.1007/978-90-368-1481-2_2

2.4	Besmettelijke ziekten zonder orale verschijnselen – 37	
2.4.1	Kinderziekten zonder verschijnselen in de mond – 37	
2.4.2	Hepatitis A, B, C, D, E, G – 38	
2.4.3	Ziekte van Pfeiffer (kissing disease) – 39	
2.4.4	Tuberculose – 39	
2.4.5	BRMO: bijzonder resistente micro-organismen – 41	
2.4.6	Prionziekte, ziekte van Creutzfeldt-Jakob – 41	

Woordenlijst – 42

Geraadpleegde bronnen – 43

> **Casus**
>
> Een 82-jarige, Italiaanse vrouw is begin 2011 overleden aan de gevolgen van een *Legionella*-infectie, de gevreesde veteranenziekte. De voorheen gezonde bejaarde dame werd met koorts en kortademigheid opgenomen in het ziekenhuis, waar een *Legionella*-pneumonie werd vastgesteld. Ondanks behandeling overleed zij twee dagen later. De bron van de *Legionella*-infectie werd gevonden in de tandartspraktijk, waar zij in de tien dagen voorafgaand aan haar ziekte twee keer was geweest.
> Er zijn verschillende studies verricht naar het vóórkomen van de bacterie *Legionella pneumophila* in mondzorgpraktijken, en de resultaten lopen fors uiteen: van vrijwel nihil in Engeland tot bijna de helft van de praktijken in Dresden. Uit die laatste studie kwam ook naar voren dat tandartsen en hun personeel vaker antilichamen tegen *Legionella* hadden dan de gewone bevolking.
> In het geval van de Italiaanse dame was er aanleiding, tijd en geld om de bron op te sporen van haar infectie. Doorgaans wordt dat niet tot op de bodem uitgezocht door gebrek aan middelen of motivatie. De ziekte gaat dan als **idiopathische infectie** (oorzaak onbekend) de geschiedenis in en dat was dan dat. Nu tegenwoordig door betere, snellere en goedkopere screeningsmethoden vaker een brononderzoek opgestart kan worden, is het niet denkbeeldig dat vaker dan eens de (unitwaterleiding van een) mondzorgpraktijk de bron blijkt te zijn van een *Legionella*-infectie of een andere ernstige infectieziekte.

2.1 Inleiding

Tijdens de behandelingen in de mondzorg is er zeer nauw contact tussen de behandelaars plus de assistenten enerzijds en de patiënten anderzijds. Er wordt wel eens gezegd: 'geen beroep is zo intiem als dat van een mondzorgverlener'. Deze stelling is niet alleen gebaseerd op de zeer kleine fysieke afstand tussen behandelaar en patiënt, maar ook op basis van argumenten vanuit de psychologie kan gesproken worden van een grote mate van intimiteit tijdens behandelingen. De mond is bacteriologisch gezien het meest 'bloemrijke' deel van het menselijk lichaam en speeksel wordt daarom ook wel beschouwd als de 'superinfectieverspreider'. Speeksel bevat soms wel 10^8 bacteriën per ml en deze hoeveelheid bevat tientallen tot honderden verschillende soorten. Voor behandelaar of assistent is het besmettingsrisico door direct contact met speeksel van de patiënt dus groot. Bovendien wordt tijdens de behandeling vaak gebruikgemaakt van roterende instrumenten, zodat het speeksel tegelijk met de spraykoeling in de gevormde aerosol terechtkomt. Het is dus onvermijdelijk dat de leden van het tandheelkundig team tijdens de behandelingen in nauw contact komen met de meest uiteenlopende ziekteverwekkers. Het is op grond hiervan een bekend verschijnsel dat mensen die in een mondzorgpraktijk beginnen te werken in de eerste maanden tot een halfjaar heel vaak verkouden of grieperig zijn. Dit staat bekend als de periode van startersinfecties. Het lichaam van de zorgverlener wordt in de nieuwe werksituatie plotseling 'gebombardeerd' met een bovenmatige hoeveelheid ziektekiemen. Meestal gaat het gelukkig om niet al te bedreigende micro-organismen. Doorgaans zullen het verkoudheden of griepachtige aandoeningen zijn die van de patiënten via de aerosol naar het team kunnen worden overgebracht. Na de periode van de startersinfecties is een groot deel van de infectieziekten van de in die nieuwe werkomgeving voorkomende ziekteverwekkers doorgemaakt en zal het deel daarvan dat op virussen gebaseerd is bekend zijn en blijven bij het immuunsysteem. Bij een volgende besmetting met een van deze virussen ontstaat er dan geen ziekte meer. Bovendien is door het 'bombardement' van micro-organismen het natuurlijke afweersysteem zodanig geactiveerd en in staat van paraatheid gebracht dat micro-organismen niet meer zo gemakkelijk de kans krijgen om ziekteverschijnselen te veroorzaken.

Dat ook patiënten het risico lopen om via de aerosol besmet te raken met infecties van voorgaande patiënten zal eveneens duidelijk zijn. In een klein aantal gevallen weten de patiënt en het behandelteam bij een gediagnosticeerde ziekte met welke ziektekiemen men te maken heeft. Helaas kan een aanzienlijk deel van de ziekteverwekkers niet gediagnosticeerd worden wanneer patiënten in de behandelstoel liggen. Dit geldt bij subklinische infecties, tijdens de incubatietijd van een infectieziekte en ook bij dragerschap. In al deze situaties is het onduidelijk wie welke ziektekiemen in de behandelkamer mee naarbinnen brengt. Daarom geldt het volgende credo:

> Alle patiënten dienen behandeld te worden als een gediagnosticeerde besmettingsbron.

In tegenstelling tot de onzekerheid over welke patiënt welke micro-organismen bij zich draagt en hoe die mogelijk verspreid worden in de mondzorgpraktijk, bestaat er meer zekerheid over besmettingskansen door micro-organismen vanuit het waterleidingsysteem van de behandelunit. Bij onvoldoende hygiëne van deze kunststof waterleidingen is er kans op besmetting met *Legionella pneumophila*, die kan leiden tot de **veteranenziekte**, of met *Pseudomonas aeruginosa*, die ernstige wondinfecties (tot osteomyelitis aan toe) kan veroorzaken.

In hoofdstuk 5 van de *richtlijn Infectiepreventie in mondzorgpraktijken* (KNMT 2016) wordt uitgebreid ingegaan op het beleid dat van kracht is voor zorgverleners én patiënten die bepaalde ziekten bij zich dragen. Er wordt een schets gegeven van het ziektebeeld en ook is er aandacht voor de mogelijkheden van vaccinatie. Als belangrijke toevoeging wordt de betekenis besproken van de bloeduitslagen (**titerbepaling**), die na de vaccinatie aangeven in welke mate een persoon beschermd is (of niet).

Hierna volgt een opsomming met praktische informatie rondom enkele bekende en minder bekende infectieziekten die besmettingsgevaar opleveren in de behandelkamer van de mondzorgpraktijk.

2.2 Legionella-infectie

Een *Legionella*-infectie wordt niet van mens op mens overgedragen, maar kan in mondzorgpraktijken opgelopen worden via inademen van besmette aerosol. Dit is een nevel van minuscule (onzichtbare(!)) waterdruppeltjes, die zo klein zijn dat ze gedurende lange tijd kunnen blijven zweven. De verantwoordelijke ziekteverwekker is afkomstig uit de **biofilm**, een slijmerige eiwitlaag die zich aan de binnenzijde van de kunststof unitwaterleidingen bevindt. Bij sprayvorming komen bacteriën uit deze biofilm samen met minuscule waterdruppeltjes vrij in de lucht en vormen een besmettelijke aerosol die tot minimaal een half uur rond de behandelstoel in de lucht kan blijven zweven.

De beruchtste ziekteverwekker uit een dergelijke biofilm is de *Legionella pneumophila*, die door inhalatie tot in de diep gelegen longblaasjes kan doordringen en daar een ontstekingsreactie op gang kan brengen. Bij 90 % van de personen die besmet zijn met deze bacterie ontstaan ziekteverschijnselen. In de long vermenigvuldigt de bacterie zich en daardoor ontstaan binnen één à twee dagen griepachtige verschijnselen met hoge koorts. Meestal klagen de patiënten ook over hoofdpijn, verwardheid, spierpijn en diarree. De aandoening geneest zonder behandeling. Doorgaans zijn de patiënten binnen een week hersteld. De meeste patiënten denken dat ze griep hebben gehad; de juiste diagnose is dan niet gesteld. In een klein aantal gevallen ontwikkelt zich bij patiënten met een verminderde weerstand de veteranenziekte. In dat geval ontstaan na twee tot tien dagen ernstige klachten. Naast een zware longontsteking kunnen ernstige functiestoornissen van nier en lever optreden die dodelijk kunnen zijn. De behandeling moet dan bestaan uit het snel toedienen van antibiotica. Na genezing blijft een opvallend groot aantal patiënten nog jarenlang klachten houden van moeheid, kortademigheid en spierpijn. Dit verschijnsel is nog onbegrepen.

In ▶ par. 6.1 wordt ingegaan op testmethoden om de unitwaterkwaliteit te meten.

2.3 Besmettelijke ziekten met orale verschijnselen

2.3.1 Herpes simplex

Bij kinderen ontstaat meestal op zeer jonge leeftijd de eerste infectie met het herpessimplexvirus. Pasgeborenen kunnen na besmetting met het herpessimplexvirus ernstig ziek worden en zelfs hersenvliesontsteking ontwikkelen!

Bij kleuters wordt een herpessimplexinfectie niet altijd herkend, vanwege het meestal matig ernstige verloop. De verschijnselen worden nogal eens verward met die van doorbrekende melktandjes. Bij slechts enkele kinderen ontstaat een zeer ernstige ontsteking van het hele mondslijmvlies, waardoor eten en drinken praktisch onmogelijk is. De kinderen hebben koorts, opgezette lymfeklieren in de hals en voelen zich ziek. Deze eerste infectie duurt ongeveer tien dagen. Daarna blijft het virus latent in het lichaam aanwezig en steekt bij een verminderde weerstand de kop op in de vorm van koortsuitslag, meestal op de (boven)lip. De verschijnselen daarvan beginnen met een brandend gevoel, waarna kleine blaasjes worden gevormd (◘ fig. 2.1). Dit stadium van de koortsuitslag is bijzonder besmettelijk! De besmettelijkheid duurt ongeveer een week en is pas voorbij als de gevormde korst geheel is ingedroogd (◘ fig. 2.2). Eventueel kan een antivirale zalf worden gebruikt ter verlichting van de klachten. Bijna alle mensen hebben antistoffen tegen het herpessimplexvirus.

Indien een lid van het mondzorgteam koortsuitslag heeft in de besmettelijke fase, kan volstaan worden met de normale hygiënemaatregelen als mondneusmasker en goede handhygiene. Voor de behandeling van patiënten met een verminderde afweer geldt dan wel als aanvulling dat de behandelaar met een koortslip eerst handdesinfectie toepast, voordat deze kwetsbare patiënt een hand wordt gegeven. Extra bescherming bij een koortslip van een behandelaar kan nog verkregen worden door het gebruik van kleine second skin pleisters (Compeed pleisters) die vanaf het begin van de blaasvorming de huid kunnen bedekken (◘ fig. 2.3).

Indien een patiënt in de besmettelijke fase van een koortslip behandeld wordt, zou ongewenste verspreiding van het herpesvirus via de aerosol een besmettingsrisico kunnen opleveren voor het team en volgende (zeer jonge) patiënten. Extra infectiepreventiemaatregelen zijn echter niet nodig, omdat is gebleken dat bij patiënten die regelmatig een koortslip hebben er ongeveer om de paar weken een sterk verhoogd aantal herpesvirussen in het speeksel aangetroffen kan worden, zonder dat er sprake is van koortsuitslag. Dit verschijnsel heet *shedding* en het besmettingsrisico is op dergelijke momenten minstens zo groot als bij zichtbare koortsuitslag. Om deze reden is er geen bezwaar om bij toepassing van de gewone maatregelen voor infectiepreventie een patiënt met een koortslip (in welke fase dan ook) te weren uit

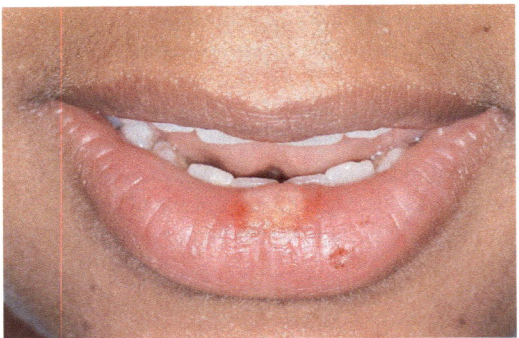

Figuur 2.1 Zeer besmettelijke blaasjesvorming herpes simplex op de onderlip

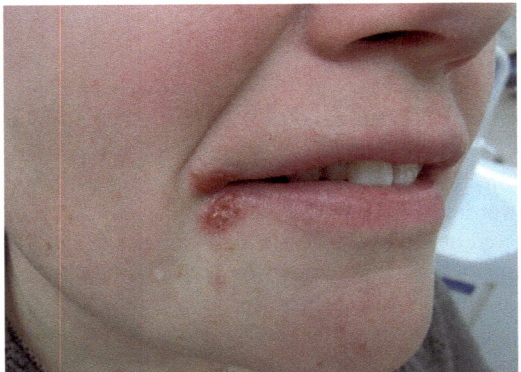

Figuur 2.2 Niet besmettelijke volledig ingedroogde korst herpes simplex

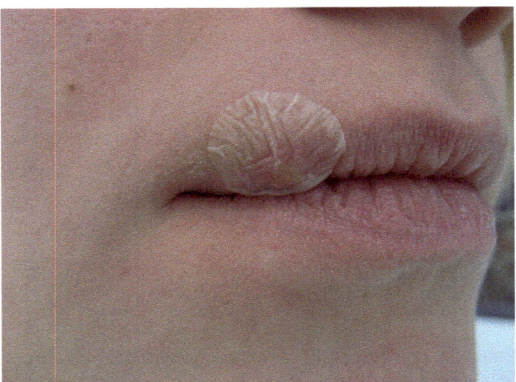

Figuur 2.3 Bescherming blaasjesfase met second skin pleister

de behandelkamer. Iedereen kan zich immers ongemerkt met het zeer besmettelijke virus in een shedding fase bevinden. Daarom wordt in principe *elke* patiënt als een potentiële shedder behandeld en daarbij wordt ervan uitgegaan dat de voorgeschreven standaardmaatregelen voldoende bescherming bieden aan het team en de overige patiënten.

2.3.2 Kinderziekten met verschijnselen in de mond

Bof

Bof is een virusziekte die alleen bij de mens voorkomt. De periode tussen het moment van besmetting en de uitbraak van ziekteverschijnselen is twee à drie weken. Enkele dagen voordat de ziekteverschijnselen ontstaan, is het virus al in het speeksel aantoonbaar en bestaat er dus besmettingsgevaar. Het virus komt voor in de keelholte van besmette personen en wordt via speekseldruppeltjes overgedragen. De besmettelijkheid houdt aan tot vijf dagen na het begin van de ziekte. Het virus verspreidt zich via het bloed naar de speekselklieren en ook naar overige organen. Veel infecties verlopen zonder klinische verschijnselen (subklinisch). Wanneer zich wel symptomen voordoen, bestaan die uit matige koorts en dubbelzijdige zwelling van de speekselklieren, in het bijzonder van de oorspeekselklier (glandula parotidea). Dit is in de mond zichtbaar door roodheid van de uitvoergangen van deze speekselklieren. Bij jonge kinderen is de infectie onschuldig. Wanneer ook de andere speekselklieren ontstoken zijn, kan het pijnlijk zijn om de mond te openen. Er kan dan een trismus bestaan (beperkte mondopening). Bij volwassenen kunnen zich complicaties voordoen zoals ontsteking van de alvleesklier, hersen(vlies)ontsteking en zelfs onvruchtbaarheid. Om deze reden is deze ziekte opgenomen in het Rijksvaccinatieprogramma (◘fig. 2.4), waardoor deze steeds minder voorkomt. Wanneer de ziekte toch wordt geconstateerd, is er een *meldingsplicht* van kracht (◘tab. 2.1).

Mazelen

Mazelen is zeldzaam geworden, doordat kinderen in het kader van het Rijksvaccinatieprogramma hiertegen worden ingeënt. Toch duikt de ziekte steeds vaker weer op, waarschijnlijk door de grote immigrantenstroom die zich in ons land en de ons omringende landen voordoet. Als verschijnsel bij mazelen zijn zogeheten *koplikvlekken* op het slijmvlies van de wangen te zien, voordat de ziekte werkelijk uitbreekt. Het speeksel van mazelenpatiënten is erg infectieus vanaf het moment dat de eerste verschijnselen zich voordoen. Meestal voelen deze zich te ziek om naar de praktijk te komen en ze vormen dus doorgaans geen infectiebron binnen de mondzorg.

2.3.3 Seksueel overdraagbare aandoeningen (soa) met verschijnselen in de mond

Deze ziekten worden ook wel geslachtsziekten of venerische ziekten genoemd. De verschijnselen die zich bij soa in de mond voordoen zijn stuk voor stuk zéér besmettelijk! Bij verdachte zweervorming in de mond van een patiënt is het beslist noodzakelijk om een beschermbril en een mondneusmasker te dragen, zelfs bij een eenvoudige inspectie met alleen een mondspiegeltje.

Gonorroe

Gonorroe is een geslachtsziekte die wordt veroorzaakt door de bacterie *Neisseria gonorrhoeae* en komt het meest voor bij mensen in de leeftijd van 20 à 30 jaar. De bacterie wordt via seksueel contact overgedragen en veroorzaakt een infectie van de geslachtsdelen, waarbij pijn bij het urineren en een romige afscheiding uit penis of vagina voorkomen. Veel van de gonorroe-infecties bij vrouwen verlopen zonder verschijnselen, maar zijn daarom niet

Vaccinatieschema

Fase 1		Inenting 1	Inenting 2
🚼	6 - 9 weken	DKTP Hib HepB	Pneu
👕	3 maanden	DKTP Hib HepB	
🦆	4 maanden	DKTP Hib HepB	Pneu
🎒	11 maanden	DKTP Hib HepB	Pneu
🏖	14 maanden	BMR	MenC

Fase 2		Inenting 1	Inenting 2
🚲	4 jaar	DKTP	

Fase 3		Inenting 1	Inenting 2
⚽	9 jaar	DTP	BMR

Fase 4		Inenting 1	Inenting 2
🎒	12 jaar	HPV (2 keer 1 prik)	

Figuur 2.4 Rijksvaccinatieprogramma. (Bron: ▶ http://www.rijksvaccinatieprogramma.nl)

Tabel 2.1 Gegevens betreffende meldplicht volgens het RIVM

groep A: mogelijk wettelijke maatregelen: gedwongen opname tot isolatie of thuisisolatie, gedwongen onderzoek, gedwongen quarantaine (inclusief medisch toezicht), verbod op beroepsuitoefening.
voorbeelden: MERS, SARS, polio, pokken

groep B1: mogelijk wettelijke maatregelen: gedwongen opname tot isolatie of thuisisolatie, gedwongen onderzoek, verbod op beroepsuitoefening.
voorbeelden: vogelgriep, tuberculose, difterie, rabiës, pest

groep B2: mogelijk wettelijke maatregelen: verbod op beroepsuitoefening.
voorbeelden: hepatitis A, B, C, mazelen, kinkhoest, voedselinfectie indien vastgesteld bij twee of meer personen met een onderlinge relatie wijzend op voedsel als bron

groep C: dwingende maatregelen kunnen niet opgelegd worden. Maar melding en persoonsgegevens zijn nodig om de inzet van vrijwillige/te adviseren maatregelen rondom de patiënt of anderen in de gemeenschap mogelijk te maken.
voorbeelden: bof, MRSA, malaria

minder besmettelijk! Door orale seks kunnen de tonsillen ontstoken raken. Ze zijn dan rood en bedekt met een grijsgeel beslag. Bij deze ziekte worden heel vaak resistente bacteriestammen aangetroffen, wat de behandeling enorm kan vertragen.

Syfilis (lues)

De verwekker van syfilis (lues) komt alleen bij de mens voor. Het is de zéér pathogene spirocheet *Treponema pallidum*. Dit micro-organisme kan door volledig intacte huid en slijmvliezen het lichaam binnendringen. De besmetting ontstaat door direct contact. Buiten het lichaam overleeft de ziekteverwekker slechts enkele uren. Er zijn drie stadia te onderscheiden:

Stadium 1: primair affect. Dit is een ontsteking op de plaats waar de *Treponema* het lichaam is binnengedrongen. Binnen enkele weken na de infectie ontstaat een zweer die zéér besmettelijk is. Afhankelijk van de seksuele gewoonten kan deze zweer zich ook in de mond of op de lip voordoen. Later vormt zich een vlakke kratervormige plek. Tegelijkertijd raken de lymfeklieren gezwollen, zonder dat zich daarvan klachten voordoen. De plek 'geneest' binnen enkele weken, maar zes tot acht weken daarna kan zich het volgende stadium aandienen.

Stadium 2: vlekkerige huiduitslag op het hele lichaam en ook op de voetzolen en handpalmen, met koorts, malaise, haaruitval en soms met vochtige plekken die uiterst besmettelijk zijn (venerische wratten). Wanneer de patiënt in dit stadium niet wordt behandeld, blijft de patiënt besmettelijk en kan zich (soms pas na enige jaren) het volgende stadium aandienen.

Stadium 3: neurologische of psychiatrische klachten, vaak samen met ontstekingen van de bloedvaten. Op plaatsen in het lichaam waar zich nog *Treponema pallidum* bevindt, kan opnieuw een ontsteking ontstaan die naar buiten doorbreekt. Ook dit type zweer is dus buitengewoon besmettelijk! De behandeling bestaat uit het toedienen van antibiotica. Het is belangrijk dat de diagnose in een vroeg stadium wordt gesteld. Dan kunnen ook partners worden gewaarschuwd en zal deze ernstige ziekte zich minder goed kunnen verspreiden.

Aids

De naam aids (aquired immunodeficiency syndrome) geeft aan dat het gaat om een verworven stoornis in de afweer. Aids wordt veroorzaakt door het *hiv* (humaan immunodeficientievirus), dat in 1983 werd ontdekt. Een besmetting met het virus wordt doorgaans een hiv-besmetting genoemd, omdat het vervolgstadium, aids, door goede medicatie niet langer per definitie op de besmetting volgt. Algemeen wordt dan gesproken over hiv positief of kortweg seropositief. Het virus bevindt zich in alle lichaamsvloeistoffen, maar is alléén via bloed, sperma, vaginaal vocht en moedermelk overdraagbaar, omdat daarin de concentratie van het virus hoog genoeg is. Buiten het lichaam overleeft het virus slechts enkele minuten. (Het hiv is daarom veel minder besmettelijk dan bijvoorbeeld het hepatitis B-virus). De besmettelijkheid hangt af van de hoeveelheid overgedragen virus en van de fysieke toestand waarin de ontvanger verkeert. Daarbij kan men bijvoorbeeld denken aan een kwetsbaarheid door het bestaan van (micro)verwondingen. Tandenpoetsen bij gingivitis of parodontitis kan onder andere dit soort kleine verwondingen veroorzaken, waardoor orale seks gevaarlijk kan worden. Tijdens het doormaken van de infectie is er heel veel virus aanwezig in het lichaam. Wanneer de patiënt op de juiste wijze wordt behandeld neemt de hoeveelheid vrij virus in het lichaam sterk af. De *viral load* is dan meestal flink gedaald en de patiënt is daardoor beduidend minder besmettelijk.

Werkingsmechanisme van het hiv

Het virus infecteert zeer selectief bepaalde cellen van het afweersysteem, namelijk de helpercellen uit de groep T-lymfocyten. Dit type cel speelt een uiterst belangrijke rol bij de afweer en wordt wel beschouwd als de 'dirigent van het immunologische orkest'. Het virus dringt de cel binnen en bij de vermenigvuldiging wordt het erfelijk materiaal van het virus omgezet en ingebouwd in het erfelijk materiaal van de lymfocyt. Door deze verandering is de afweerfunctie van de cel verminderd. Intussen wordt in de geïnfecteerde cel ook volop nieuw virus geproduceerd. Het nieuw aangemaakte virus infecteert de andere helpercellen en op die manier wordt de cellulaire afweer van de geïnfecteerde persoon sterk aangetast.

Het ziekteverloop bij een hiv-besmetting volgt de volgende vier verschillende stadia:
Stadium I is de acute infectie. In dit stadium is de hoeveelheid virus in het lichaam erg groot. De patiënt heeft meestal alleen wat griepachtige verschijnselen. De patiënt maakt in de periode van vier tot acht weken na de infectie doorgaans wel antistoffen aan, maar die kunnen het virus niet de baas worden. Er blijft dus altijd virus in het bloed circuleren.
Stadium II: na de eerste infectie blijft het virus dus in het lichaam zonder dat de patiënt daarvan hinder ondervindt. De patiënten zijn dan **seropositief**. Dit blijft zo gedurende de hele incubatietijd, die bij een niet-behandelde infectie nog jaren kan duren.
Stadium III: in deze fase heeft de patiënt overal verspreid in het lichaam pijnloze lymfeklierzwellingen. Dit stadium houdt langer dan drie maanden aan.
Stadium IV. in deze fase is *aids* een feit. Naast enkele positieve bloedtests kunnen zich flink wat verschijnselen voordoen.

Algemene verschijnselen van aids:
- gezwollen lymfeklieren
- gewichtsverlies
- koorts (aanhoudend of met tussenpozen)
- diarree
- nachtzweten
- extreme vermoeidheid
- opportunistische infecties
- tumoren

Specifieke verschijnselen van aids in de mond:
- kaposisarcoom dat zich als eerst waarneembare symptoom kan voordoen. Dit is een onregelmatig gevormde, blauwe of bruinachtige tumor. Een kaposisarcoom komt regelmatig in de mond voor. De tandarts(assistent) is dus soms als eerste in staat om aids te constateren.
- opportunistische infecties in de mond. Daarbij is meestal de schimmel *Candida albicans* betrokken. De infecties veroorzaken veel ongemak door kloven in de mondhoeken en een brandend gevoel in de slijmvliezen. De patiënt heeft zeer frequent last van koortslippen.
- ernstige tandvleesaandoeningen zijn niet zeldzaam (anup: acute necrotiserende ulcererende parodontitis), evenals verschillende infecties van het mondslijmvlies.
- 'hairy leukoplakie' is een witte, niet-afschraapbare verkleuring van het slijmvlies, met een enigszins ruw, 'harig' voorkomen.

Behandeling van hiv
Als meest doeltreffende behandeling geldt nog steeds preventie! Het gebruik van antivirale middelen door besmette personen heeft wel invloed op de hoeveelheid circulerend virus, zodat de 'viral load' sterk kan afnemen. De meeste antivirale middelen hebben echter flink wat bijwerkingen. In de mond komt bijvoorbeeld vaak blaarvorming voor, en daarnaast ontstaan een droge mond, smaakstoornissen en ontstekingen van het mondslijmvlies. Algemene bijwerkingen zijn misselijkheid, diarree en leverfunctiestoornissen. Verder is het nodig de klachten van de patiënten te verlichten door de opportunistische infecties te bestrijden, bijvoorbeeld door het voorschrijven van een antischimmelpreparaat bij een uitbraak van een opportunistische infectie met *Candida albicans* in de mond. Gelukkig is het seropositieve stadium van deze infectieziekte door voortgang in de ontwikkeling van medicijnen tegenwoordig in een vrij stabiele fase te houden. Hierdoor is seropositiviteit in feite een *chronisch ziekte* geworden in plaats van, zoals aanvankelijk gold, een ziekte met bijna altijd dodelijke afloop.

2.4 Besmettelijke ziekten zonder orale verschijnselen

Tot deze categorie behoren om te beginnen alledaagse verkoudheden en diverse griepvarianten, waarvan er een aantal zeker niet onschuldig is. Daarnaast bestaat er ook besmettingsgevaar in de mondzorgpraktijk bij een aantal andere bekende 'alledaagse' ziekten.

2.4.1 Kinderziekten zonder verschijnselen in de mond

Rodehond

Rodehond wordt veroorzaakt door het rubellavirus, dat alleen bij mensen voorkomt. Besmetting vindt plaats via druppeltjes in de lucht, bijvoorbeeld bij hoesten en niezen. Wie een rodehondinfectie heeft, steekt gemiddeld zeven tot acht andere mensen aan. Een besmette moeder kan via de placenta haar ongeboren kind besmetten. Tussen besmetting met rodehond en het uitbreken van de ziekte zitten gemiddeld veertien tot zestien dagen (incubatietijd). De ziekte is besmettelijk van tien dagen voor het uitbreken van de huiduitslag tot één week erna. Ongeveer de helft van de besmette personen vertoont geen noemenswaardige ziekteverschijnselen. De overige patiënten hebben een vlekkerige, rozerode huiduitslag, beginnend in het gezicht en snel uitbreidend naar bovenlijf, armen en benen. Bij oudere kinderen en volwassenen zijn er ook griepachtige verschijnselen en opgezette lymfeklieren achter het oor en in de nek. Als een vrouw in de eerste drie maanden van haar zwangerschap besmet raakt met rodehond, is er een groot risico op aangeboren afwijkingen bij het ongeboren kindje zoals hart- en oogafwijkingen, slechthorendheid of zelfs doofheid. De zwangerschap kan ook eindigen in een miskraam. Het is belangrijk dat zwangere vrouwen die vermoeden dat ze besmet zijn met rodehond, contact opnemen met de huisarts. Ondanks het vaccinatieprogramma voor kinderen komt rodehond toch nog wel eens voor, zij het minder vaak dan vroeger. De ernst van de mogelijke complicaties tijdens een zwangerschap is de belangrijkste reden geweest om deze ziekte standaard in de BMR-vaccinatiecocktail (bof, mazelen en rodehond) op te nemen.

Waterpokken

De verwekker van waterpokken is het herpeszostervirus. De ziekte veroorzaakt jeukende blaasjes die over het hele lichaam verspreid kunnen voorkomen, zelfs op de behaarde hoofdhuid! De incubatietijd is twee weken en de ziekte is besmettelijk vanaf enkele dagen vóór de uitbraak tot een week erna. De overdracht vindt plaats door contact met het vocht uit de blaasjes of via druppelinfectie in de lucht: aerosol (door hoesten of niezen). Na de ziekte blijft het virus (net als bij herpes simplex) het hele leven in het lichaam aanwezig. Bij verminderde weerstand kan het waterpokkenvirus in de vorm van gordelroos opnieuw de kop opsteken.

Kinkhoest

Kinkhoest wordt veroorzaakt door de bacteriën *Bordetella pertussis* en *Bordetella parapertussis*. De ziekte is gemakkelijk overdraagbaar via de aerosol. De bacterie besmet het slijmvlies van de luchtwegen en veroorzaakt aanvankelijk gewoon verkoudheidsverschijnselen. Daarna is er een periode van ongeveer vier weken met hoestaanvallen ('blafhoest'). De overdracht kan plaatsvinden vanaf het eerste moment van 'grieperig zijn' tot meer dan vier weken (!) daarna. Ondanks het feit dat vaccinatie tegen kinkhoest bij kinderen al vele jaren systematisch wordt toegepast, komt met een bepaalde regelmaat een epidemie van deze ziekte voor.

2.4.2 Hepatitis A, B, C, D, E, G

Dit betreft verschillende infectieziekten waarbij de lever is aangedaan (hepar = lever; itis = ontsteking). Een slechte leverfunctie leidt tot ophoping van afbraakproducten in het bloed, waardoor de huid en het oogwit van de patiënten geel verkleuren. Een veelgehoorde naam voor hepatitis is dan ook geelzucht. Voor deze ziekteverschijnselen zijn verschillende virussen verantwoordelijk. Alle hepatitisvarianten verlopen uiterlijk op dezelfde manier en alleen door bloedonderzoek kan worden vastgesteld welk virus de besmetting heeft veroorzaakt. Sommige virussen worden via bloedcontact verspreid (HBV, HCV, HDV en HGV), andere kunnen via voedsel het lichaam binnenkomen (HAV en HEV). De besmettelijkheid van hepatitis B is zéér groot. De ziekte wordt niet alleen via bloed overgebracht, maar ook via speeksel, wondvocht, sperma en vaginale afscheiding. Er is slechts een *minuscule hoeveelheid* besmet materiaal in een microverwonding nodig om een infectie te laten ontstaan. Van alle prikaccidenten met besmet bloed leidt maar liefst 25 % (!) tot een infectie. Eén op de vier prikaccidenten is dus 'raak'. Dit maakt dat hepatitis B een zeer groot risico vormt voor de medewerkers in mondzorgpraktijken en vaccinatie dringend aanbevolen wordt.

Sinds 2011 is het HBV-vaccin opgenomen in het Rijksvaccinatieprogramma (◘fig. 2.4), zodat op termijn de meeste medewerkers uit hoofde van dit programma beschermd kunnen zijn. Er moet dan wel door middel van een bloedtest een titer bepaald worden om de *vaccinatiestatus* te beoordelen alvorens in dienst te treden (◘tab. 2.2).

Tot die tijd wordt vaccinatie bij het aangaan van een dienstverband in de mondzorg dringend aanbevolen.

Bij hepatitis C is het risico op overdracht kleiner dan voor hepatitis B. Bij deze ziekte wordt de infectie pas overgedragen bij werkelijk bloed-bloedcontact (door bloedtransfusies) en is één op de tien prikaccidenten 'raak'. De incubatietijd is doorgaans lang en is voor hepatitis B en hepatitis D soms wel een half jaar. Na het doormaken van een acute ziekteperiode, treedt bij hepatitis A volledige genezing op, maar bij hepatitis B, C en D kan een chronische vorm ontstaan. Zolang het lichaam de aanval onvoldoende kan afweren met reparatiewerkzaamheden aan de levercellen, neemt de leverschade toe. De patiënten hebben meestal geen klachten meer, maar zijn in feite niet genezen. Ze dragen het levende virus bij zich en kunnen dus een permanente besmettingsbron zijn, afhankelijk van de hoeveelheid circulerend virus in hun bloed. Dit dragerschap komt bij hepatitis B in ongeveer 10 % van de gevallen voor. Bij dragers kunnen in de lever op den duur kwaadaardige tumoren ontstaan. Tegenwoordig lijkt de kans hierop af te nemen, doordat er betere medicijnen beschikbaar zijn. Uit promotieonderzoek van J. Brouwer aan de Erasmus Universiteit blijkt, dat in het begin van deze eeuw nog slechts 20 % van de hepatitis C-patiënten drager blijft na het doormaken van een infectie.

Indien iemand na een prikaccident hepatitis ontwikkelt, moet dit aan de plaatselijke GGD worden gemeld voor registratie en follow-up. Over deze wettelijk vastgelegde *meldplicht* is meer te lezen op: ▶https://www.rijksoverheid.nl/onderwerpen/infectieziekten/inhoud/meldingsplicht-infectieziekten.

Teamleden die besmet blijken te zijn, kunnen net als besmette patiënten een besmettingsbron vormen bij tandheelkundige behandelingen. Voor dergelijke situaties bestaan speciale richtlijnen die zijn beschreven in ▶par. 5.11 van de *richtlijn Infectiepreventie in mondzorgpraktijken* (KNMT 2016).

Tabel 2.2 Uitslag bloedtest na vaccinatie is een maat voor de bescherming tegen HBV

Titer <10 IE/L: geen noemenswaardige bescherming

Titer 10–100 IE/L: weinig bescherming, aanvullend onderzoek is noodzakelijk

Titer >100 IE/L: langdurige bescherming, naar huidig inzicht levenslang

2.4.3 Ziekte van Pfeiffer (kissing disease)

De ziekteverwekker bij de ziekte van Pfeiffer is het *epstein-barr*virus, dat zich nestelt in lymfocyten en daardoor het immuunsysteem beïnvloedt. Het is een herpesvirus, waarvan bekend is dat het na de eerste infectie het hele leven in het lichaam aanwezig blijft (zie eerder bij herpes simplex en waterpokken). De besmetting ontstaat via bloed en speeksel.

> Nog voordat de ziekte van Pfeiffer uitbreekt, is het speeksel al besmettelijk. De meeste patiënten zijn tussen 15 en 25 jaar oud.

Verloop van de ziekte van Pfeiffer

Eerst ontstaat een grieperig gevoel met koorts en moeheid, slechte eetlust en spierpijn gedurende ongeveer twee weken. Daarna kan de ziekte zonder verschijnselen langzaam wegebben óf in een ernstiger fase terechtkomen. Er ontstaan dan hoge koortspieken, keelpijn en gezwollen lymfeklieren in oksels, liezen en hals. Bij oudere patiënten kan de ziekte veel ernstiger verlopen. De koorts houdt vaak veel langer aan en er bestaat hevige keelpijn. De leverfunctie is gestoord en bij de helft van de patiënten ontstaat geelzucht. Na enkele weken nemen de ziekteverschijnselen af, maar het volledige herstel duurt weken tot maanden.

2.4.4 Tuberculose

Tuberculose, dat wordt veroorzaakt door de staafvormige bacterie *Mycobacterium tuberculosis*, komt steeds vaker voor. De tuberkelbacil is een zeer sterke bacteriesoort die zuurbestendig is en goed tegen hoge temperaturen en uitdroging bestand is. Door uitdroging wordt de bacil verzwakt, maar de besmettelijkheid is onverminderd! Inademen van stof in een ruimte (behandelkamer) waar de tuberkelbacil in de lucht aanwezig is geweest, kan al voldoende zijn voor een besmetting (fig. 2.5).

> Met name rondom elektronische apparatuur, zoals computers en beeldschermen, kunnen zich onvermoede hoeveelheden stof ophopen. Huishoudelijk onderhoud van de kritische ruimten is daarom van groot belang!

Het verloop van tuberculose

De tuberkelbacillen verspreiden zich na inademing via het bloed en de lymfebanen door het hele lichaam. Zonder ziekteverschijnselen te veroorzaken kan de bacil zich overal nestelen en een haard vormen vanwaaruit de infectie pas veel later kan gaan opspelen. De ziekte wordt bij een klein percentage van de geïnfecteerde personen binnen twee jaar geactiveerd (de haard

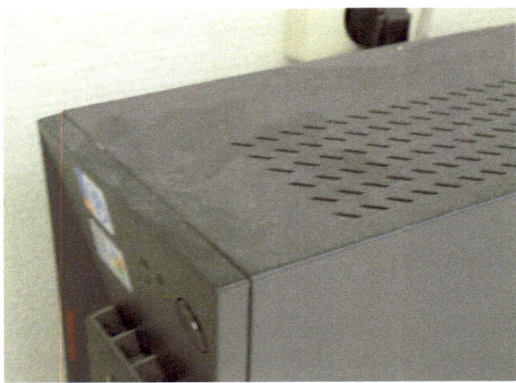

Figuur 2.5 Stof in de behandelkamer vormt een besmettingsrisico

kan actief worden door verminderde weerstand). Bij een nóg kleinere groep ontstaan pas na vele jaren verschijnselen door opvlamming van slapende infectiehaarden. Bij activering van de ziekte kunnen in principe dus alle organen betrokken zijn, afhankelijk van de lokalisatie van de haard. Bij longtuberculose komen de tuberkelbacillen door hoesten of niezen in de aerosol van de behandelkamer terecht. De bacillen blijven buiten het lichaam in leven en gezonde personen worden door inademing van de aerosol geïnfecteerd. Bij een lokalisatie in de longen doet de ziekte zich voor als een verkoudheid. Pas bij langdurig aanhoudende klachten zal de patiënt (eindelijk) naar de dokter gaan. Vervolgens wordt vaak een behandeling gestart die is gericht op genezing van een verkoudheid. Doordat die behandeling niet aanslaat, zal de diagnose tuberculose pas veel later worden gesteld. Gedurende de lange periode tussen uitbraak en herkenning is de patiënt door het hoesten een grote bron van besmetting. In een steeds groter aantal gevallen is er naast longtuberculose sprake van tuberculose in andere organen. Zo wordt met enige regelmaat tuberculose in de mond aangetroffen. De ziekte kan zich dan uiten als een zwelling van de kaak die veel wegheeft van een submuceus abces. Ook dan duurt het vaak lang voordat de diagnose tuberculose kan worden gesteld.

De behandeling van tuberculose

Toedienen van tuberculostatica, geneesmiddelen die de ziekteverwekker doden. De tuberkelbacil kan echter snel resistentie tegen antibiotica ontwikkelen, wat enerzijds in de hand wordt gewerkt door onvoldoende kennis over de juiste medicatie bij artsen en anderzijds doordat de therapie heel lang (maanden) consequent moet worden doorgevoerd. Helaas is de therapietrouw in zo'n lange periode niet altijd voldoende. De vaak meervoudige resistentie leidt tot enorme problemen bij de bestrijding van de ziekte en vormt een wezenlijke bedreiging voor de volksgezondheid. Periodieke screening van gezondheidswerkers die een hoog risico op infectie lopen, zal wellicht (opnieuw) moeten worden ingevoerd.

Voor tuberculose bestaat een *meldplicht* bij de GGD. Na iedere melding zal door groepsonderzoek worden vastgesteld of er mensen in de directe omgeving van de patiënt zijn die zonder ziekteverschijnselen toch drager van de bacterie blijken te zijn. Dit kan vanaf drie tot acht weken na de besmetting worden aangetoond met behulp van de mantouxreactie ('krasje').

2.4.5 BRMO: bijzonder resistente micro-organismen

Tegenwoordig neemt het aantal bacteriestammen dat niet meer reageert op de gebruikelijke antibiotica enorm toe. Er wordt dan meestal gesproken van zogenoemde 'ziekenhuisbacteriën'.
De bekendste voorbeelden zijn twee stafylokokkenstammen:
1. MRSA (meticillineresistente *Staphylococcus aureus*); en
2. MRSE (meticillineresistente *Staphylococcus epidermidis*).

Patiënten die met een dergelijk micro-organisme zijn besmet, vormen een bedreiging voor de leden van het behandelteam en voor alle medepatiënten. De resistente bacteriën kunnen zich tijdens de ontwikkelde ziekte ongestoord vermenigvuldigen, ondanks een behandeling met de gebruikelijke antibiotica, uiteraard met vaak ernstige gevolgen voor de patiënt, die in feite onbehandeld blijft.
De oorzaak van de resistentie is:
- een te lage dosering antibiotica, waardoor de bacterie kan overleven en afweer kan ontwikkelen tegen het toegediende middel;
- het niet-afmaken van een antibioticumkuur door een patiënt. De kans bestaat dat het micro-organisme dan overleeft en verdedigingsmechanismen vormt.

In de landen rond de Middellandse Zee komt dit soort resistentie frequent voor. De resistente bacteriën worden regelmatig naar Nederland overgebracht door patiënten die in een van die landen (tijdens hun vakantie) in het ziekenhuis hebben gelegen. In Nederland zijn protocollen opgesteld voor gebruik van antibiotica, om te voorkomen dat het aantal resistente stammen stijgt.

> Behandeling in de mondzorgpraktijk van patiënten met MRSA of MRSE vergt *geen* bijzondere voorzorgsmaatregelen (meer), omdat de normale infectiepreventie voldoende bescherming biedt.

2.4.6 Prionziekte, ziekte van Creutzfeldt-Jakob

Deze zeldzame ziekte wordt veroorzaakt door afwijkend gevormde prionen en leidt tot hersenverweking. De prionen zijn aantoonbaar in hersenweefsel, ruggenmerg en misschien zelfs ook in overig neuraal weefsel. Mogelijk blijkt ooit dat ze ook in pulpaweefsel aantoonbaar zijn. Volgens de Deutscher Arbeitskreis für Hygiene in der Zahnartzpraxis (DAHZ) is het niet uitgesloten dat overdracht plaatsvindt via bloed, speeksel en neusvocht. Oorspronkelijk kwam de ziekte alleen voor bij mensen ouder dan 60 jaar. De incubatietijd kan oplopen tot wel twintig jaar. Tegenwoordig is een variant van deze ziekte bekend die zich bij veel jongere individuen manifesteert, namelijk bij mensen rond 30 jaar. De incubatietijd is veel korter (maximaal twee jaar) en het verloop van de ziekte is veel ernstiger. De ziekte is vrijwel zeker de menselijke vorm van BSE (gekkekoeienziekte) en de besmetting vindt plaats door het eten van besmet rundvlees. Het ontstaan van de ziekte is gebonden aan de hoeveelheid prionen die worden geconsumeerd. De patiënten takelen geestelijk en lichamelijk af. Ze hebben allerlei neurologische afwijkingen en er ontstaan in het verloop van de ziekte uiteindelijk zoveel verlammingen dat de patiënt komt te overlijden.

> Extra hygiënische maatregelen zijn noodzakelijk bij patiënten die verdacht zijn voor een prionziekte of bij degenen bij wie reeds een proneninfectie is vastgesteld. De prionen worden namelijk niet onschadelijk gemaakt door het standaard sterilisatieproces. In het algemeen wordt aanbevolen zo veel mogelijk disposables te gebruiken en die na de behandeling te verbranden. Als dat niet mogelijk is, verdient het aanbeveling de patiënt te verwijzen naar een behandelcentrum waar men wel is ingericht op deze hygiënische maatregelen.

Woordenlijst

aids acquired immunodeficiency syndrome, ernstige chronische ziekte die het immuunsysteem verzwakt

biofilm slijmerige, eiwitrijke laag die aan de binnenzijde van slangen en buizen ontstaat, ongeacht of het om nieuwe of oude leidingen gaat

BRMO bijzonder resistente micro-organismen

HBV hepatitis B-virus

HCV hepatitis C-virus

hiv humaan immunodeficiëntievirus

idiopatisch zonder bekende oorzaak

Legionella pneumophila bacterie die kan voorkomen in de biofilm van dunne waterleidingen met stilstaand water. De bacterie kan bij inademing de ernstige veteranenziekte veroorzaken

meldplicht verplichting om bepaalde ernstige ziekten te melden bij de GGD; op grond van deze gegevens kan zo nodig een onderzoek worden ingesteld naar de mogelijke besmettingsbron

MRSA meticillineresistente *Staphylococcus aureus*, een bacteriestam die niet met reguliere antibiotica onschadelijk te maken is

MRSE meticillineresistente *Staphylococcus epidermidis*, een bacteriestam die niet met reguliere antibiotica onschadelijk te maken is

RIVM Rijksinstituut voor Volksgezondheid en Milieu

seropositief persoon die besmet is met hiv; er zijn (nog) geen verschijnselen van aids

shedding uitscheiding van virusdeeltjes bij geïnfecteerde personen

soa seksueel overdraagbare aandoening, ook wel venerische ziekte of geslachtsziekte genoemd (gonorroe, syfilis, aids, hepatitis B, C)

titerbepaling bloedonderzoek waarbij wordt gekeken of het lichaam voldoende antistoffen tegen de betreffende ziekte heeft aangemaakt.

vaccinatiestatus mate van bescherming tegen bepaalde infectieziekten

veteranenziekte ernstige ziekte vaak met dodelijke afloop, bij personen met verminderde weerstand veroorzaakt door de bacterie *Legionella pneumophila*

viral load hoeveelheid levend virus die een patiënt in het bloed heeft

Geraadpleegde bronnen

Broersen S. Legionella opgelopen bij de tandarts. Medisch contact 17 februari 2012. Op basis van:
- Pneumonia associated with a dental unit waterline. The Lancet 2012;379:684.
- www.hepatitis.nl.
- http://www.rijksvaccinatieprogramma.nl.
- https://www.rijksoverheid.nl/onderwerpen/infectieziekten/inhoud/meldingsplicht-infectieziekten.

Oriëntatie op de richtlijn Infectiepreventie in mondzorgpraktijken

D.M. Voet

Samenvatting

In dit hoofdstuk wordt de grondslag toegelicht van de maatregelen die in de richtlijn *Infectiepreventie in mondzorgpraktijken* beschreven staan. Ook komt de ontstaansgeschiedenis van de richtlijn kort aan bod. Tevens is er aandacht voor de opzet, indeling en de globale inhoud ervan, waarna met verwijzingen naar de betreffende paragrafen enkele onderwerpen en bijbehorende maatregelen nader worden uitgewerkt. Op basis van *logica* en *eenvoud* worden theoretische gedachtelijnen uitgezet. Deze worden met woord en beeld aangevuld met de logischerwijze daaruit voortvloeiende maatregelen. Het heldere schematische denken vanuit de basale doelstelling van goede infectiepreventie, namelijk veiligheid waarborgen voor patiënten, teamleden en derden, maakt dat dit hoofdstuk voor de tandartsassistent een wegwijzer zal zijn om tot juist handelen te komen en daarin met vaste routine te volharden.

3.1   Inleiding – 47

3.2   Richtlijn in historisch perspectief – 48

3.3   De richtlijn nader bekeken – 49
3.3.1   Beoogde doelgroep – 50
3.3.2   Opzet van de richtlijn – 50
3.3.3   Overzicht van de inhoud per hoofdstuk – 51

© Bohn Stafleu van Loghum, onderdeel van Springer Media B.V. 2017
D.M. Voet en M. de Vries, *Infectiepreventie van A tot Z voor de mondzorgpraktijk*,
DOI 10.1007/978-90-368-1481-2_3

3.4	Logica en eenvoud van infectiepreventie in mondzorgpraktijken – 52	
3.4.1	Aanpak veiligheid personen – 53	
3.4.2	Aanpak bij directe besmettingsroutes – 57	
3.4.3	Aanpak bij indirecte besmettingsroutes – 59	
3.5	Algemene logistieke maatregelen – 67	
	Woordenlijst – 70	
	Geraadpleegde bronnen – 71	

> **Casus**
>
> Een tandartsassistent draagt kunstnagels tijdens het werk in de praktijk. Volgens de geldende KNMT-richtlijn *Infectiepreventie in mondzorgpraktijken* is dat niet toegestaan. Het brengt een verhoogd risico met zich mee op het overbrengen van infecties. Niet alleen door de kans op huid- en slijmvliesbeschadigingen vanwege de lengte van de nagels, maar ook omdat de lijmranden bekendstaan als retentieplaats voor micro-organismen. De patiëntveiligheid staat dus onder druk bij zorgverleners met kunstnagels. De praktijkhouder spreekt de assistent daarop aan en verzoekt de kunstnagels niet meer te dragen. Er wordt echter geen gehoor gegeven aan dit verzoek en er moet voor de tweede maal een opmerking en een aanwijzing gegeven worden. Wanneer de assistent opnieuw of bij herhaling de aanwijzingen niet opvolgt, kan er ontslag, zelfs ontslag op staande voet (!) volgen, omdat dit een *dringende reden* is voor de werkgever om de werknemer te ontslaan, zie wetsartikel 7:678 BW. (Er moet dan wel een dossier zijn gevormd over de waarschuwingen en de gedragingen in deze zaak).
>
> Het moge duidelijk zijn dat van een tandartsassistent niet alleen kennis van de actuele richtlijn inzake infectiepreventie verwacht mag worden, maar dat ook *inzicht* in de materie en het begrijpen van de basisprincipes noodzakelijk is. Met die achtergrond kan de juiste *toepassing* ervan worden uitgewerkt die voor het predicaat 'goed zorgverlener' vereist is. Dit is wat de wetgever aan alle zorgverleners opdraagt.

3.1 Inleiding

In Nederland hebben alle patiënten recht op veilige zorg op grond van de **Wet geneeskundige behandelingsovereenkomst (WGBO)**, die is opgenomen in het Burgerlijk Wetboek, in artikel 7:446–468. Een citaat uit deze wet luidt:

> De hulpverlener moet bij zijn werkzaamheden de zorg van een goed hulpverlener in acht nemen en handelt daarbij in overeenstemming met de op hem rustende verantwoordelijkheid, voortvloeiende uit de voor hulpverleners geldende **professionele standaard**.

Deze wet beschermt de patiënt tegen ondeskundig en onzorgvuldig handelen door zorgverleners, onder andere door een registratieplicht voor verschillende beroepsbeoefenaren in de eerstelijnszorg. Daarnaast worden *alle* zorgverleners door deze wet *persoonlijk* verantwoordelijk gesteld voor het leveren van patiëntgerichte, kwalitatief goede en veilige zorg. De rijksoverheid heeft daarbij een ondersteunende en controlerende rol. Alle beroepsgroepen in de eerstelijnszorg, waaronder uiteraard de beroepsgroepen die binnen de mondzorg actief zijn, hebben protocollen en professionele standaarden ontwikkeld om de patiëntveiligheid te borgen. Patiënten mogen verwachten dat *alle* zorgmedewerkers zich daaraan houden.

Voor de mondzorg zijn verschillende hygiëneprotocollen samengesteld, sinds in 1995 de eerste richtlijn op het gebied van infectiepreventie voor de tandheelkunde van kracht werd. Het mondzorgteam zal te allen tijde op geleide van de geldende richtlijn de maatregelen moeten nemen die naar *actueel inzicht* noodzakelijk zijn om overdracht van micro-organismen tijdens een behandeling zoveel mogelijk te vermijden dan wel te beperken.

In de strijd tegen overdracht van micro-organismen is geen onderscheid te maken tussen 'goede' of slechte 'micro-organismen'. Wanneer de overdracht van een relatief onschuldig verkoudheidsvirus toegestaan zou worden dan zal het minder prettige epstein-barrvirus (veroorzaker van de ziekte van Pfeiffer) zeer waarschijnlijk ook via dezelfde transportroute naar een volgende patiënt kunnen komen. Infectiepreventie wordt daarom in principe op het hoogst mogelijke (haalbare) niveau toegepast voor *elke* patiënt en bij *elk* type behandeling. Vanzelfsprekend wordt daarbij in de eerste plaats gestreefd naar *besmettingspreventie* als beste manier om het ontstaan van ontstekingen of infectieziekten te voorkomen. Wanneer overdracht echt niet te voorkomen is (bijvoorbeeld door inademen van de gecontamineerde lucht die in de behandelkamer hangt), moet het aantal levende of levensvatbare micro-organismen zoveel mogelijk beperkt worden, zodat er na een (onvermijdbare) besmetting niet aansluitend een ontsteking of ziekte bij de gastheer kan ontstaan.

3.2 Richtlijn in historisch perspectief

Reeds lang was bekend dat in de zorg allerlei ziekten van patiënt op patiënt overgebracht konden worden. Het reinigen, desinfecteren en steriliseren van instrumenten was al heel lang gebruik. Sinds 1861 heeft de rol van antiseptisch werken en het gebruik van antiseptica steeds meer nadruk gekregen (zie ook ▶ par. 1.1). Schone kleding werd een vast onderdeel van goede hygiëne in de zorg, maar de bijdrage van goede handhygiëne werd pas veel later echt serieus aangepakt. Pas toen in 1983 de hiv-besmettingen voor het eerst gediagnosticeerd werden, schrok de medische (tandheelkundige) wereld wakker en werd het gebruik van disposable onderzoekshandschoenen meer algemeen. Gebruik hiervan was al veel eerder het advies geweest, vanwege het hoge besmettingsrisico van het al veel langer bekende HBV. Om verschillende redenen was de medische wereld daar echter niet op ingegaan (kosten? onwennigheid? tijdgebrek?) en was behalve handenwassen met water en zeep overige handhygiëne nog niet als routine in het dagelijks algemeen medisch handelen opgenomen. Dit gold onverminderd voor de tandheelkundige praktijken. Pas vanaf 1985 worden in de tandheelkunde steeds vaker handschoenen gedragen en dringt langzaam het besef van de ernst en waarde van goede infectiepreventie door.

In de jaren tachtig van de vorige eeuw raakten langzamerhand ook de patiënten (!) eraan gewend dat ze met handschoenen en mondneusmaskers tegemoet getreden werden. Aanvankelijk wekte het wantrouwen bij patiënten en kwamen er verwijtende opmerkingen als: 'vanwaar die beschermingsmaatregelen? Ik heb geen aids!'

Om duidelijkheid te scheppen voor de praktijkhygiëne in de mondzorg, werd in 1995 door de **Werkgroep Infectie Preventie**, kortweg **WIP** genoemd, de richtlijn *Praktijkhygiëne tandartspraktijk* geschreven. Deze werkgroep, opgericht op 3 november 1980, heeft als doel landelijke richtlijnen op te stellen voor infectiepreventie in de gezondheidszorg. Het actualiseren van bestaande richtlijnen behoort eveneens tot de taakstelling van de WIP.
In alle zorginstellingen worden deze WIP-richtlijnen uitermate serieus genomen. De WIP-richtlijnen worden in principe door alle betrokken professionals en organisaties in de zorg algemeen aanvaard (geautoriseerd) en hebben daardoor (!) de status van professionele standaard op de beschreven terreinen, variërend van ziekenhuishygiëne tot het gebruik van persoonlijke beschermingsmiddelen. De WIP-richtlijnen kunnen op grond van deze status door de **Inspectie voor de Gezondheidszorg** (**IGZ**) gebruikt worden om zorgverleners te toetsen op het hygiëneniveau (en indirect dus de patiëntveiligheid).
Voortschrijdend inzicht, aangepaste wet- en regelgeving en strengere eisen die aan de patiëntveiligheid gesteld werden waren aanleiding om een herziene richtlijn uit te brengen

voor de tandheelkundige zorg, die bekend werd onder de titel *Infectiepreventie in de tandheelkundige praktijk* (WIP 2007). Als belangrijk punt werd daarin de reiniging en thermische desinfectie bij *voorkeur* met behulp van een **thermodesinfector** gepropageerd. Dit diende niet alleen de patiëntveiligheid, maar kwam ook tegemoet aan een veilige werkplek van de medewerkers. Tevens stond beschreven dat extractietangen niet langer gesteriliseerd hoefden te worden voor gebruik bij normale extracties. Dit stuitte op veel weerstand en ongeloof, zodat men in menig praktijk deze instrumenten steevast (verpakt) is blijven steriliseren. Ditzelfde gold voor de curettes en scalers: men geloofde niet in de doeltreffendheid van 'alleen maar' thermische desinfectie. Deze richtlijn zou volgens plan van de WIP na vijf jaar herzien worden. Door tijdgebrek van de commissieleden van de WIP werd er lange tijd geen aanstalten gemaakt om daadwerkelijk tot herziening over te gaan. Uiteindelijk heeft de grootste beroepsvereniging van tandartsen, de Koninklijke Nederlandse Maatschappij tot bevordering der Tandheelkunde (KNMT), in 2012 het initiatief genomen om een herziening te realiseren. Door een groot aantal moeilijkheden, variërend van onrust in de personele bezetting van de aangestelde werkgroep tot inhoudelijk ver uiteenliggende standpunten van de gemandateerde commissieleden, duurde het tot april 2016 voordat de nieuwe richtlijn door de professie in gebruik genomen kon worden. Deze derde versie van de richtlijn inzake infectiepreventie in de mondzorg kreeg als titel mee: richtlijn *Infectiepreventie in mondzorgpraktijken* (KNMT 2016).

In de tandheelkunde is het onderwerp infectiepreventie door de tijd heen nauw verbonden geraakt met de Werkgroep Infectie Preventie. Er wordt dan ook vaak te pas en te onpas over 'de WIP' gesproken. Door deze hardnekkige verbintenis zal de door de KNMT uitgebrachte richtlijn *Infectiepreventie in mondzorgpraktijken* dan ook zeer waarschijnlijk nog langdurig en onterecht als 'WIP-richtlijn' door het leven moeten gaan.

Vanaf het moment van verschijnen moest deze KNMT-richtlijn beschouwd worden als de 'gouden standaard' voor alle medewerkers in de mondzorg die direct of indirect bij de klinische handelingen betrokken zijn.

De Inspectie voor de Gezondheidszorg bepaalde daarbij dat er pas vanaf 1 januari 2017 op de nieuwe richtlijn gehandhaafd zou gaan worden om de mondzorgpraktijken de tijd te geven alle maatregelen na te lopen en waar nodig protocollen, materialen of apparatuur aan te passen aan de KNMT-richtlijn. Vanaf januari 2017 worden de praktijken dan ook geacht alles op orde te hebben met betrekking tot infectiepreventie en wordt er door de inspecteurs (door middel van onaangekondigde bezoeken) streng gehandhaafd.

De Werkgroep Infectie Preventie (WIP) was onderdeel van een onafhankelijke stichting en heeft op vele terreinen een voortrekkers- en voorbeeldrol vervuld, in Europees verband maar ook op mondiaal niveau. Helaas is vanwege onvoldoende kostendekking op 17 mei 2017 het werk van deze bijzondere werkgroep beëindigd (▶ www.rivm.nl/Documenten_en_publicaties/ Algemeen_Actueel/Nieuwsberichten/2017/Be_indigen_operationele_activiteiten_Stichting_WIP).

3.3 De richtlijn nader bekeken

In de KNMT-richtlijn is op grond van praktische *haalbaarheid*, *kostenafwegingen* en een *risicoanalyse* een aantal maatregelen beschreven die door de deskundigen van de KNMT-werkgroep noodzakelijk geacht worden voor goede infectiepreventie in de mondzorg. Een aantal maatregelen is niet wetenschappelijk onderbouwd, maar is gebaseerd op algemeen gebruik in de medische wereld (bijvoorbeeld het elke dag aantrekken van schone werkkleding). De beschreven maatregelen zijn uiteindelijk (!) door alle beroepsverenigingen geautoriseerd. Door die breedgedragen goedkeuring gelden ze sinds de datum van verschijnen (april 2016) als de professionele standaard op het gebied van infectiepreventie in de mondzorg. Naleving ervan is niet los te zien van de individuele beroepsuitoefening door elk teamlid afzonderlijk. Ieder dient zijn of haar volledige verantwoordelijkheid daarin te nemen, omdat de wet bepaalt dat iedere patiënt recht heeft op veilige zorg.

Een werknemer (tandarts, mondhygiënist of assistent in loondienst) kan zich niet verschuilen achter het feit dat er door de praktijkhouder onvolledige of ondoeltreffende apparatuur of een tekort aan instrumentarium beschikbaar is gesteld om noodzakelijke hygiëne toe te passen. Het is immers ieders persoonlijke (!) verantwoordelijkheid om veilige zorg te bieden. Bij tekortschietende apparatuur of een tekort aan mankracht om te reconditioneren zou de patientenbehandeling uitgesteld of desnoods afgeblazen dienen te worden, teneinde niet voor het leveren van onveilige zorg te kunnen worden aangeklaagd; hetzij door de inspectie, hetzij door een patiënt.

3.3.1 Beoogde doelgroep

In de tekst is een heldere omschrijving opgenomen van de beoogde gebruikers van de richtlijn:

» Deze richtlijn is geschreven voor leden van de beroepsgroepen in de mondzorg die betrokken zijn bij de zorg voor patiënten zoals tandartsen, mondhygiënisten en tandprothetici: dus alle bovengenoemden en hun teamleden (zoals tandartsassistenten)

De ondergesneeuwde laatste plaats voor de tandartsassistenten is onterecht, gezien het feit dat de dragende en uitvoerende kracht in de meeste mondzorgpraktijken vooral in deze groep mondzorgprofessionals te vinden is.

Hoe dan ook, de richtlijn is, met meer dan 120 pagina's, een stuk omvangrijker dan de versie uit 2007 (bestond uit slechts 23 pagina's). Dit kan een afschrikwekkend effect hebben op medewerkers die wat minder vertrouwd zijn met het lezen van lange teksten. Het formuleren van hoofdzaken in aparte kaders, de *aanbevelingen*, is daarom een waardevolle toevoeging in dit nieuwe KNMT-document. Deze kaders staan gebundeld *voorafgaand* aan de eigenlijke tekst en dienen daar als samenvatting van de hele richtlijn. De verleiding kan daardoor ontstaan alleen de samenvattingen te lezen en de toelichtingen in de beschrijvende tekst links te laten liggen.

Patiënten moeten ervan op aankunnen dat iedere persoon die bij de mondzorg betrokken is op enigerlei wijze kennis heeft genomen van de *hele inhoud* van de richtlijn om garant te kunnen staan voor het bieden van verantwoorde en veilige zorg.

3.3.2 Opzet van de richtlijn

Het document is dus verplichte kost voor zonder uitzondering alle medewerkers in de mondzorg. Daartoe is een passage opgenomen op pagina 2 die in medialand ongebruikelijk is, er staat:

» De *tekst* uit deze uitgave *mag worden verveelvoudigd*, echter uitsluitend onder vermelding van …

Na de inhoudsopgave volgt een lijst met gebruikte afkortingen. Hiervan zijn sommige reeds lang bekend in de mondzorg, andere zijn nieuw zoals CH-1 en CH-2 voor onderscheid in verschillende typen chirurgische ingrepen, **FFP** als aanduiding van de beschermingsklassen voor stofmaskers/mondneusmaskers (**Filtering Facepiece Particles**), **BRMO** voor bijzonder resistente micro-organismen en ten slotte de afkorting **RDS**, die als *begrip* voor reiniging, desinfectie en sterilisatie wordt toegepast.

Het vooraf noemen van alle leden van de werkgroep, hun deskundigheid, functie en de organisatie vanwaaruit ze zijn afgevaardigd wordt verderop in het document toegelicht met een zogenoemde disclosure verklaring. In zo'n verklaring moet worden aangegeven of en in welke mate er belangen bestonden van de individuele leden bij het werk voor de commissie. De lijst is echter op enkele punten onvolledig en was ook niet altijd (meer) actueel.

Afgezien van de ongebruikelijke start van het document, waarbij de samenvatting voorafgaat aan de onderbouwende tekst met de toelichtende overwegingen en aanbevelingen, is de hoofdstukindeling overzichtelijk en heeft de richtlijn verder een degelijke opbouw.

3.3.3 Overzicht van de inhoud per hoofdstuk

In *hoofdstuk 1* wordt onder de titel Algemene inleiding een aantal verschillende zaken uitgelicht. Op grond van de veronderstelling dat de medewerkers in de mondzorg (reeds) bekend waren met de richtlijn *Infectiepreventie in de tandartspraktijk* (WIP 2007) heeft de KNMT in ▶ par. 1.5 een compact overzicht opgesteld van de wijzigingen die in de richtlijn van 2016 zijn opgenomen ten opzichte van de voorganger uit 2007. Hiertoe bracht de KNMT ook een tweetal documenten uit met betrekking tot deze wijzigingen. Ten eerste een drie pagina's tellende flyer met een opsomming in tabelvorm. Deze flyer is voor iedereen toegankelijk en vrij te downloaden van de KNMT-website: ▶www.KNMT.nl/infectiepreventie: 'bekijk ook de *verschillen* ten opzichte van de richtlijn van 2007'. Daarnaast bracht de KNMT een kleurenfolder uit met achtergrondinformatie onder de titel: leeswijzer. Ook deze is te downloaden op de hiervoor genoemde webpagina.

In *hoofdstuk 2* wordt uitvoerig verslag gedaan van de methodiek die gevolgd is op weg naar het formuleren van de juiste maatregelen. De modulaire opbouw rondom praktische vragen die uit het werkveld verzameld zijn vormt de basis van de richtlijn. Daarmee is er verband aangebracht tussen de beschreven maatregelen en het doel dat ermee bereikt wordt. Het modulaire systeem maakt het mogelijk om telkens per klein onderwerp een herziening of aanvulling te realiseren, zonder dat een compleet hoofdstuk of zelfs de hele lay-out van de richtlijn aangepast hoeft te worden.

Na *hoofdstuk 2* wordt in elk volgend hoofdstuk telkens een onderwerp uitgewerkt aan de hand van kernvragen die (via een klankbordgroep) verzameld zijn uit de mondzorgpraktijken.

Per paragraaf wordt in een vaste volgorde een praktische of theoretische vraag uitgewerkt:
- Inleiding;
- Samenvatting literatuur;
- Overwegingen;
- Kader met aanbevelingen;
- Lijst met geraadpleegde literatuur.

In *hoofdstuk 3 en 4* wordt aandacht besteed aan persoonlijke hygiëne en handhygiëne. Dit laatste onderwerp is met heldere afbeeldingen geïllustreerd. Een praktische en functionele toevoeging ten opzichte van eerdere richtlijnen!

In *hoofdstuk 5 en 6* wordt uitgebreid aandacht besteed aan infectieziekten, immunisatie en alle zaken rondom accidenteel bloedcontact. Deze onderwerpen zijn voorheen niet expliciet in een richtlijn beschreven en waren regelmatig een bron van onzekerheid in de praktijk. Er moest telkens buiten de richtlijn naar actuele informatie gezocht worden. Met de geboden verdieping inzake deze onderwerpen binnen de kaders van de KNMT-richtlijn wordt tegemoetgekomen aan de behoefte om 'alles bij elkaar' te hebben op dit vlak. Ook dit kan als verbetering ten opzichte van vorige richtlijnen worden aangemerkt.

In *hoofdstuk 7 en 8* komt het begrip **RDS** aan de beurt. Eerst in hoofdstuk 7 met betrekking tot oppervlakken, ruimten, apparatuur en materialen. In hoofdstuk 8 wordt vervolgens aandacht besteed aan de eisen van RDS voor gebruikt instrumentarium.

In *hoofdstuk 7 tot en met 12* worden diverse onderwerpen behandeld. In hoofdstuk 9 worden bijvoorbeeld de randvoorwaarden aan ruimten in een mondzorgpraktijk besproken en in hoofdstuk 10 komt het kwaliteitsbeleid van het unitwater aan de orde. De eisen rondom het werkveld bij chirurgische ingrepen CH-1 en CH-2 worden in hoofdstuk 11 behandeld en ten slotte volgt nog een kort afsluitend hoofdstuk 12 over het onderwerp afval.

3.4 Logica en eenvoud van infectiepreventie in mondzorgpraktijken

Infectiepreventie gaat, zoals eerder aangegeven, zo mogelijk om besmettingspreventie. Wanneer besmetting niet te vermijden is, geldt dat er zo min mogelijk levensvatbare micro-organismen overgedragen dienen te worden. Om veilig te werken moeten de besmettingsbronnen opgespoord en vastgesteld worden. Daaropvolgend worden de besmettingsroutes in beeld gebracht. Aan de hand daarvan kunnen maatregelen genomen worden, zodat de overdracht bij voorkeur geheel geblokkeerd wordt of anders afgesneden dan wel minder risicovol gemaakt wordt. Dit kan door terugdringen van het aantal overgebrachte levensvatbare micro-organismen.

In de strijd tegen levensvatbare micro-organismen is het essentieel om te weten dat:
- micro-organismen onzichtbaar zijn;
- micro-organismen zich niet actief kunnen verplaatsen;
- micro-organismen zich passief kunnen verplaatsen in lucht en water.

Deze drie simpele eigenschappen dicteren in feite volledig hoe de zorgprofessional te werk moet gaan.

Hierna volgt een logische ordening van onderwerpen die betrekking hebben op infectiepreventie in mondzorgpraktijken, gevolgd door uitwerkingen van bijpassende maatregelen.

- **Veiligheid voor personen in mondzorgpraktijken betreft:**
a. patiënten;
b. medewerkers mondzorgpraktijken;
c. derden.

- **Besmettingsbronnen in mondzorgpraktijken:**
- de patiënt;
- het team;
- het unitwater.

Besmettingsroutes in mondzorgpraktijken:

Directe besmettingsroute via:
- direct huid-slijmvliescontact (porte d'entrée via onafgedekte wondjes, of via het oogslijmvlies bij een spataccident);
- aanhoesten (zowel van patiënt naar team als andersom (!));
- prikaccidenten.

Indirecte besmettingsroute (van patiënt naar patiënt) via:
- gecontamineerde **aerosol**;
- gecontamineerde oppervlakken (**smeercontaminatie**);
- gecontamineerd instrumentarium (**kruisbesmetting**).

De noodzakelijke reductie van het aantal micro-organismen om infecties te voorkomen is per type micro-organisme verschillend en is onder andere afhankelijk van:
- aanvalskracht (virulentie) van het betreffende micro-organisme. Kinderziekten zijn met relatief weinig micro-organismen al over te dragen;
- omstandigheden tijdens de overdracht; verstreken tijdsduur, temperatuur, vochtigheid of bijvoorbeeld aan- of afwezigheid van voedingsstoffen voor de micro-organismen;
- gastheerfactoren:
  - de plaats van besmetting (porte d'entrée);
  - fysieke conditie;
  - leeftijd;
  - actuele afweervermogen.

3.4.1 Aanpak veiligheid personen

a. *Veiligheid van patiënten* vergt onder andere goede persoonlijke hygiëne van de zorgmedewerkers. Dit omvat:
- korte nagels (zonder nagellak of nagelgel);
- vastgebonden of opgestoken haren;
- een kortgeknipte baard of snor;
- geen ringen, armbanden en polshorloges;
- sieraden in piercings die kwetsbaar zijn vanwege de locatie of vanwege de vorm moeten verwijderd zijn.

Deze informatie is te vinden in ▶par. 3.1 van de richtlijn *Infectiepreventie in mondzorgpraktijken*. Als praktische toelichting bij deze paragraaf volgen hier enkele punten, waardoor de maatregelen worden aangescherpt, aangevuld (!) of verduidelijkt:
- Het gebruik van onderzoekshandschoenen staat niet genoemd in de opsomming van de KNMT als beschermende maatregel voor patiëntveiligheid. Toch is dat zeker in dit perspectief een factor van betekenis. Blote handen zijn weliswaar voldoende te desinfecteren voor het werk met schone instrumenten en bijvoorbeeld het opnemen van de telefoon, maar bij contact met de (vochtige) mondholte kunnen micro-organismen die zich ophouden onder de nagels en in diepe huidplooien zich naar de mondholte verplaatsen. Een ooit verschenen variant van 'spuitbushandschoenen' (naar analogie van spuitbuspleisters) is om die reden dan ook verboden.

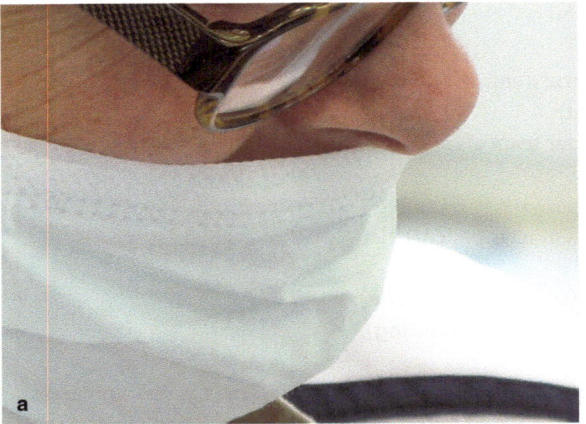 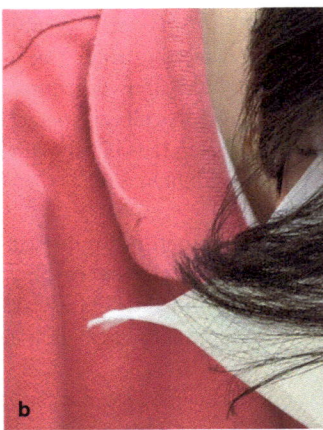

Figuur 3.1 a Onjuist gedragen mondneusmasker, dient over de neus gedragen te worden. b Onjuist gedragen mondneusmasker, dient met alle banden vastgemaakt te worden

- Gebruik van een mondneusmasker wordt ook niet genoemd in de KNMT-opsomming. In geval van verkoudheid van de behandelaar zal dit toch zeker bijdragen aan de veiligheid voor patiënten. Het masker moet altijd over de neus gedragen te worden, alleen al vanwege het feit dat de *Staphylococcus aureus* vanuit de neus een besmettingsrisico vormt, nog afgezien van verkoudheidsvirussen. Ook moet het masker goed afsluiten, dus niet de onderzijde los laten hangen, of de striklinten aan de onderzijde zelfs afknippen (fig. 3.1a, b).
- Het haar moet goed verzorgd zijn en opgestoken of vastgebonden, staat vermeld in de richtlijn. Wanneer lang haar alleen vastgebonden is, kan de 'paardenstaart' bij een bepaalde lengte ongewenst in contact komen met de (besmette) behandelomgeving van de patiënt of mogelijk ook met de patiënt zelf. Daardoor is een indirecte besmettingsroute ontstaan. Daarom zou voor lang haar moeten gelden dat samenbinden als maatregel slechts voldoet wanneer het samengebonden haar niet lager dan de schouders reikt. Bij een langere paardenstaart zou het haar altijd opgestoken dienen te worden (fig. 3.2a, b).
- Voor een lange pony geldt dat de loshangende haren uitnodigen om ze uit het gezicht te vegen met gecontamineerde handschoenen. Ook kan het haar in contact zijn met het besmette mondneusmasker of de besmette beschermbril (fig. 3.2c).
- In de richtlijn staat beschreven dat een sieraad in een piercing dient te worden verwijderd wanneer het sieraad hinderlijk is bij de uitvoering van hygiënemaatregelen. Een afbeelding als voorbeeld van een dergelijk sieraad in een (onderhuidse) piercing is hier toegevoegd (fig. 3.3 a, b, c).
- Als toegevoegde veiligheidsmaatregel is adequate bescherming tegen prik-, spat- en snijletsel noodzakelijk om de veiligheid op de werkvloer te waarborgen. Scherpe dynamische instrumenten, zoals een ultrasoon hoekstuk met gemonteerde tandsteentip, zijn daarom in principe alleen aangekoppeld als ze daadwerkelijk in gebruik zijn. Daarvoor en direct daarna is een ultrasoon hoekstuk dus in principe altijd afgekoppeld (fig. 3.4). De slogan die daarbij hoort luidt:

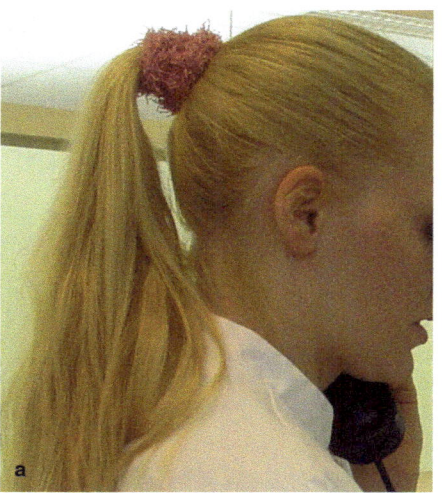
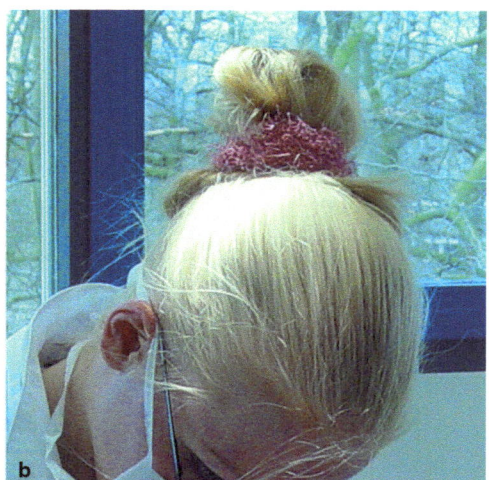
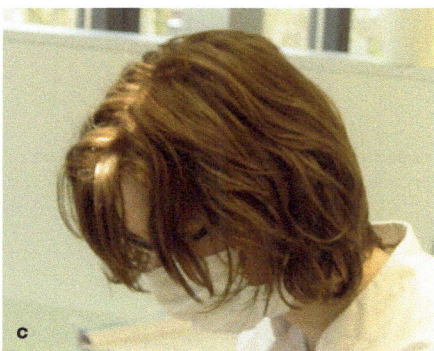

Figuur 3.2 a Lange haren in paardenstaart kunnen contaminatie verspreiden. b Opgestoken lange haren zijn veilig voor patiënt en medewerker. c Loshangende pony raakt gecontamineerd door contact met mondneusmasker

De ultrasoon is er altijd af, behalve wanneer die erop zit.

- Het is streng verboden om met een instrument in de hand de operatielamp bij te stellen. De controle over het instrument kan gemakkelijk verslappen en het zal niet de eerste keer zijn dat een patiënt letsel oploopt door een (gecontamineerd (!)) instrument dat wegglijdt uit de hand van de behandelaar.
- Ook oogbescherming is voor patiënten zeker een effectieve maatregel die in steeds meer mondzorgpraktijken wordt toegepast. Een patiënt wil tijdens de mondreiniging geen spetters en/of stukjes tandsteen in zijn oog! Het is weliswaar patiënt-eigen materiaal, maar het komt op de verkeerde plek en kan daar een lelijke infectie veroorzaken (fig. 3.5).
- Het desinfecteren van binnengekomen techniekwerk is tevens een maatregel die de veiligheid van patiënten ten goede komt.

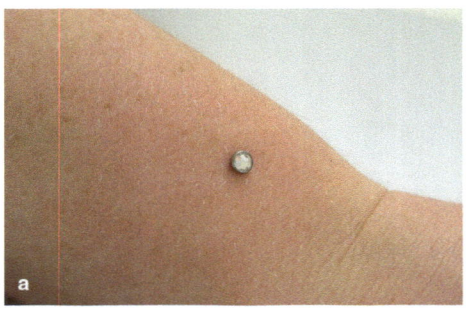
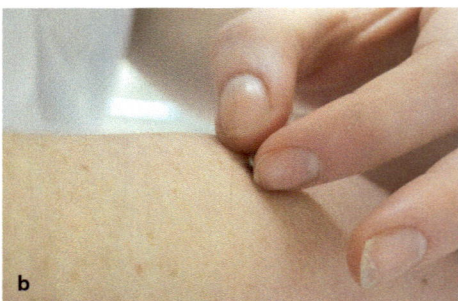
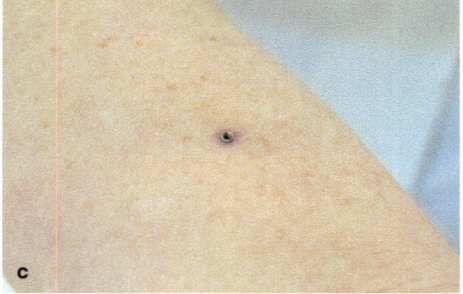

Figuur 3.3 **a** Onderhuidse piercing is belemmering voor goede reiniging van de armen. **b** Sieraad uit de piercing verwijderen. **c** Open verbinding moet altijd met watervaste pleister worden afgedekt

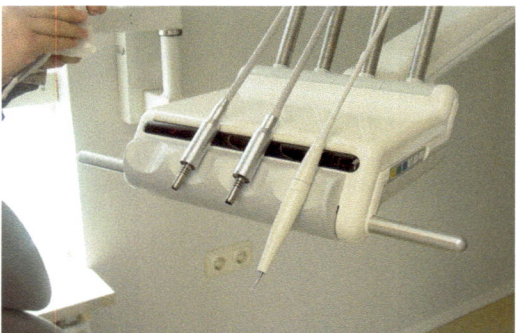

Figuur 3.4 Onjuist om ultrasoon aangekoppeld te laten

- Vaccinatie van zorgmedewerkers dient ook de veiligheid van patiënten. Er bestaat dan immers geen risico dat een medewerker die (nog) geen ziekteverschijnselen heeft al wel heel erg besmettelijk is. Ook kan voorkomen worden dat een 'stoere' medewerker die in feite ziek is (en dus heel besmettelijk is) toch aan het werk is. Afgezien van vaccinatie tegen ziekten met een mogelijk ernstig verloop, zal ook de griepvaccinatie met name die laatste situatie kunnen voorkomen.
- Ten slotte spelen uiteraard alle maatregelen een rol die bij de aanpak van indirecte besmettingsroutes in kaart worden gebracht (zie ▶ par. 3.4.3).

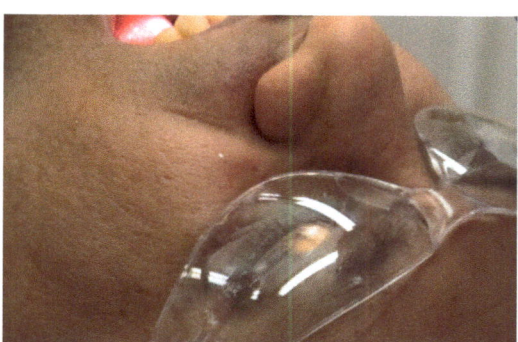

Figuur 3.5 Comfortabele oogbescherming patiënt

b. *Veiligheid van medewerkers* in mondzorgpraktijken is te realiseren door simpele en consequente toepassing van: 1) handschoenen, 2) mondneusmasker, 3) beschermbril, 4) werkkleding, 5) werkschoenen, 6) veiligheidsbeleid inzake prik- en spataccidenten, 7) vaccinaties (zie ▶ par. 3.4.2).
c. *Veiligheid van derden* betreft de groep personen zoals begeleiders, tolken, overige gezinsleden die niet zelf behandeld hoeven te worden, tandtechnici en bodes met techniekwerk of pakketten. Maatregelen om hun veiligheid te waarborgen zijn onder andere veilige looproutes, televisiescherm in de wachtkamer in plaats van beduimelde wachtkamerliteratuur, geen stoffen bekleding op wachtkamerstoelen en eenvoudig te reinigen speelgoed. Ten slotte hoort ook desinfectie van uitgaand techniekwerk tot de veiligheidsmaatregelen voor deze groep personen.

3.4.2 Aanpak bij directe besmettingsroutes

Als eerste algemene maatregel geldt uiteraard: (hand)contact met gecontamineerd materiaal vermijden. Bij een klein aantal klinische verrichtingen kan gewerkt worden volgens deze zogenoemde *no-touch techniek*. Dit zou bijvoorbeeld van toepassing kunnen zijn bij het passen van afdruklepels (zie ▶ par. 6.3). Indien contact echter onvermijdelijk is tijdens een behandeling of er anderszins contact met patiëntenmateriaal kan ontstaan, moeten consequent (!) persoonlijke beschermingsmiddelen gedragen worden als barrière tegen directe overdracht. In ▶ par. 3.2 van de richtlijn *Infectiepreventie in mondzorgpraktijken* zijn de technische eisen voor deze beschermingsmiddelen beschreven. Hierna volgt een toelichting bij deze paragraaf met enkele praktische punten.

- Een beschermbril (groot) moet gedragen worden in elke situatie waarbij spatletsel kan optreden. Dus ook bijvoorbeeld bij het verwisselen van een zeefje in de afzuiger, het afspoelen van een gebitsafdruk en zeker ook bij het verwerken van vuil instrumentarium in de sterilisatieruimte. Het beslaan van de bril is soms even ongemakkelijk, maar mag nooit een reden zijn om 'dan maar' zonder oogbescherming te werk te gaan.
- Een mondneusmasker wordt in dezelfde situatie gedragen als die geldt voor de beschermbril, dus altijd *samen* met een beschermbril (◘ fig. 3.6). De neusopeningen dienen door het masker geheel bedekt te zijn. Een benauwd gevoel kan even aanwezig zijn, maar verdwijnt bij doorzetten.

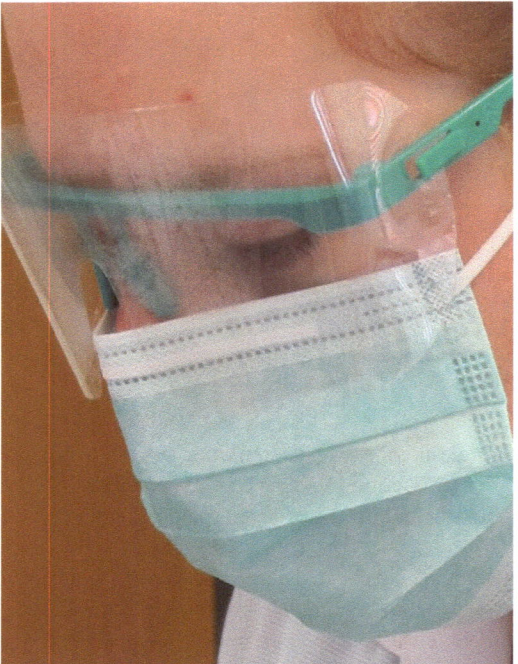

Figuur 3.6 Beschermbril en mondneusmasker altijd samen

- Gebruik bij elke patiënt een schoon masker en bovendien wanneer het nat is en dus geen bescherming meer biedt. Een masker dat onder de kin gedragen wordt (zoals met regelmaat op reclameafbeeldingen te zien is…) is een uiting van *onbegrip* inzake infectiepreventie. Het besmette masker zal immers de huid van de kin besmetten en aldaar een indirecte besmettingsroute vormen wanneer een volgend masker daarmee contact maakt. Bij het weer opdoen en juist positioneren van het masker wordt het besmette gedeelte met de handen/handschoenen doorgaans aangeraakt en zijn de handen daarmee de dragers van micro-organismen van vorige patiënten. Deze zijn in prima conditie, vanwege de warmte en het vocht die op de huid van de kin en op het mondneusmasker aanwezig zijn. Deze vitale micro-organismen worden dan bij voortgaan van de behandeling in de mond van de volgende patiënt gebracht.
- Nieuwe onderzoekshandschoenen worden gedragen bij contact met patiënten of patiëntenmateriaal. Een poedervrije variant is de standaard, omdat het zetmeel in de gepoederde handschoenen als voedingsbron en als vervoersmedium fungeert van de micro-organismen die in de aerosol zweven. In de sterilisatieruimte bieden dikke huishoudhandschoenen mogelijk betere bescherming dan de 'dikke disposable' onderzoekshandschoenen die in de richtlijn genoemd zijn (zie ▶ par. 6.7).
- De beschermende werkkleding is helder beschreven: licht van kleur, korte mouw, hoofdbedekking mag niet in contact komen met patiënt of patiëntenmateriaal. Alles moet op 60 °C gewassen kunnen worden (◘ fig. 3.7).

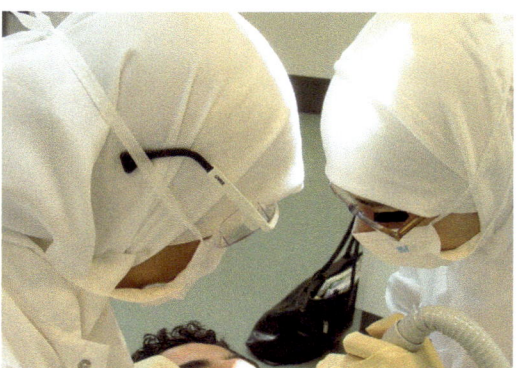

Figuur 3.7 Hoofdbedekking mag niet in contact komen met de patiënt of patiëntenmateriaal

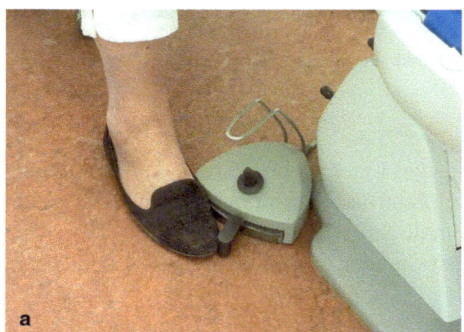
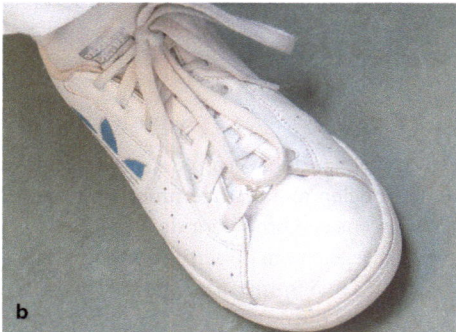

Figuur 3.8 a Open schoenen ongewenst in verband met prikletsel. b Gympen (af)wasbaar, veters niet

– Aparte werkschoenen die van boven gesloten zijn bieden bescherming tegen verwonding bij onverhoopt vallen van een gecontamineerd instrument. Bovendien zou het oppervlak bij voorkeur met vocht afgenomen moeten kunnen worden om zichtbare verontreiniging terstond te verwijderen. Gympen als werkschoenen zijn daarmee dus een dubieuze toepassing, de stof is doorgankelijk voor scherp instrumentarium en bij zichtbare verontreiniging kunnen de stof en de veters niet direct gereinigd worden, of zelfs helemaal niet wanneer het schoeisel niet wasbaar blijkt (fig. 3.8a, b).

3.4.3 Aanpak bij indirecte besmettingsroutes

Deze besmettingsroutes worden in essentie aangepakt door reductie van het aantal *levende* micro-organismen dat betrokken is bij overdracht.

De maatregelen beslaan elk een apart aandachtsgebied van de infectiepreventie:
– De **aerosol**problematiek handelt over de besmettelijkheid van *unitwater* en *speeksel*.
– Besmetting via oppervlakken(**smeercontaminatie**) is voornamelijk gerelateerd aan goede *handhygiëne,* aangevuld met gebruik van beschermende materialen en ten slotte reinigen en desinfectie.
– Overdracht via gecontamineerd instrumentarium (**kruisbesmetting**) wordt voorkomen door juiste reconditionering van 'de *spullen*'.

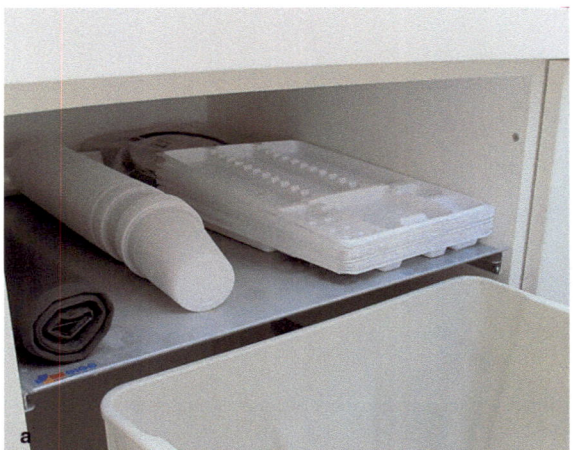
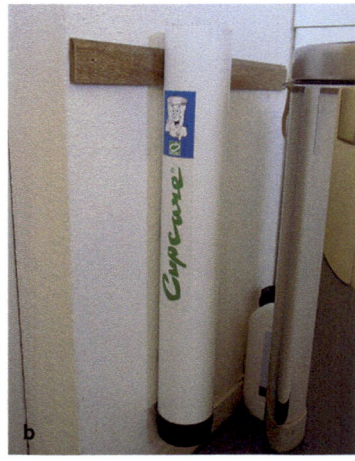

Figuur 3.9 a Vuile dispotrays handig gestapeld. b Vuile drinkbekertjes handig verzameld in speciale afvalkoker

Beperken van de besmettelijkheid van de aerosol

De aerosol wordt gevormd door minuscule druppeltjes water die bij gebruik van spraykoeling of het spoelen met de meerfunctiespuit vrijkomen. Daarnaast vormt het meegevoerde speeksel eveneens een bron voor de besmettelijkheid van de aerosol.

Maatregelen om de aerosol zo schoon mogelijk te houden moeten zich dan ook richten op:
- *Afzuigen bij sprayvormende instrumenten.*
De nevel die ontstaat moet worden weggevangen met een *nevelafzuiger*. Dus nadrukkelijk niet met een speekselzuiger.

Bij gebitsreiniging met ultrasoon op locaties waar vanuit ergonomisch perspectief met indirect zicht gewerkt moet worden, ontstaat bij een solo werkende behandelaar de behoefte aan (kortdurende) samenwerking met een stoelassistent. Als adequate nevelafzuiging niet te realiseren is, zou als alternatief met handinstrumentarium gewerkt moeten worden.

- *Aantal micro-organismen in speeksel verminderen.*
    - Een zeer effectieve maatregel is de patiënt 30 seconden te laten spoelen met een 0,2 % chloorhexidineoplossing. Er treedt tot maar liefst 94,1 % reductie op van het aantal bacteriën dat bij gebruik van ultrasoon apparatuur in de aerosol terecht kan komen.

> Verwarmen van de chloorhexidine tot 47 °C vlak voor het gebruik en één minuut spoelen geeft de meeste reductie. Naderhand weer afgekoelde chloorhexidine bevat toxische stoffen en restjes moeten dan ook weggegooid worden.

- Het desinfecterend effect van spoelen met chloorhexidine houdt tot ongeveer anderhalf uur aan na het spoelen. Deze maatregel kan ook zonder al te veel moeite als routinemaatregel bij elke behandeling toegepast worden, zelfs bij een intake of PMO.
- *Werken onder cofferdam* beperkt uiteraard ook het aantal micro-organismen dat in de aerosol terecht kan komen. Met name het prepareren onder cofferdam geeft winst op dat gebied. Regelmatig wordt cofferdam echter pas aangebracht als er gevuld gaat worden.
- *Unitwaterkwaliteit op orde hebben.* In ▶H. 4 wordt ingegaan op het noodzakelijke *Legionella*-preventieprotocol dat hiervoor aan de behandelstoel moet worden uitgevoerd. Testen van de waterkwaliteit komt aan bod in ▶par. 6.1.

Beperken van overdracht via oppervlakken

Gecontamineerde oppervlakken moeten worden gereinigd en gedesinfecteerd voorafgaand aan een volgend gebruik om zogeheten **smeercontaminatie** (verspreiding van micro-organismen door aanraken van besmette oppervlakken) te voorkomen. Bij het voorkomen van smeercontaminatie is de eenvoud in denken en handelen gericht op:
- non-conditioneren;
- preconditioneren;
- reconditioneren.

In deze strikte volgorde vormen ze de *essentie* van praktisch handelen bij infectiepreventie.

Logisch gevolg van het gegeven dat micro-organismen zich niet actief verplaatsen is, dat ze *afwezig* zijn op plekken die niet met patiëntenmateriaal of gecontamineerde handen/handschoenen zijn aangeraakt. De eerste en beste maatregel is smeercontaminatie tegen te gaan en deze richt zich op het *niet contamineren* van oppervlakken en spullen, zodat er *dus* ook niet hoeft te worden schoongemaakt (non-conditioneren). Dit spaart niet alleen tijd (!), het is uiteraard zonder meer *noodzakelijk* voor spullen die nooit schoongemaakt kunnen worden, zoals alginaatpoeder.

Non-conditioneren

Non-conditioneren wordt toegepast met de no-touch werkwijze. Om te beginnen worden, met gedesinfecteerde handen, *alle* instrumenten en materialen klaargelegd in *porties per patiënt*. Het is de bedoeling tijdens de behandeling in principe *niets* te hoeven (bij)pakken. Soms moet er een uitzondering gemaakt worden voor een gevallen instrument dat vervangen moet worden, of voor incidenteel wat extra materiaal dat bijgepakt moet worden, omdat er onvoorzien toch tekort bleek te zijn. Dergelijke 'somsheden' vereisen dat het bijpakken met een zorgvuldig handhygiëneregime wordt uitgevoerd.

Behalve de no-touch werkwijze, kan voor het non-conditioneren gebruikgemaakt worden van disposables en single-dose verpakkingen.

Het gebruik van papieren handdoeken is onmisbaar in de gezondheidszorg. Stoffen hand- en theedoeken zijn na gebruik een broedplaats van micro-organismen en dienen na elk gebruik gedroogd te worden en gewassen op 60 °C. Het is naar huidig inzicht echter zeer wenselijk en gelukkig ook goed mogelijk om een 'handdoekvrije' mondzorgpraktijk na te streven.

Weerstand tegen gebruik van disposables lijkt niet altijd op juiste gronden gebaseerd. Gebruikelijke reconditionering vraagt arbeidstijd, schoonmaakmiddelen, energie, schoon water en *dus* kosten. Het milieu is wellicht beter af met schone verbranding of beter nog: steeds meer afbreekbare materialen. Een volumeprobleem betreffende het afval kan doorgaans goed worden opgelost door handige opslag van gebruikte disposables (◘ fig. 3.9a, b) of anders een vuilpers.

Single-use (eenmalig gebruik) verpakkingen zijn vaak iets duurder in aanschaf, maar daar staan tijdwinst en gewaarborgde hygiëne tegenover (◘ fig. 3.10).

Producten die bedoeld zijn voor single-use mogen absoluut geen tweede maal gebruikt worden! Alleen wanneer zwart op wit aangetoond kan worden dat er een reconditioneringsproces uitgevoerd is, waardoor het product veilig hergebruikt zou kunnen worden, is het eventueel mogelijk een hulpmiddel of materiaal voor een tweede maal te gebruiken. Deze bewijslast kan in mondzorgpraktijken echter niet geleverd worden en daarom dient men zich strikt te houden aan eenmalig gebruik.

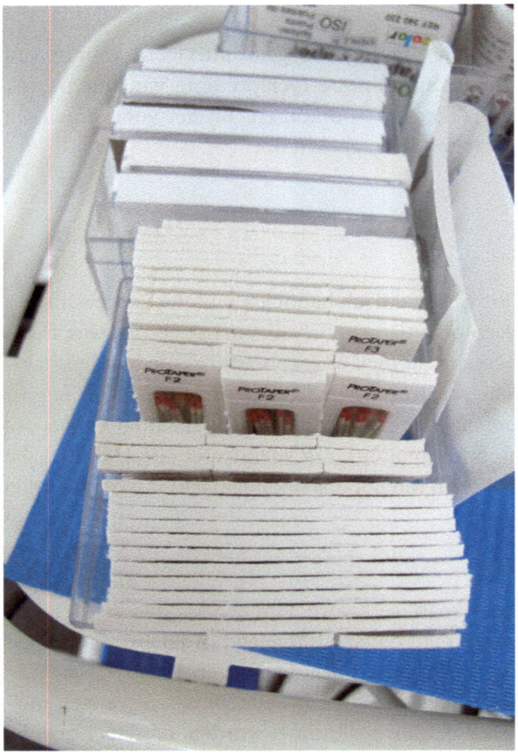

◘ **Figuur 3.10** Single-use verpakking GP-points

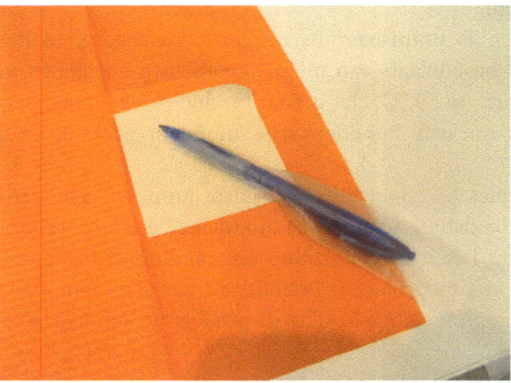

◘ **Figuur 3.11** Pen gepreconditioneerd, slechts één notitievelletje op servet geplakt

Bij het non-conditioneren zijn blote (gedesinfecteerde) handen toegestaan. Er mogen geen schone handschoenen worden toegepast, omdat daarvan niet op het oog is vast te stellen of ze werkelijk schoon zijn (of toch per ongeluk gecontamineerd). Blote handen zullen daarentegen altijd schoon (genoeg) zijn, want er is immers geen enkele mondzorgmedewerker die met blote handen gecontamineerde materialen of instrumenten heeft vastgepakt.
Blote handen zijn schone handen!

- **Preconitioneren**

Preconditioneren moet worden toegepast wanneer de no-touch techniek geen optie is, bijvoorbeeld bij de uithardingslamp die vastgepakt *moet* worden, en wanneer het materiaal of de vormgeving reconditioneren bovendien niet toelaat. Afdekken met folie of een beschermhoes (sleeve) is dan geboden, want *schoonhouden moet als schoonmaken niet kan!*

Een tweede categorie waarbij preconditioneren aan de orde is betreft oppervlakken waarbij reinigen en desinfectie wel mogelijk zijn, maar het in de praktijk niet haalbaar is om dit na elke behandeling te doen. Zo kunnen bijvoorbeeld de koppelstukken voor afzuigbuizen en de huls van de meerfunctiespuit weliswaar in de thermodesinfector, maar dat zal praktisch gezien niet altijd na elke patiëntenbehandeling plaatsvinden. In zulke gevallen is voor deze structuren altijd een sleeve nodig.

De (preventie)assistent zal maatregelen moeten treffen voor de pen die wordt gebruikt om tijdens de behandeling onder andere de DPSI-scores te noteren. Ook bijvoorbeeld de rekenmachine/telefoon die gebruikt wordt voor het berekenen van de plaque- en bloedingsscore moet met een sleeve of desnoods een boterhamzakje beschermd worden tegen contaminatie, als ze niet na maar tijdens de behandeling gebruikt worden. Een mengvorm van preconditioneren en disposables doet zich voor wanneer tijdens (endo)behandelingen aantekeningen over de vijllengte gemaakt moeten worden. De pen moet met een sleeve gepreconditioneerd zijn en daarnaast wordt slechts een *enkel* post-it papiertje geplakt op het patiëntenservet dat dient als werkveld (◗ fig. 3.11). Gebruik van een heel notitieblokje tijdens de behandeling is zeer ongewenst, omdat na contaminatie geen enkele vorm van reconditionering mogelijk is. De notities worden na de behandeling ingevoerd in de computer, *zonder* dat het post-it velletje verplaatst wordt. Het notitievelletje wordt daarna als één geheel met het 'werkveld' servet weggegooid.

> Een vrijwillige categorie waarbij preconditioneren kan worden toegepast zijn zaken die gemakkelijk en goed te reinigen en te desinfecteren zijn, maar die door het bekleden met sleeves een uitstraling van 'superhygiëne' aan de patiënt bieden (bijvoorbeeld sleeve om handgreep van de unit) of de schoonmaaktijd inkorten. Dat laatste geldt voor een sleeve om de Proxeo, een polijsthoekstuk met disposable opzetkopjes en zonder inwendig waterkanaaltje. De binnenzijde van het hoekstukje kan niet vervuild raken, omdat er geen waterkanaaltjes in zitten. Dit type hoekstuk is normaal te reconditioneren, maar wanneer de buitenzijde met een sleeve gepreconditioneerd wordt, blijft het hoekstukje ook aan de buitenzijde schoon en kan het zonder enige schoonmaakhandeling een hele werkdag mee.

Een juiste routine bij het verwijderen van de sleeves van de meerfunctiespuit en dergelijke is nodig om niet alsnog reinigingswerkzaamheden van de unit te moeten uitvoeren (◗ fig. 3.12 a–h).

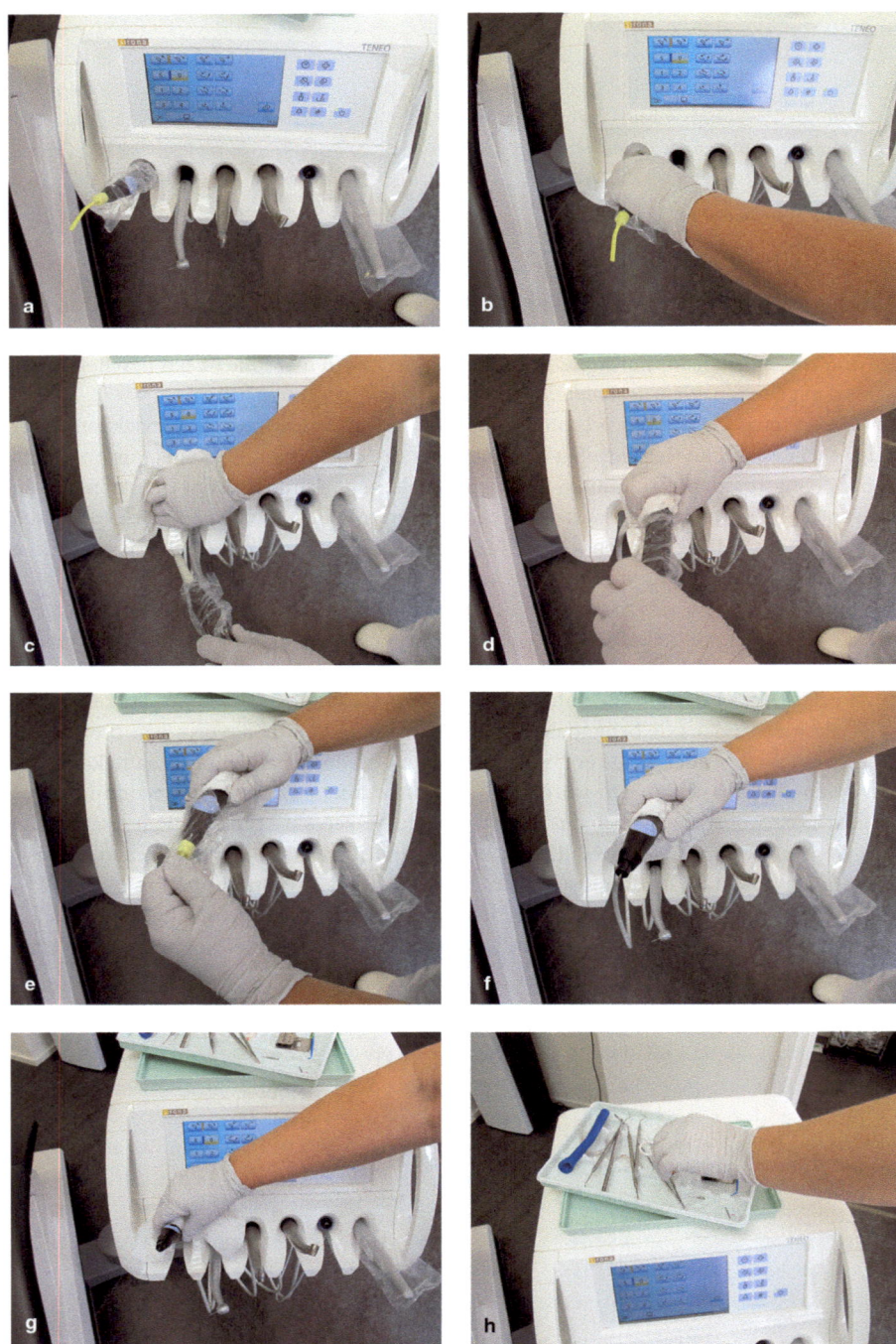

◘ **Figuur 3.12** **a** Uitgangspositie instrument met sleeve. **b** Neem de meerfunctiespuit uit met een vuile hand. **c** Maak de instrumenthouder('het hok') schoon. **d** Pak de meerfunctiespuit bij zijn 'staart'. **e** Stroop de sleeve op. **f** Koppel de disposable tip af. **g** Plaats de meerfunctiespuit terug in het schone hok. **h** Disposable tip met sleeve op de tray deponeren

Reconditioneren (van oppervlakken)

In de regel betreft dit de behandelunit inclusief de handgrepen van de operatielamp en de houder van de afzuigbuizen. Eventueel ook het werkblad wanneer dat onverhoopt naast het afgebakende werkveld gecontamineerd is. Het reconditioneren wordt in twee stappen bereikt:
1. reiniging: huishoudelijk reinigen/verdunnen van het vuil.
   In de praktijk blijkt dat reiniging (van de behandelunit of het werkblad) alleen als aparte handeling wordt uitgevoerd bij *zichtbare* vervuiling. Dit kan het beste met een natte tissue of een wegwerpdoekje met een schoonmaakmiddel.
2. desinfectie: het aantal micro-organismen verlagen tot een aanvaardbaar niveau.
   Desinfectie kan met een 250 ppm (0,025 %) chlooroplossing, maar de inwerktijd is dan vijf minuten en dat maakt het ongeschikt voor de mondzorgpraktijken. Bovendien moeten de met chloor gedesinfecteerde oppervlakken met ruim water worden nagespoeld, hetgeen ook niet praktisch is. Voor desinfectie van met bloed verontreinigde oppervlakken is bovendien een hogere concentratie nodig van 1000 ppm (0,1 %).

Indien geen zichtbaar vuil op de unit of enig ander oppervlak aanwezig is, wordt het reinigen in de mondzorgpraktijk meestal overgeslagen! Er wordt volstaan met desinfectie van het gecontamineerde oppervlak. Deze handelwijze is algemeen geaccepteerd met de uitdrukkelijke voorwaarde dat gebruik wordt gemaakt van een *natte* doek met desinfectans, zodat het oppervlak nog nat zal blijven zolang als de voorgeschreven inwerktijd voor het gebruikte desinfectans.

Voor de in de mondzorgpraktijken gebruikelijke 80 % alcohol geldt dat het gedesinfecteerde oppervlak nog minstens een volle minuut nat moet blijven. Grote (geweven) doeken voldoen daarvoor beter dan de dunne papierachtige doekjes op rol. Deze dragen weinig desinfectans en zijn snel droog. Daardoor worden alle organische bestanddelen van de contaminatie over het oppervlak uitgesmeerd in plaats van (deels weggenomen en vervolgens) gedesinfecteerd. In principe wordt er geen spray-whipe-spraymethode meer toegepast. Een sprayflacon is eventueel voorhanden om de doek extra te bevochtigen. Beter is het voor dat doel een knijpflacon met alcohol binnen bereik te hebben (fig. 3.13). In paragraaf 7.2 van de richtlijn *Infectiepreventie in mondzorgpraktijken* is een schema opgenomen met de verschillende soorten desinfectans die zijn toegelaten in de mondzorg en wordt de toepassing toegelicht.

Beperken overdracht via instrumenten

Het reconditioneren van instrumentarium om zogeheten **kruisbesmetting** te voorkomen wordt in de richtlijn benoemd als één begrip: **RDS**.

Dit omvat achtereenvolgens:
- **reiniging**: wegnemen zichtbare vervuiling en/of verdunnen van het vuil;
- **desinfectie**: aantal micro-organismen verlagen tot een aanvaardbaar niveau;
- **sterilisatie**: kans op aantreffen van levende micro-organismen is minder dan 10^{-6}.

Deze bewerkingen worden uitgevoerd in een aparte ruimte. Bij grote uitzondering is bewerken toegestaan in de behandelruimte, maar dan moeten behandelingen en reconditionering van instrumentarium 'gescheiden in de tijd' worden uitgevoerd.

In tabel 8.1 van de richtlijn is beschreven welke minimale bewerking noodzakelijk is om instrumenten opnieuw te kunnen gebruiken in de verschillende risicocategorieën.

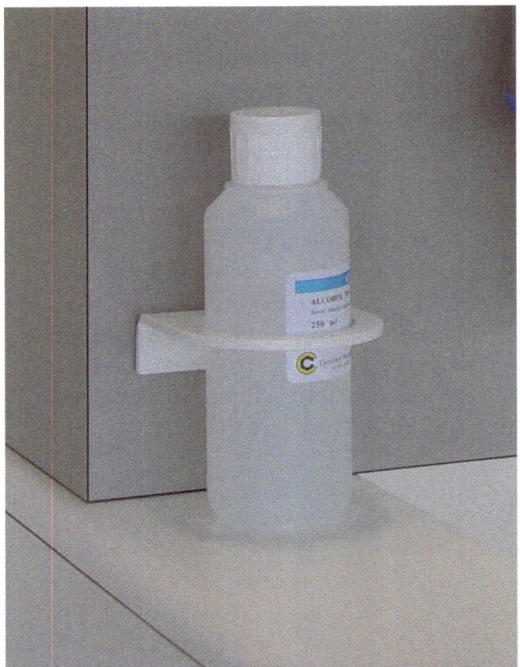

Figuur 3.13 Knijpflesje met alcohol om alcoholdoek aan te vullen

De tabel wordt hier kort weergegeven:
- Categorie A: kritisch gebruik.
  CH-1: reiniging, thermische desinfectie en verpakte sterilisatie in een daarvoor geschikte stoomsterilisator (**autoclaaf**). Dit instrumentarium wordt gebruikt voor uitgebreide chirurgische ingrepen.
  CH-2: reiniging, thermische desinfectie en minimaal onverpakte sterilisatie. Dit instrumentarium wordt gebruikt voor kleinere chirurgische ingrepen.
- Categorie B: reiniging en **thermische desinfectie** of onverpakte sterilisatie.
  Dit instrumentarium komt in contact met slijmvlies, maar wordt niet voor chirurgische toepassing gebruikt.
- Categorie C: reiniging en thermische desinfectie.
  Instrumentarium dat buiten de mond is gebruikt, dus geen contact heeft gehad met het slijmvlies.

Opmerkingen bij dit schema:
- Reinigen en desinfecteren worden machinaal gedaan met behulp van een **thermodesinfector**, vanwege doelmatigheid, veiligheid voor medewerkers en controleerbaarheid van het proces. Met een ultrasoon reinigingsapparaat wordt eventueel vooraf *aanvullend* gereinigd in geval van moeilijk toegankelijke structuren zoals bij (implantaat)boortjes.
- Bij uitzondering mogen instrumenten die *niet* in de thermodesinfector kunnen en bovendien (!) *niet* met slijmvlies in contact geweest zijn (dus alleen categorie C-instrumenten) **chemische desinfectie** ondergaan in de vorm van onderdompelen (!) in een bad met

3.5 · Algemene logistieke maatregelen

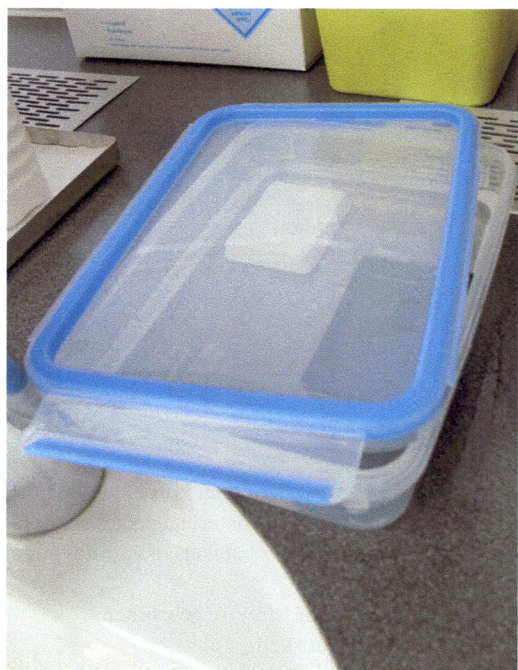

◘ Figuur 3.14 Afsluitbare bak voor desinfectie door onderdompeling

desinfectans (◘fig. 3.14). Bij gebruik van alcohol (70-80%) moet dit minimaal vijf minuten duren. Bij gebruik van een ander desinfectans moet strikt gehandeld worden naar de aanwijzingen van de fabrikant.
— Endovijlen mogen vanwege de onvoldoende reinigbaarheid alleen patiëntgebonden gebruikt worden.

Eenvoud bij het afruimen na een patiëntenbehandeling:
— Alleen de behandelunit hoeft gereconditioneerd te worden, inclusief operatielamp en afzuigunit. Al het andere is disposable, of schoon gebleven (no-touch techniek) of het gaat voor reconditionering richting sterilisatieruimte.
— Het wisselen van de patiënten kost zodoende zo min mogelijk tijd en laat in de *behandel*kamer maximale tijd voor *behandelingen*.

3.5 Algemene logistieke maatregelen

In het kader van de veiligheid en om maatregelen voor infectiepreventie consequent en goed uit te kunnen voeren is een aantal punten van belang.
— Looplijnen voor de assistent zijn zo kort mogelijk als het gaat om transfer van gecontamineerd materiaal naar de sterilisatieruimte. Indien de afstand (te) groot is, kan een dichte bak op het werkblad dienstdoen als 'parkeerplek' voor de vuile tray. Op een later tijdstip of na verzamelen van een aantal trays kan de gesloten bak veilig naar de sterilisatie vervoerd worden.

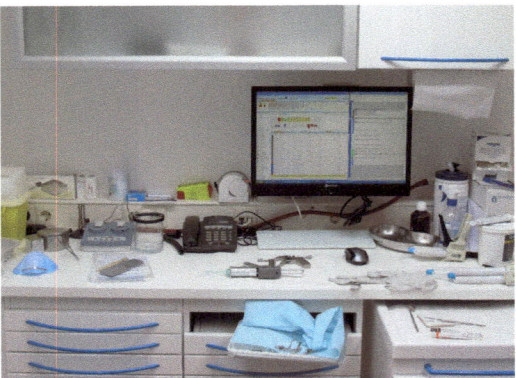

Figuur 3.15 Onoverzichtelijk en niet gemakkelijk te reinigen werkblad

- Looplijnen voor patiënten worden bij voorkeur niet gekruist. Patiënten komen op de normale doorstromingsroute niet langs en/of in contact met besmet materiaal en assistenten hebben bij voorkeur een route naar de sterilisatieruimte zonder obstakels of ruimten met/van medewerkers;
- Klapdeuren in plaats van deuren met een deurklink zijn 'handsfree' te gebruiken.
- Gladde oppervlakken van de behandelunit verdienen de voorkeur.
- Ordening en overzicht op het werkblad. In principe bevinden zich alleen zaken op het werkblad die voor de actuele behandeling nodig zijn. Er zijn dus geen 'chronische bewoners' van het werkblad in de vorm van mengmachines, pennen en notitieblokjes die onnodig stof en aerosol opvangen (fig. 3.15). Ze belemmeren het overzicht en staan vlotte reiniging in de weg. Alle spullen hebben dus een eigen plek in lade of kast op het moment dat ze niet bij een behandeling nodig zijn.

Het werkblad is altijd leeg, behalve als er iets op staat (dat *nu* gebruikt wordt).

Voor de uitgebreide apparatuur die voor endo's nodig is zijn afgedekte (!) bijzetkarretjes een tussenoplossing; niet bloot op het werkblad en niet onhandig ver weg in een kast (fig. 3.16).
- Werken met instrumentencassettes maakt het verwerken van vuil instrumentarium veilig, overzichtelijk en snel. De cassettes moeten dan wel goed doorspoelbaar zijn, zodat goede reiniging kan plaatsvinden in de thermodesinfector (zie ▶ par. 6.6).
- Werken met tray- en tupsysteem. Bij voorkeur gebruikmaken van dispotrays *zonder* metalen tray, dat bespaart reconditionering van de normtrays (fig. 3.17). Dat scheelt niet alleen handelingen maar bovendien enorm veel capaciteit in de thermodesinfector. Bij zestien behandeltrays is de machine immers vol en moet draaien.
- Van tevoren opgedekte dispotrays kunnen in een traykastje opgeslagen worden. Daarvoor moet een standaard traykastje worden voorzien van dunne perspex plaatjes als drager van de kant-en-klare dispotrays.
- Alle instrumenten en gebruiksmaterialen zijn afgedekt in de behandelomgeving. Als voorbeeld mag alginaat klaargezet worden, maar de bak gaat alleen open om de maatjes poeder af te meten.

3.5 · Algemene logistieke maatregelen

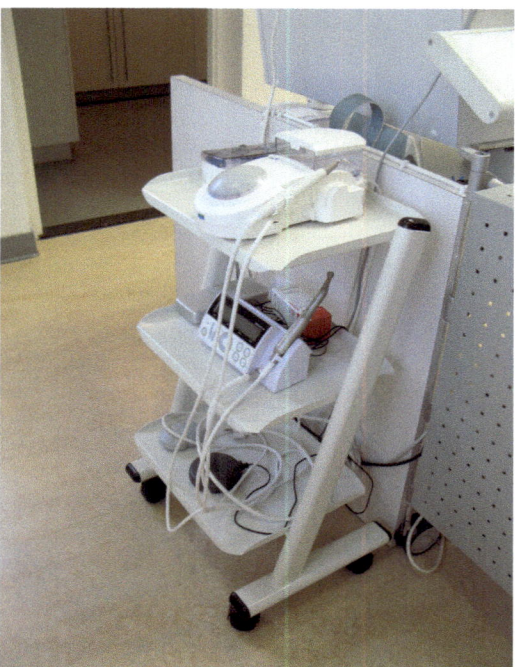

◘ **Figuur 3.16** Los endokarretje dat met hoes af te dekken is

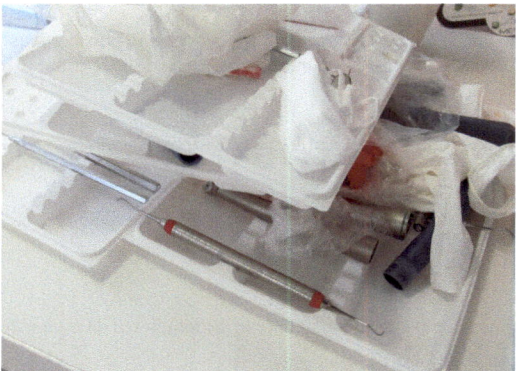

◘ **Figuur 3.17** Dispotrays in gebruik zonder normtray

Alles is altijd dicht, behalve als het open is (om er iets uit te halen).

Bij voorkeur wordt de bak direct daarna in zijn geheel weer in een kastje of lade gezet, weg van het werkblad.

Wanneer ervan wordt uitgegaan dat de lade van een instrumentenkastje met een schone transportpincet geopend wordt en bijvoorbeeld met de elleboog gesloten wordt geldt het volgende:

Een instrumentenkastje is in feite een verzameling handsfree te openen dozen.

— Four handed werken met ergonomische bodytray. Een zorgvuldige werkmethode kan ervoor zorgen dat een hele werkdag met dezelfde beschermhoes van de Bodytray gewerkt kan worden. Er is dan veel ergonomisch werkplezier en geen schoonmaakactie nodig (zie ▶ par. 6.8).

Woordenlijst

aerosol onzichtbare nevel van minuscule gecontamineerde druppeltjes, die bij gebruik van spraykoeling of het spoelen met de meerfunctiespuit vrijkomen

autoclaaf stoomsterilisator; afhankelijk van het type geschikt voor massieve of holle en verpakte instrumenten

BMRO bijzonder resistente micro-organismen

CE-markering aanduiding voor een middel dat bestemd is voor reiniging of desinfectie van medische instrumenten

chemische desinfectie voorwerpen of oppervlakken behandelen met een daarvoor goedgekeurd ontsmettingsmiddel met N-nummer of CE-markering. Tevens geschikt is 70 % alcohol; dit middel is vrijgesteld van registratie en heeft dus geen nadere registratie

desinfectie ontsmetting, het aantal micro-organismen reduceren tot een niveau waarop redelijkerwijs geen ziekte meer overgebracht kan worden

FFP filtering facepiece particles

IGZ Inspectie voor de Gezondheidszorg

non-conditioneren werkwijze waarbij geen contaminatie optreedt door gebruik van disposables of de no-touch techniek

preconditioneren werkwijze waarbij besmetting van instrumenten of apparatuur wordt voorkomen door gebruik te maken van een beschermhoes of -folie

professionele standaard werkwijze naar actuele staat van kennis en inzicht die door (zorg)medewerkers gehanteerd moet worden om de kwalitatief goede zorg te bieden waar patiënten recht op hebben

RDS begrip voor reconditioneren, opgebouwd uit de beginletters van reinigen, desinfecteren, steriliseren

reinigen voorwerpen of oppervlakken ontdoen van huishoudelijk/zichtbaar vuil

reconditioneren bewerking van instrumentarium om het gebruiksklaar te maken voor de volgende patiëntenbehandeling

risicocategorieën indeling van instrumentarium in de KNMT-richtlijn *Infectiepreventie in mondzorgpraktijken* (2016) naar type behandeling en risico van overdracht van micro-organismen

single-dose (uni-dose) verpakking per gebruiksportie

sleeve beschermhoes om een instrument of apparaat tegen contaminatie te beschermen

smeercontaminatie de verspreiding van micro-organismen door middel van handen (of onderzoekshandschoenen) via oppervlakken naar overige locaties

thermische desinfectie instrumenten of voorwerpen met behulp van hitte desinfecteren gedurende enkele minuten op 95 °C

thermodesinfector medische vaatwasser; naast thermische desinfectie vindt door het spoelen verdunning van het aantal micro-organismen plaats

WGBO Wet op de geneeskundige behandelingsovereenkomst

Werkgroep Infectie Preventie (WIP) werkte tot 17 mei 2017 in opdracht van het Ministerie van Volksgezondheid, Welzijn en Sport

Geraadpleegde bronnen

- www.knmt.nl/infectiepreventie.
- http://www.rivm.nl/Onderwerpen/W/Werkgroep_Infectie_Preventie_WIP.
- http://www.rivm.nl/Documenten_en_publicaties/Algemeen_Actueel/Nieuwsberichten/2017/Be_indigen_operationele_activiteiten_Stichting_WIP.
- www.wip.nl.

Praktische infectiepreventie aan de stoel

M. de Vries

Samenvatting
Rond de patiëntenbehandeling moet op een groot aantal momenten aandacht worden besteed aan infectiepreventie. Uitgaande van het principe dat schoonhouden beter is dan schoonmaken, zijn vele handelingen beschreven.

4.1 Inleiding – 75

4.2 Voorbereiding op een behandeling – 77
4.2.1 Legionella-preventie – 77
4.2.2 Aanbrengen van disposables – 77
4.2.3 Voorbereiden van de tray – 78
4.2.4 Inrichten van het werkblad – 79
4.2.5 Voorbereiden van röntgenfoto's – 80

4.3 Hygiënisch en veilig assisteren aan de stoel – 80
4.3.1 Persoonlijke beschermingsmiddelen – 80
4.3.2 Handhygiëne, middelen en methoden – 85
4.3.3 Prik-, spat- en snijaccidenten – 94
4.3.4 Algemene richtlijnen – 98
4.3.5 Bijpakken tijdens de behandeling – 98
4.3.6 Materialen – 99
4.3.7 Omgaan met gevallen voorwerpen – 106
4.3.8 Uitvoeren van noodzakelijke administratieve handelingen – 110
4.3.9 Schoon telefoneren en/of afspraken maken – 112

© Bohn Stafleu van Loghum, onderdeel van Springer Media B.V. 2017
D.M. Voet en M. de Vries, *Infectiepreventie van A tot Z voor de mondzorgpraktijk*,
DOI 10.1007/978-90-368-1481-2_4

4.4	Hygiënisch vervaardigen en ontwikkelen/scannen van röntgenfoto's – 112	
4.4.1	CCD-sensor – 113	
4.4.2	Analoge röntgenfoto's met beschermfolie – 113	
4.4.3	Analoge foto's zonder beschermfolie en fosforplaatjes – 113	
4.5	Reiniging na de behandeling – 115	
4.5.1	Algemene richtlijnen – 115	
4.5.2	Werkblad – 115	
4.5.3	Behandeltray, -stoel en -unit – 117	
4.5.4	Randapparatuur – 119	
4.5.5	Kinderhandjes – 124	
4.6	Maatregelen bij (steriele) chirurgische ingrepen in de mondholte – 125	
4.6.1	Schone of steriele kleding – 126	
4.6.2	Steriele handschoenen – 126	
4.6.3	Het werkveld bij chirurgische ingrepen in de mondzorgpraktijk – 127	
4.6.4	Handhygiëne bij een chirurgische ingreep – 127	
4.6.5	Steriele werkomgeving – 128	
4.6.6	Steriel water – 128	
4.6.7	Steriele behandelruimten – 130	

Woordenlijst – 131

Geraadpleegde bronnen – 132

Bij de uitvoering van adequate infectiepreventie vóór, tijdens en na de patiëntenbehandeling is intensieve hulp van de tandartsassistent nodig. Aan de behandeling gaat een groot aantal handelingen vooraf, die zo veel mogelijk op een eerder tijdstip worden uitgevoerd. Het samenstellen van de complete behandeltray is daarvan een voorbeeld.

Bij assisteerhandelingen tijdens de behandeling moet echter soms op stel en sprong een complexe handeling (of reeks handelingen) worden uitgevoerd, waarvoor geen uitstel mogelijk is. Om een patiënt op hygiënisch (en ergonomisch) verantwoorde wijze te kunnen behandelen is een tandartsassistent in één woord onmisbaar!

Stap voor stap komt aan de orde welke handelingen vóór de behandeling moeten worden uitgevoerd: de unit wordt doorgespoeld, schone disposables worden aangebracht, het werkblad moet worden ingericht met (restauratie)materialen en een schoon pincet en tot slot wordt een eerder opgedekte tray klaargezet.

Tijdens de behandeling moet op de juiste wijze worden omgegaan met infectiegevoelige verpakkingen en moeten materialen volgens protocol worden gepakt uit lade, voorraad of van de grond!

Ten slotte worden de stappen beschreven bij het afruimen van de unit en het desinfecteren van de gebruikte randapparatuur en wordt kort ingegaan op de rol van kinderhandjes als ze iets mogen uitzoeken.

Casus

Mevrouw Van den Berg heeft een afspraak voor twee restauraties en extractie van de 16. Tijdens het inwerken van de anesthesie vraagt zij zich hardop af hoe zij eigenlijk kan weten dat alles is schoongemaakt, voordat zij wordt behandeld.
De assistent vertelt dat er veel werk verzet wordt tussen de patiëntenbehandelingen door, om ervoor te zorgen dat alles inderdaad schoon is. Het is echter helaas niet te *zien* of iets al dan niet gedesinfecteerd is. Ze legt uit dat er een vaste routine is met daarbij een soort codes om te weten of iets schoon is of niet. Als voorbeeld noemt ze het snoer van de uithardingslamp, dat na gebruik altijd naar beneden hangt. Na desinfectie van het apparaat wordt het snoer op het werkblad gelegd, vlak langs de lamp. Iedereen in de praktijk weet dan dat de lamp schoon is.
Voor iedere patiënt worden alle instrumenten van de tray, inclusief hand- en hoekstukken, opnieuw schoon gepakt. Om dat duidelijk te laten zien, worden de hoekstukken pas aangekoppeld als de patiënt in de stoel zit en voordat hij de stoel verlaat, wordt alles afgekoppeld. De tray gaat dan in zijn geheel naar achteren om de spullen te reinigen, te desinfecteren en indien nodig te steriliseren. De tangen die nodig zijn voor het extraheren van haar molaar liggen steriel verpakt op het werkblad klaar. Ze hoeven niet per se steriel verpakt te worden, maar op de patiënt maakt het een prettige indruk als dat wel gebeurt. Op het moment dat ze nodig zijn, worden ze uit de verpakking gehaald. Dan weet de patiënt zeker dat ook de tangen schoon zijn…
Tevreden over zoveel aandacht en uitleg geeft mevrouw Van den Berg zich vervolgens over aan de tandarts voor de afgesproken behandeling.

4.1 Inleiding

In dit hoofdstuk wordt besproken welke consequenties de richtlijn *Infectiepreventie in mondzorgpraktijken* heeft voor de *handelwijze* van de assistent rond de behandelingen. Er wordt stap voor stap aangegeven welke handelingen noodzakelijk zijn en in welke volgorde.

Daarnaast is er in woord en beeld aandacht voor de manier waaróp die handelingen moeten worden uitgevoerd.

Er wordt behalve aan de praktische uitwerking van *schoonmaken,* veel aandacht besteed aan manieren om een aantal zaken schoon te *houden.* Het grote belang van schoonhouden is gerelateerd aan de aard van een aantal materialen en voorwerpen die na besmetting niet afdoende gereinigd en/of gedesinfecteerd kunnen worden. Denk aan alginaat in de voorraadbus, vloeistoffen uit druppelflesjes, doseerbakje voor primer en bonding en last but not least – 'papieren'.

Infectiepreventie aan de stoel heeft als doel twee van de drie indirecte besmettingswegen van micro-organismen te blokkeren: die via de lucht en die via besmette oppervlakken (de derde besmettingsroute (via besmet instrumentarium) wordt 'achter de schermen' in ▶H. 5 behandeld).

Het komt er concreet op neer dat infectiepreventie tijdens behandelingen gericht moet zijn op beperking van besmettelijke aerosol door goede *Legionella-*preventie samen met optimale nevelafzuiging en daarnaast het voorkómen van smeercontaminatie door zorgvuldige hand(schoen)hygiëne met aansluitend zorgvuldige reiniging en desinfectie van alles wat gecontamineerd werd.

> Schoon *houden* is beter dan schoonmaken! Voor de inhoud van potjes, flesjes en tubes geldt:
> schoonhouden *moet* als schoonmaken niet *kan...*

Er moet *nauwkeurig en systematisch gehandeld* worden, omdat infectiepreventie gericht is op onzichtbare micro-organismen en in de regel ook op **onzichtbare vervuiling**. Je kunt niet op het oog controleren of een voorwerp schoon of vuil is.

Werken volgens *vaste routines* is van wezenlijk belang bij het reinigen, desinfecteren en steriliseren van alle instrumenten en materialen die bij de tandheelkundige behandeling zijn gebruikt. Systematisch werken is ook nodig om te proberen zo veel mogelijk schoon te *houden.*

Daarbij is het cruciaal dat de *praktijkinrichting* een schone werkwijze mogelijk maakt, dat er voldoende *tijd* is voor het uitvoeren van de noodzakelijke handelingen en dat er voldoende *discipline* is om telkens dezelfde handelingen te verrichten.

Voor de praktijkinrichting geldt dat een lege, opgeruimde werkplek beter schoon te houden is dan een overvolle rommelige werkplek. Infectiepreventie vraagt dus *ruimte.* Is de ruimte beperkt, dan moet er een *perfecte ordening* van materialen, apparaten en instrumenten zijn.

In principe is het werkblad leeg. Er staan alleen apparaten en materialen opgesteld die voor deze ene behandeling noodzakelijk zijn.

Ongeacht de hoeveelheid beschikbare ruimte gaat het in alle situaties om *efficiëntie.* Wanneer een handeling vaak herhaald moet worden, is het niet efficiënt als eerst allerlei spullen uit een kast moeten worden gehaald of als er telkens andere spullen opzij moeten worden gezet. De kernhandelingen moeten goed en snel uitvoerbaar zijn. Dit is een voorwaarde voor de assistent om de complexe schoonmaakwerkzaamheden steeds opnieuw uit te voeren.

Een doelmatige bedrijfsvoering (efficiëntie) schept mogelijkheden om schoon en veilig te werken. Omgekeerd is schoon en veilig werken in de regel zeer efficiënt.

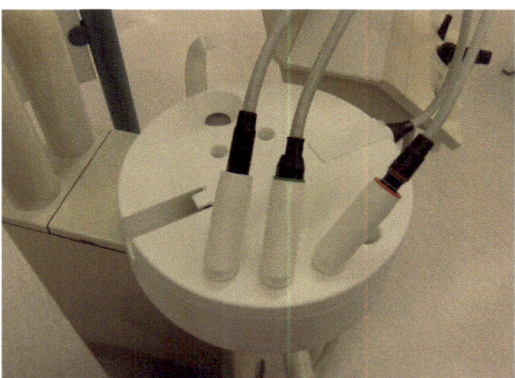

◘ **Figuur 4.1**   Nevelvrij doorspoelen van de waterleidingen

4.2   Voorbereiding op een behandeling

4.2.1   Legionella-preventie

- Aan het begin van de werkdag

Volgens voorschrift van de fabrikant de leidingen van de unit doorspoelen. Let er heel goed op dat daarbij geen nevel ontstaat, omdat die de besmettingsroute vormt voor de *Legionella*-bacterie (inademing geeft risico op het ontstaan van de veteranenziekte). Units met flessenwater moeten eerst worden voorzien van schone flessen gevuld met vers water (◘ fig 4.1).

- Tussen de patiënten door

Bij een volgende patiënt (direct) voor het begin van de behandeling tien seconden doorspoelen. Zeker wanneer er meer tijd verstrijkt tussen de verschillende behandelingen (pauze, prothesewerkzaamheden) is het doorspoelen gedurende tien seconden van belang. Na langere stilstand van het water in de dunne unitleidingen komt bij de eerste stroming een deel van de gevormde biofilm los; dat eerste vervuilde water moet dus worden weggespoeld.

4.2.2   Aanbrengen van disposables

Tot de disposables behoren:
- spoelbekertje;
- disposable tip op de meerfunctiespuit;
- hygiënehoes (sleeve) om de meerfunctiespuit, afzuigslang, uithardingslamp, cartridgehouder (afdrukpistool) en timer;
- afzuigbuizen inclusief sleeves rondom de afzuigslang;
- hoofdsteunzak;
- patiëntenservet met plakstrip.

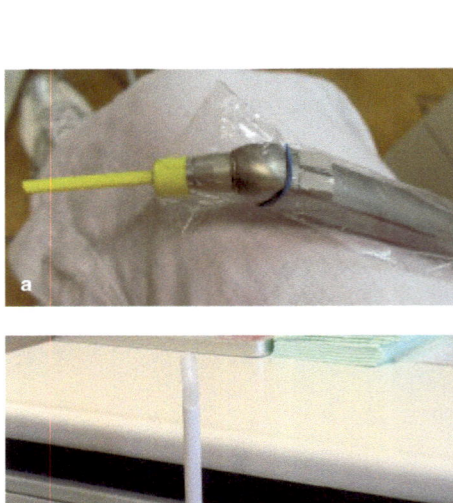
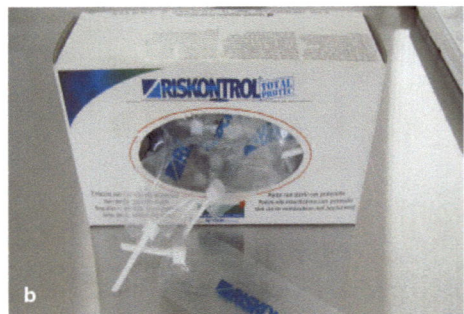
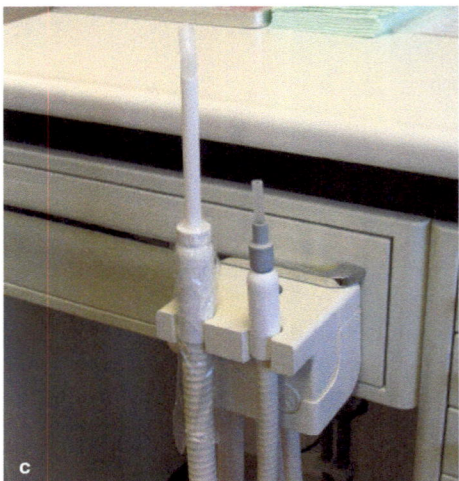
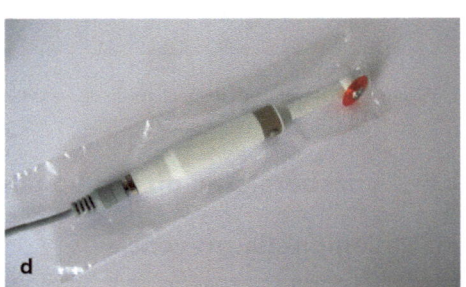
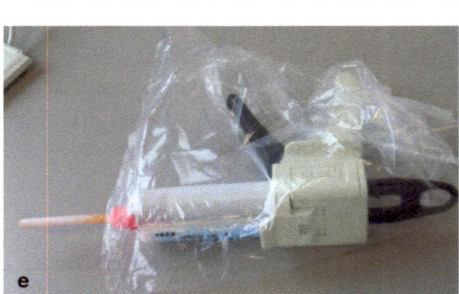
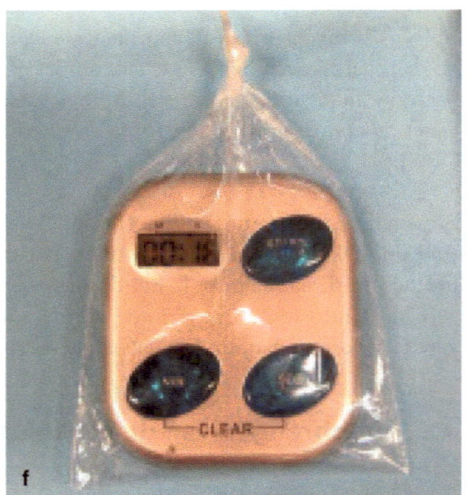

◘ **Figuur 4.2** a Disposable tip en hygiënehoes (knopjes schoonhouden, omdat schoonmaken niet kan…).
b Gecombineerde disposable tip en hygiënehoes (sleeve). c Hygiënehoes (sleeve) om bedieningsschuifje en slang van de afzuiger. d Hygiënehoes om de uithardingslamp. e Hygiënefolie om het hele afdrukpistool.
f Hygiënehoes(je) om de timer

4.2.3 Voorbereiden van de tray

Als er door ruimtegebrek geen gelegenheid is de trays buiten de behandelkamer samen te stellen, kan dit voor een aantal behandelingen vooraf op een hoek van het werkblad worden gedaan (in elk geval buiten de **spatzone**). De opgedekte trays moeten dan met een deksel of patiëntenservet met plastic achterzijde worden afgedekt.

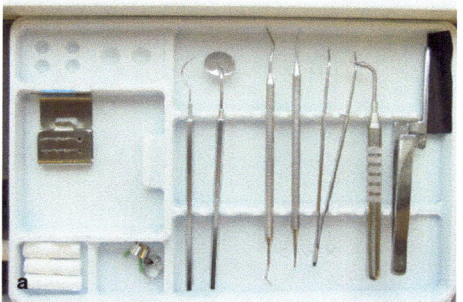 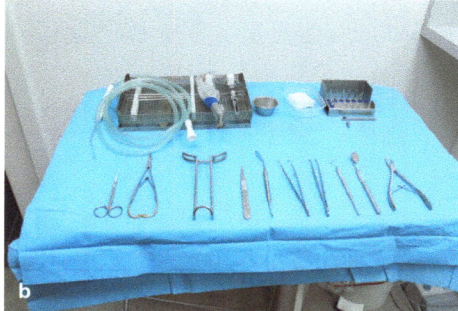

Figuur 4.3 a Standaard opgedekte tray voor meervlaksrestauratie. b Steriel opgedekt werkblad

In het ideale geval bevinden de kant-en-klare trays zich in een eenvoudig bereikbare traykast. Deze traykast bestaat uit twee gescheiden gedeelten; een deel voor de schone trays en een deel voor de trays met vies instrumentarium. Het opdekken van de tray heeft dan op een eerder moment plaatsgevonden.

Naast de benodigde instrumenten moet er een **borenblokje** op de tray aanwezig zijn met geschikte boortjes voor een bepaalde behandeling. Wattenrollen, matrixbandjes, wigjes, articulatiepapier en afwerkboortjes en -schijfjes moeten in standaardhoeveelheden aanwezig zijn (○ fig. 4.3a).

4.2.4 Inrichten van het werkblad

- Voor iedere patiënt wordt een schoon werkveld ingericht op het werkblad, bestaande uit een traypapiertje of tray, waarop alle benodigdheden overzichtelijk worden klaargezet. Dit is het *schone werkveld*. Daarnaast komt een tray of servet om gebruikte spullen en materialen op weg te leggen, het *vieze werkveld*.
- Zorg dat er altijd een schone werkblad- of transportpincet klaarligt (voor het bijpakken van voorraad of een instrument dat bijvoorbeeld op de grond is gevallen).
- Controleer of er voldoende voorraad wattenrollen, composiet compules en matrixbandjes is.
- Zorg dat er buiten de spatzone (dus op het werkblad) aanvullende materialen in een tup beschikbaar zijn (○ fig. 4.4a, b). Alleen voor de lopende behandeling!
- Zet voor het maken van afdrukken zoveel afgepaste porties alginaat klaar als nodig; hiermee wordt mogelijke besmetting voorkomen van het alginaatpoeder door bijpakken (○ fig. 4.5a). Alginaat kan ook machinaal worden gemengd in de alginaatmixer (○ fig. 4.5b).
- Maak bij chirurgische ingrepen in de mondholte gebruik van een steriel werkblad (CH-1; bijvoorbeeld plaatsen van implantaten en geïmpacteerde elementen) (○ fig. 4.3b).
- Maak bij chirurgische ingrepen in de mondholte gebruik van een schoon werkblad (CH-2; bijvoorbeeld extractie, gingivacorrrectie, abcesincisie en lokale mucoperiostale opklap).

Aan het eind van de behandeling moet het werkblad worden gereinigd om de neergedaalde aerosol van de behandeling te verwijderen. Daartoe kan het werkblad huishoudelijk worden gereinigd en daarna met een alcoholdoekje worden afgenomen).

> De voorraad materialen op het werkblad moet afgesloten zijn en handsfree gepakt kunnen worden.

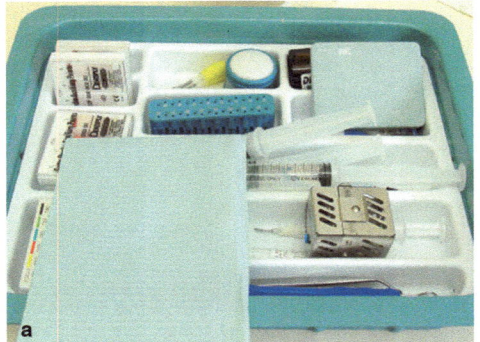 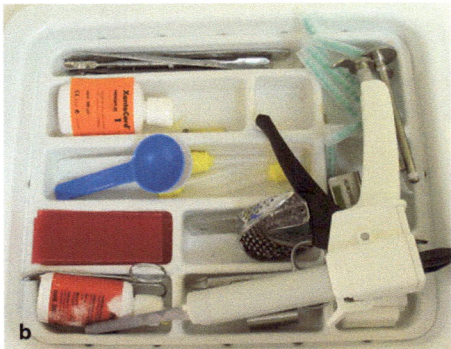

◘ **Figuur 4.4** **a** Tup voor extra endomaterialen. **b** Tup voor extra kroon- en brugwerkmaterialen

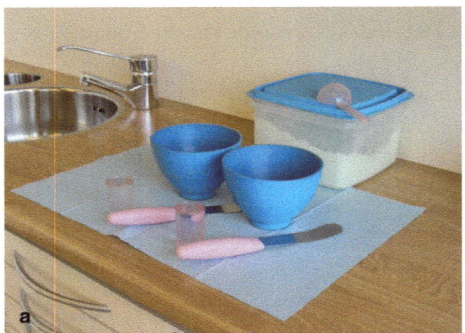 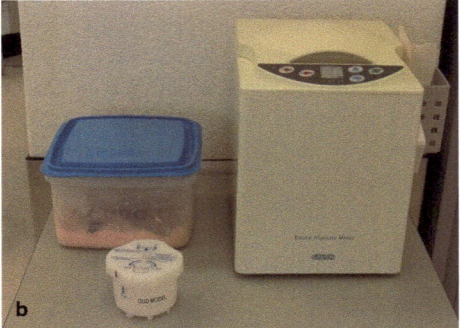

◘ **Figuur 4.5** **a** Alginaat in afgepaste porties klaargezet. **b** Alginaatmixer met mengbakje

4.2.5 Voorbereiden van röntgenfoto's

- Voorzie de CCD-sensor van een langwerpige hygiënische hoes die tevens een deel van het snoer bedekt (◘fig. 4.6a). Helaas kan de hoes nogal snel beschadigd raken bij het in de houder plaatsen van de richtapparatuur. Daarom kan er beter voor worden gekozen om sensor inclusief instelapparatuur in een hygiënehoes te plaatsen (◘fig. 4.6b).
- Of zorg voor een passend aantal fosforplaatjes dan wel analoge röntgenfoto's van hygiënische folie (◘fig. 4.6c en ◘fig. 4.6d).
- Leg alle benodigde instelapparatuur klaar.

4.3 Hygiënisch en veilig assisteren aan de stoel

4.3.1 Persoonlijke beschermingsmiddelen

Tot de persoonlijke beschermingsmiddelen behoren handschoenen, oogbescherming en het mondneusmasker. De persoonlijke beschermingsmiddelen worden gedragen door behandelaar en assistent. Voor het gebruik van persoonlijke beschermingsmiddelen geldt het in de arbeidsomstandigheden (arbo) gangbare voorzorgsprincipe: er worden altijd voorzorgsmaatregelen

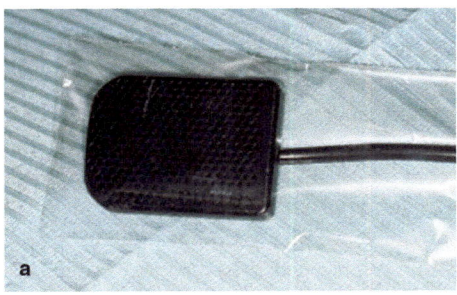
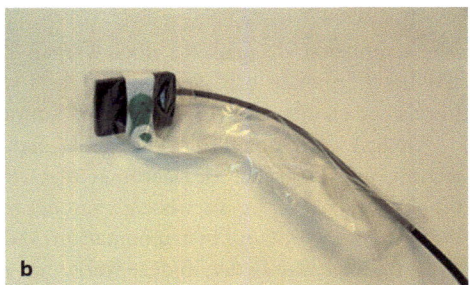
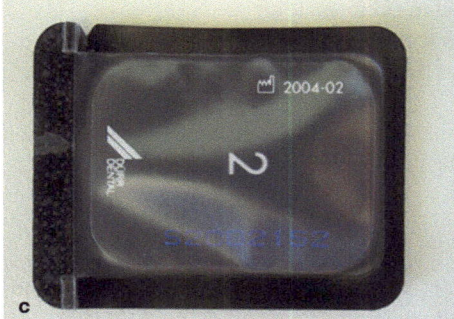
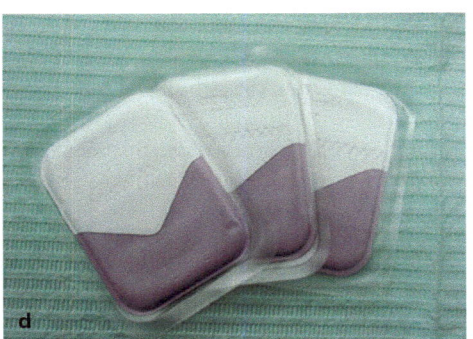

Figuur 4.6 a CCD-sensor met sleeve. b CCD-sensor inclusief instelapparatuur met sleeve. c Fosforplaatje met beschermhoesje. d Traditionele röntgenfoto met hygiënehoesje

genomen, ook al is het risico klein. De infectiepreventiemaatregelen met betrekking tot de persoonlijke beschermingsmiddelen gelden voor medewerkers in de mondzorgpraktijken die:
- patiëntgebonden werkzaamheden uitvoeren;
- werkzaamheden uitvoeren met patiëntenmateriaal;
- werkzaamheden uitvoeren waarbij ze in aanraking komen met (materialen in) de omgeving van de patiënt.

Handschoenen

Handschoenen voorkómen niet alleen besmetting van de handen van medewerkers, maar ook dat micro-organismen van de handen van de behandelaar worden overgedragen naar de patiënt. Draag altijd handschoenen wanneer de handen in contact komen of kunnen komen met bloed, speeksel, slijmvliezen, niet-intacte huid en gebruikt instrumentarium.

Handschoenen worden steeds eenmalig en bij slechts één patiënt gebruikt (WIP, Persoonlijke beschermingsmiddelen 2008). Bij het uittrekken van handschoenen kan het materiaal namelijk beschadigen, waardoor de handschoenen hun beschermende functie verliezen. Bovendien komen de handen tijdens het uittrekken van de handschoenen in contact met patiëntenmateriaal dat op de handschoenen is gekomen.

Er worden niet-steriele handschoenen gedragen, maar bij CH-1 chirurgische ingrepen moeten steriele handschoenen gedragen worden (zie ▶ par. 4.6.4)

Wanneer dien je je handschoenen te vervangen:
- wanneer handelingen in volgorde van vuil naar schoon plaatsvinden;
- wanneer de handschoenen kapot zijn.

Pas altijd handhygiëne toe na het uittrekken van de handschoenen.

Oogbescherming

Alle teamleden die aan de stoel werken dragen tijdens tandheelkundige behandelingen een beschermende bril. Spatten, speeksel of bloed, aerosolen en kleine stukjes materiaal (tandsteen en uitgeboorde restauraties) kunnen gemakkelijk in de ogen terechtkomen.

De bril wordt ook altijd gedragen bij handelingen waarbij slijpsel van prothesen of ander techniekwerk vrijkomt, of waarbij geïnfecteerd vocht kan spatten. In de behandelkamer kan dit bijvoorbeeld bij het verwisselen van het zeefje in de afzuiginstallatie gebeuren. In de sterilisatieruimte wordt vuil instrumentarium veelvuldig in vloeistoffen gedompeld of afgespoeld, zodat bij werkzaamheden in deze werkomgeving altijd een bril gedragen dient te worden.

Eisen bril:
- sluit de ogen en ooghoeken frontaal en lateraal in ruime mate af;
- de onderzijde van het montuur van de bril ligt tegen de jukbeenderen aan, om te voorkomen dat vanuit die richting de aerosolwolk het oog of ooglid kan bereiken.

Je kunt een bril gebruiken de afneembaar is; dus na afloop van de behandeling schoonmaken en afnemen met alcohol. Er zijn ook disposable brillen, waarbij je het scherm weggooit en de houder desinfecteert (◘ fig. 4.7b).

Mondneusmasker

Het mondneusmasker beschermt gedurende 20 tot 30 minuten tegen aerosolen. Een mondneusmasker beschermt je tegen spatten van de slijmvliezen van mond en neus en voorkomt ook dat micro-organismen uit de keel van de behandelaar en assistent tijdens het spreken de patiënt of het instrumentarium besmetten. Mondneusmaskers mogen niet om de hals of onder de kin worden gedragen en daarna opnieuw worden gebruikt, omdat de binnen- en de buitenkant van het mondneusmasker besmet kunnen raken bij het opnieuw aanbrengen van het mondneusmasker.

De beschermende werking van het masker neemt af als het vochtig of vuil is. Dat is dan ook een reden om het masker weg te gooien. Het masker wordt ook na elke behandelde patiënt weggegooid.

Het masker wordt ook bij het verlaten van de kritische ruimte weggegooid, bijvoorbeeld voor een (koffie)pauze.

Volgorde aan/uitdoen mondneusmasker, oogbescherming en handschoenen

Om te voorkomen dat de persoonlijke beschermingsmiddelen als besmettingsbron gaan fungeren, is het goed de hierna beschreven volgorde van werken aan te wennen.
- Begroet de patiënt zonder handschoenen.
- Zet nu het mondneusmasker op, vervolgens de beschermbril, ook voor een 'gewone' periodieke controle. Daarbij kan bij gebruik van de meerfunctiespuit immers toch ineens vocht opspatten.
- Desinfecteer de handen met handalcohol.
- Trek handschoenen aan.
- Trek na de behandeling de handschoenen uit en gooi ze handsfree weg.
- Neem daarna de bril en het mondneusmasker af. Gooi het mondneusmasker handsfree weg en vervolgens het scherm van de disposable bril, eveneens handsfree.
- Leg de houder van de disposable bril aan de vuile kant van het werkblad om (later) met alcohol te desinfecteren tegelijk met eventueel andere spullen. Dit alles na handdesinfectie en met handschoenen aan.

4.3 · Hygiënisch en veilig assisteren aan de stoel

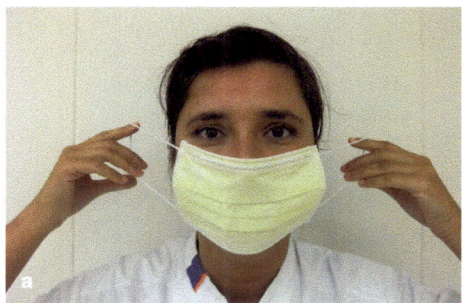
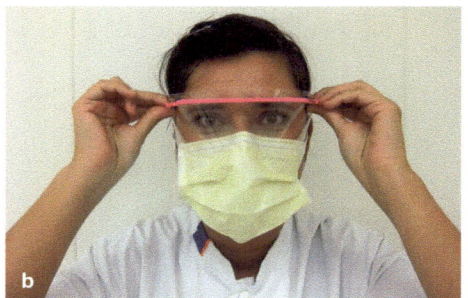
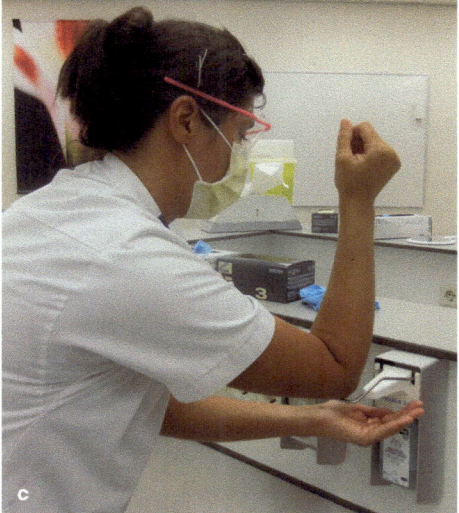
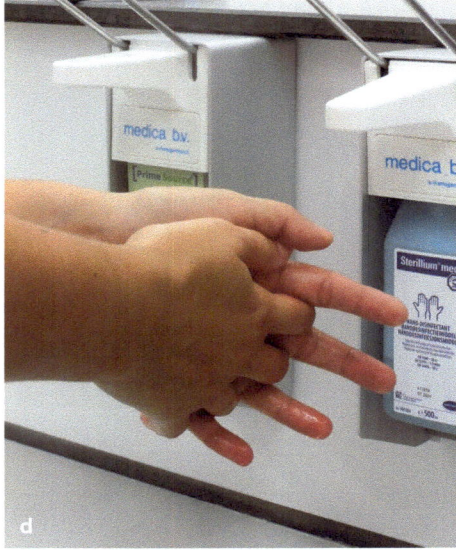
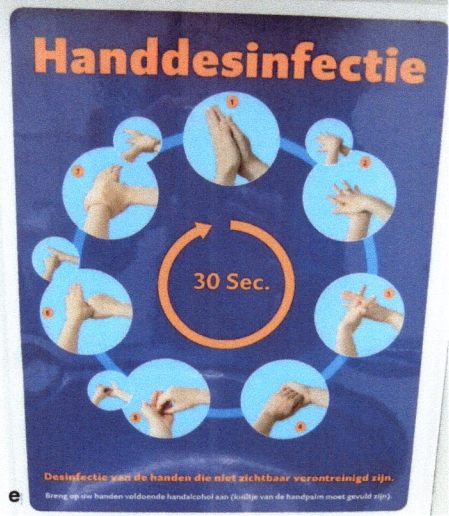
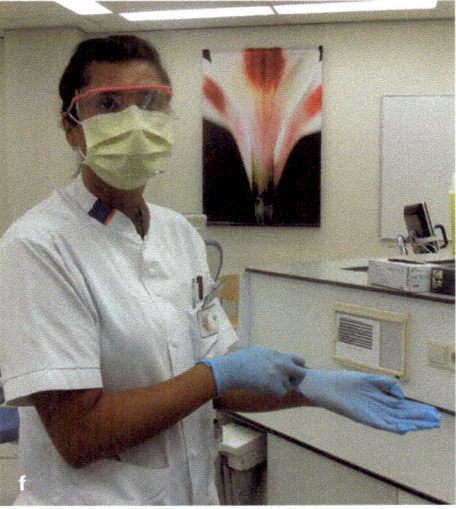

Figuur 4.7 a–n Volgorde aan- en uitdoen van mondneusmasker, (disposable) oogbescherming en handschoenen

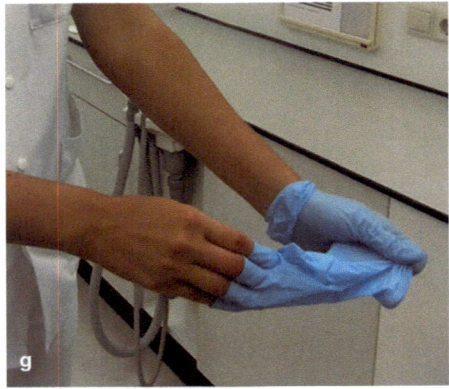
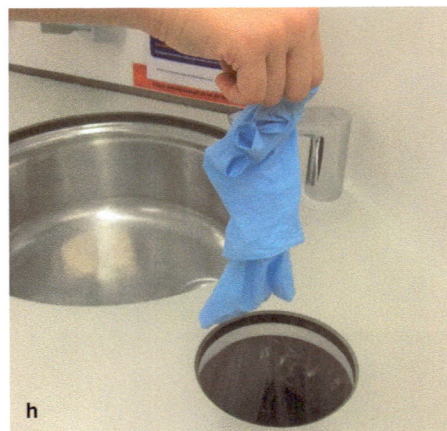
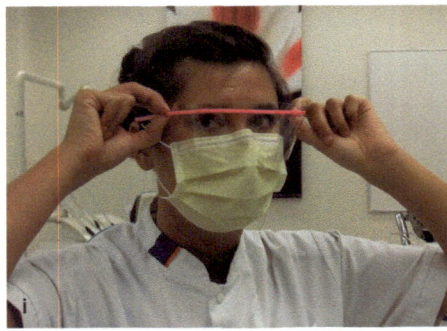
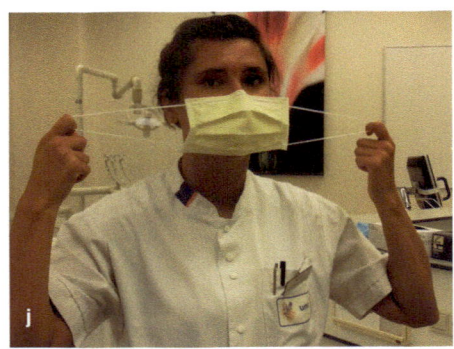
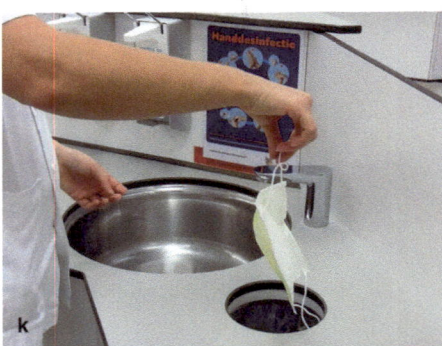
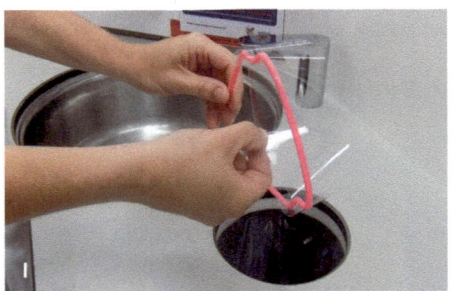

Figuur 4.7 Vervolg

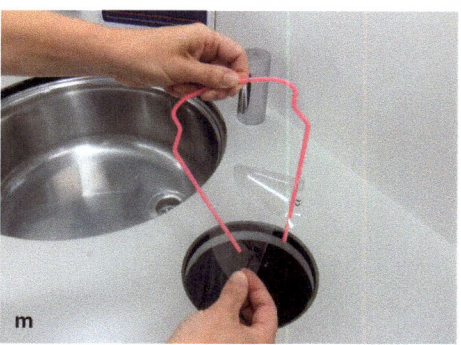
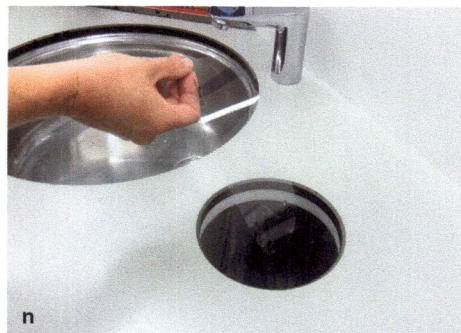

Figuur 4.7   Vervolg

Bij een 'gewone' bril doe je het volgende:
- Spoel zichtbare verontreinigingen onder de (handsfree) kraan af en droog de bril met een papieren handdoekje.
- Leg de bril neer aan de vuile kant van het werkblad of hou hem vast, terwijl een desinfecterend schuim of alcoholvrij desinfectans over de bril gespoten wordt. Inwrijven en de bril op de schone kant van het werkblad neerleggen om het desinfectans te laten drogen aan de lucht. Dit alles na handdesinfectie en met handschoenen aan.

4.3.2   Handhygiëne, middelen en methoden

Discipline voor handhygiëne

Onder handhygiëne wordt verstaan: handreiniging, handdesinfectie en handverzorging met handcrème.

Het toepassen van goede handhygiëne is van bijzonder grote waarde in de strijd tegen de verspreiding van (pathogene) ziektekiemen. Toch zijn de aandacht ervoor en de uitvoering ervan doorgaans onder de maat. Zelfs in ziekenhuizen en op andere plaatsen waar veel (resistente) bacteriën voorkomen, wordt handhygiëne helaas niet altijd even zorgvuldig toegepast.

In de fijne huidplooien van de handen nestelen zich gemakkelijk vele soorten (pathogene) micro-organismen die zich niet goed laten verwijderen bij het gewone handen wassen. Wanneer de huid in aanraking zou komen met slijmvlies van een patiënt, kunnen de micro-organismen van de hand heel eenvoudig 'losweken' en in de mond van de patiënt terechtkomen. Ook onder de nagels bevindt zich een enorme hoeveelheid micro-organismen, die zelfs met een nagelborstel niet geheel te verwijderen is.

Kunstnagels zijn een grote bron van bacteriën gebleken en mogen in de gezondheidszorg dan ook niet door de medewerkers gebruikt worden!

Handhygiëne; wanneer en waarmee?

In geval van zichtbare vervuiling van de handen is het noodzakelijk om ze te wassen met *water en zeep*.

Bij CH-1 chirurgische ingrepen wordt preoperatieve handdesinfectie toegepast (zie ▶ par. 4.6.4).

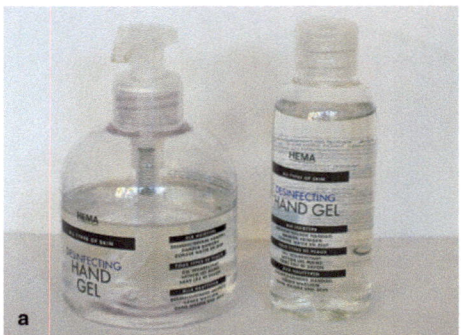 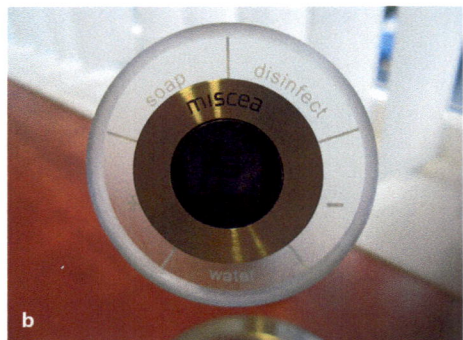

Figuur 4.8 **a** Handalcohol op basis van isopropanol. De verpakking moet in de mondzorgpraktijk altijd handsfree te bedienen zijn. Overige verpakkingen zijn alleen voor privégebruik. **b** Sensorgestuurde dispenser voor handalcohol verdient de voorkeur. Hier gecombineerd met kraan voor warm/kous water en zeep

In alle overige situaties kan de handhygiëne het beste worden uitgevoerd met een speciaal handdesinfectans, kortweg *handalcohol* genoemd.

Maak bij voorkeur gebruik van een handsfree bedienbare kraan met ingebouwde sensor in plaats van mechanische bediening (fig. 4.9 en fig. 4.11). Een luxere variant is een sensorgestuurde 'totaal' kraan voor warm/koud water, zeep en handalcohol (fig. 4.10). Ook het gebruik van een handsfree zeepdispenser is een must (fig. 4.12). Een sensorgestuurde dispenser voor handalcohol verdient de voorkeur (fig. 4.8b).

Doorgaans blijken er veel meer bacteriën op de handen achter te blijven na handenwassen dan na desinfectie met een desinfectans. Het is sterk aan te bevelen om op plaatsen waar zich véél, sterk virulente of zelfs resistente bacteriën bevinden, de handen bij voorkeur gedurende 30 seconden te desinfecteren met handalcohol in plaats van ze te wassen met zeep (zie fig. 4.7e).

Handhygiëne met een desinfectans kost minder tijd dan wassen met zeep, omdat de handen niet afgedroogd hoeven te worden, is minder aan één plek gebonden (dispensers kunnen overal opgehangen worden) en het levert schonere handen op!

Handdesinfectantia is de verzamelnaam voor de alcoholpreparaten die gebruikt worden voor handdesinfectie en kunnen zowel op basis van ethanol, *n*-propanol als isopropanol zijn samengesteld. Handdesinfectantia dienen te zijn geregistreerd als desinfectiemiddel en zijn herkenbaar aan het N-nummer op het etiket.

Er worden geen preparaten gebruikt waaraan chloorhexidine of een ander desinfectans is toegevoegd, omdat deze toevoegingen voor de handhygiëne geen extra waarde hebben. Producten niet op alcoholbasis of combinatieproducten met een afwijkende concentratie, die zowel voldoen aan de EN 1500 als volgens de arboregels zijn toegelaten, zijn mogelijke alternatieven. Desinfectans voor chirurgische (preoperatieve) handdesinfectie moet voldoen aan NEN EN 12791.

Lees de productbeschrijving goed, om zeker te zijn van een veilig product!

Actuele ontwikkelingen op het gebied van het toestaan en/of toegestaan blijven van diverse soorten desinfectantia zijn te volgen via ▶ www.wip.nl.

Handdesinfectiemiddelen, kortweg handalcohol genoemd, die in vloeibare vorm of als gel op de markt zijn, worden gecombineerd met een huidverzorgingsproduct, een zogenoemde *terugvetter*.

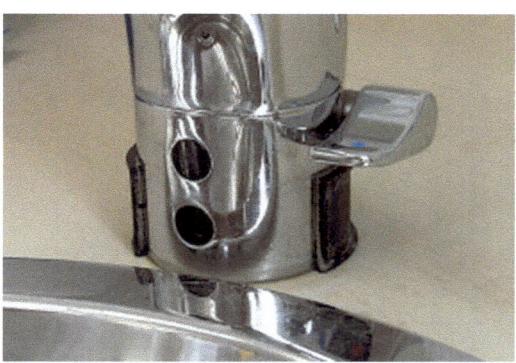

◘ **Figuur 4.9** Handsfree bedienbare kraan met ingebouwde sensor in plaats van mechanische bediening. Sensor actief

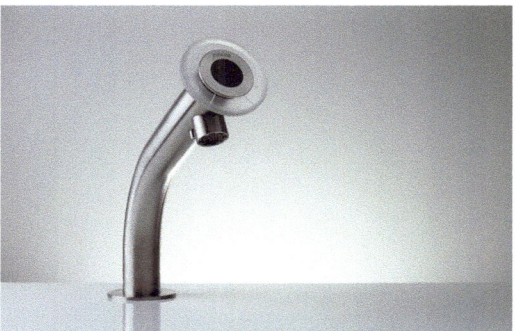

◘ **Figuur 4.10** Sensorgestuurde 'totaal' kraan voor warm/koud water, zeep en handalcohol

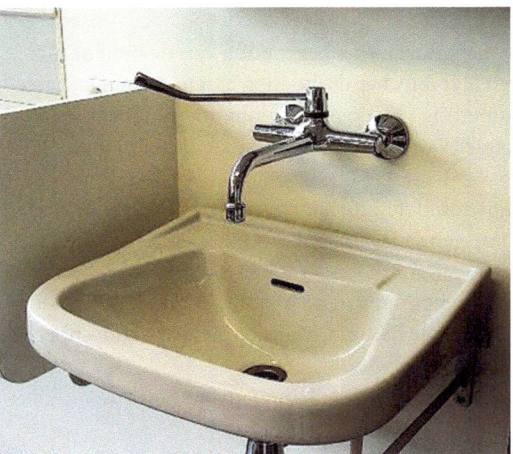

◘ **Figuur 4.11** Handsfree elleboogkraan

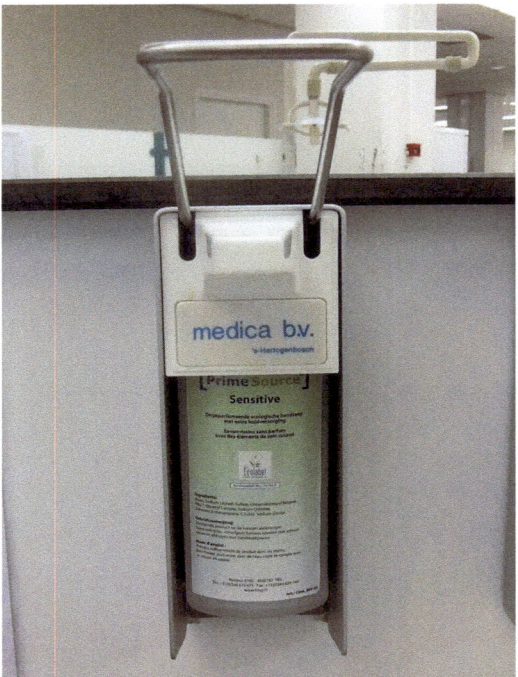

Figuur 4.12 Handsfree dispenser met zeep

Desinfectie met handalcohol, wanneer?

- *Vooraf.* De handen moeten altijd schoon en gedesinfecteerd zijn bij aanvang van de werkzaamheden in de behandelkamer.
- Bij aanvang van de behandeling dient de behandelaar na begroeting van de patiënt met een handdruk de handen te desinfecteren alvorens handschoenen aan te doen. Daarmee wordt voorkomen dat een mogelijke besmetting van de patiëntenhanden (door hoesten, niezen of toiletbezoek) in de behandelkamer wordt verspreid of op de instrumenten terechtkomt.
- Ook na het uittrekken van de handschoenen moeten de handen worden gedesinfecteerd. In het afgesloten vochtige milieu kan op de gehandschoende huid namelijk een weelderige groei van micro-organismen ontstaan.
- *Gescheurde handschoen.* Als de huid bij het scheuren van de handschoen niet beschadigd is, kan worden volstaan met desinfecteren van de handen, voordat nieuwe handschoenen worden aangetrokken.
- *Pauze.* Voor de pauze moeten de handen, polsen en onderarmen grondig worden gedesinfecteerd.
- En *vanzelfsprekend:*
    - na mogelijk handcontact met lichaamsvloeistoffen (speeksel, bloed) of oppervlakken/materialen die met lichaamsvloeistoffen in aanraking zijn gekomen;
    - na toiletgebruik;
    - na het snuiten van de neus;
    - na niezen.

Handenwassen, hoe?

Bij zichtbaar vuil wordt ervoor gekozen om in plaats van 30 seconden handdesinfectans toe te passen, de handen te wassen. Wanneer de handen gewassen worden, zijn de volgende hulpmiddelen van belang:

- *Handsfree kraan.* Er bestaan elleboogkranen (◘fig. 4.11), sensorkranen (◘fig. 4.9 en 4.10) en kranen met voetbediening. Indien een dergelijk type niet aanwezig is, moet de kraan na het wassen van de handen met een tissue of een papieren handdoekje worden dichtgedraaid.

Let erop dat een elleboogkraan na gebruik daadwerkelijk met de *elleboog* wordt gesloten. Kom niet in de verleiding toch de hand te gebruiken.

- *Zeep.* Als reinigingsmiddel kan het best vloeibare zeep uit een dispenser worden gebruikt. De dispenser moet handsfree te bedienen zijn. Het gebruik van een desinfecterende zeep voor handdesinfectie heeft geen toegevoegde waarde. Uit de literatuur blijkt dat de werking van een desinfecterende zeep minder is dan die van een handdesinfectans (WIP 2008). Desinfecterende zeep biedt daarnaast niet de voordelen zoals beschreven van een handdesinfectans.
- *Handdoek.* De handen moeten met *papieren* handdoekjes worden afgedroogd (zie ◘fig. 4.13 en 4.14a, b). Een badstof handdoek is een broedplaats voor bacteriën. Bij voorgaande onzorgvuldige wasbeurten kunnen bij het afdrogen bacteriën in de handdoek terechtgekomen zijn. Het gevolg is dat er bacteriegroei in de handdoek kan plaatsvinden.
  Papieren handdoekjes zijn voor eenmalig gebruik. Ze zijn vóór gebruik dus altijd schoon en ná gebruik vormen ze geen besmettingsbron.

Voor een reguliere wasbeurt wordt onderstaand schema aangehouden.
Handenwassen is als voorbereiding op steriel uitgevoerde CH-1 chirurgische ingrepen altijd een *vereiste* en daarbij worden ook zachte disposable nagelborstels gebruikt (zie ▶ par. 4.6.4).
Hierna wordt in de fotoreportage slechts het basale 'huis tuin en keuken' handenwassen toegelicht (◘fig. 4.15a–r).

- Stel de kraan in op de juiste temperatuur.
- Bevochtig de handen volledig.
- Breng vloeibare zeep uit de handsfree dispenser aan.
- Zeep de handen in door de handpalmen tegen elkaar te wrijven.
- Verdeel en wrijf de zeep gedurende tien seconden goed over de handen. Let daarbij ook op de huid tussen de vingers en behandel ook de polsen en onderarmen.
- Wrijf de handen schoon met gesloten vingers.
- Wrijf de handen schoon met gesloten duimen.
- Spoel handen, polsen en onderarmen goed af.
- Pak een papieren handdoekje uit de automaat of dispenser:
    - droog de handpalmen en de handruggen goed af;
    - droog de huid tussen de vingers stevig af;
    - droog de vingertoppen grondig af.
- Gooi het papieren handdoekje in een handsfree prullenbak.

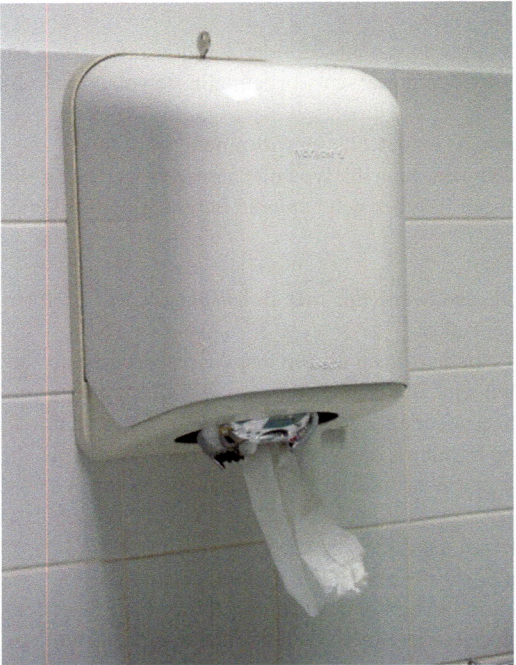

Figuur 4.13 Papieren handdoekrol. Het papier is vaak lastig af te scheuren

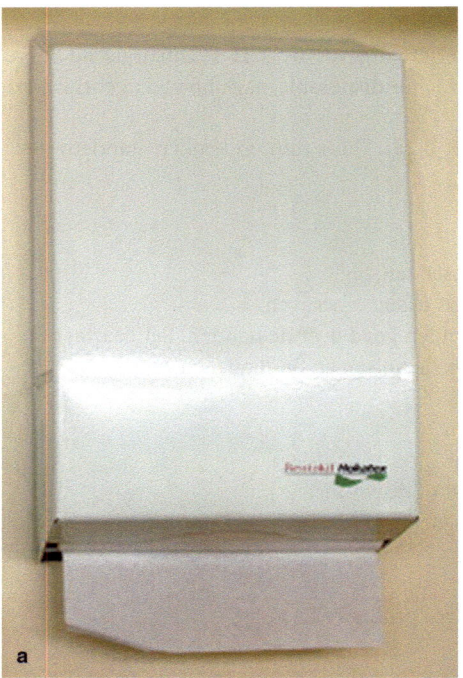
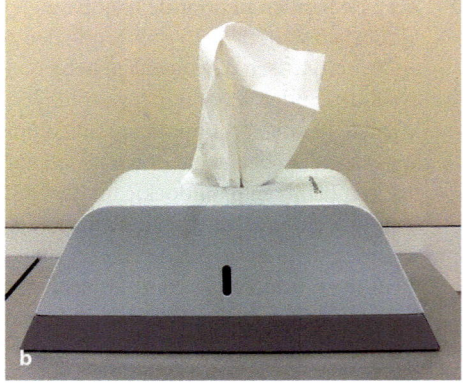

Figuur 4.14a, b Papieren handdoekjes in eenvoudige, doeltreffende dispenser

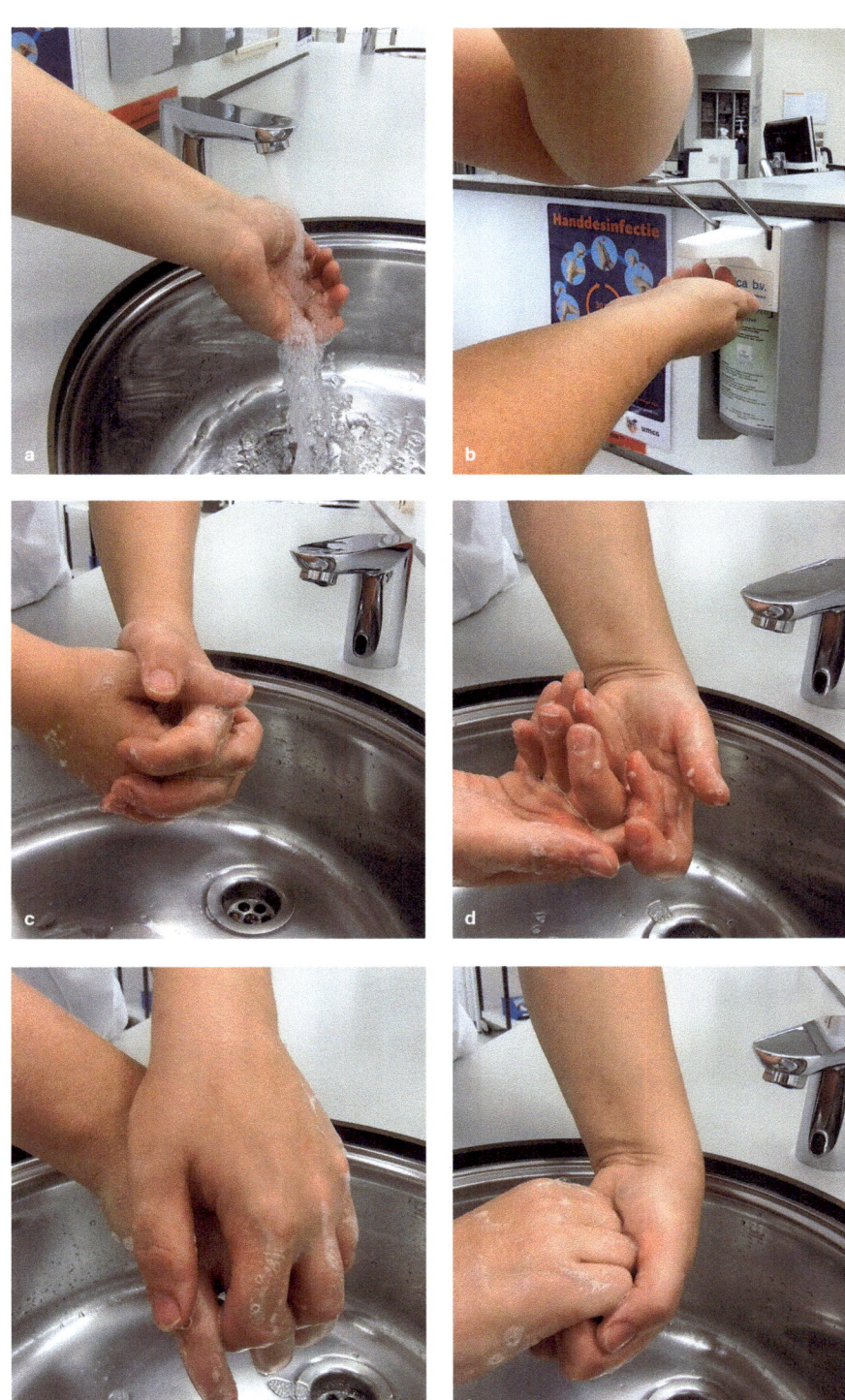

• **Figuur 4.15** a–r Handenwassen volgens protocol

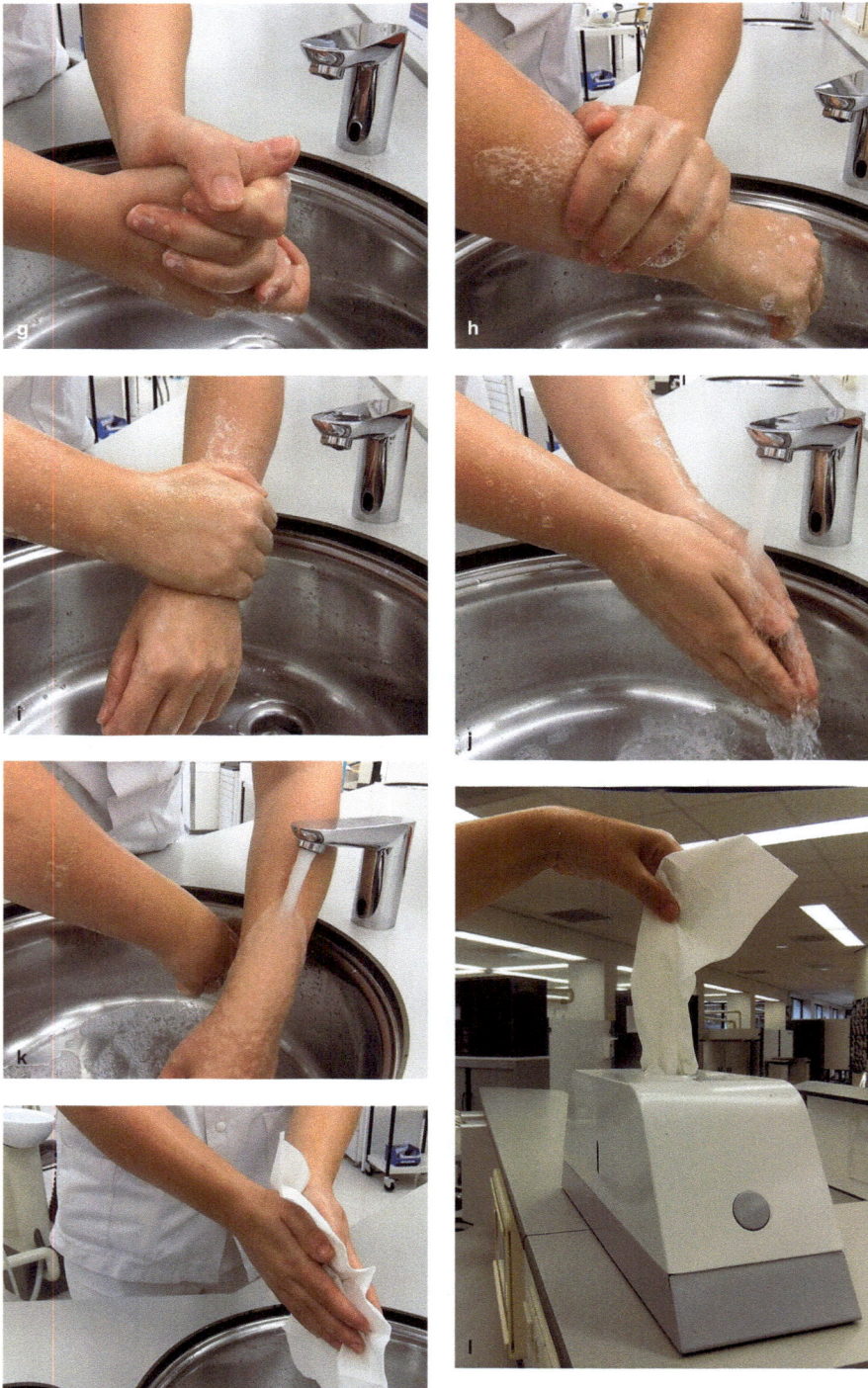

Figuur 4.15 Vervolg

4.3 · Hygiënisch en veilig assisteren aan de stoel

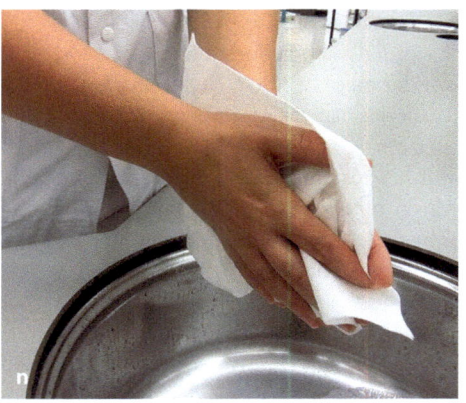
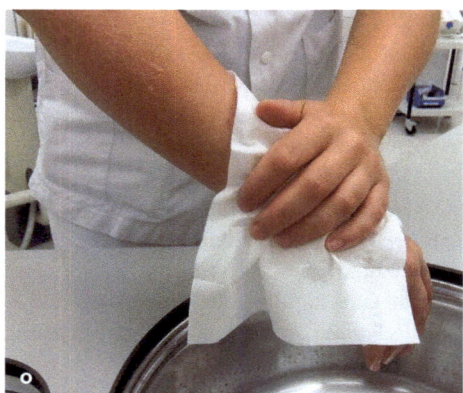
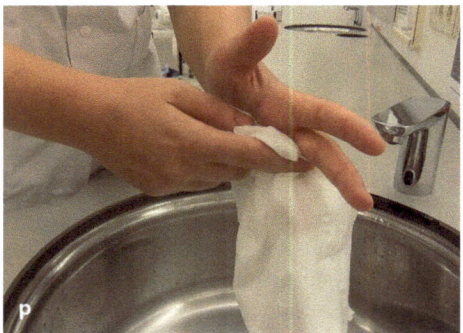
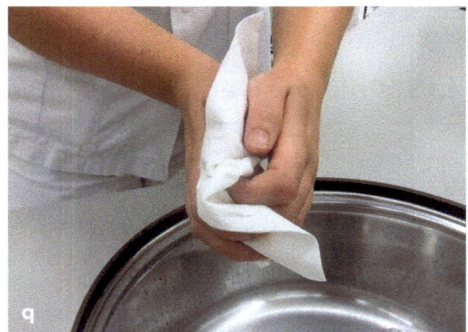
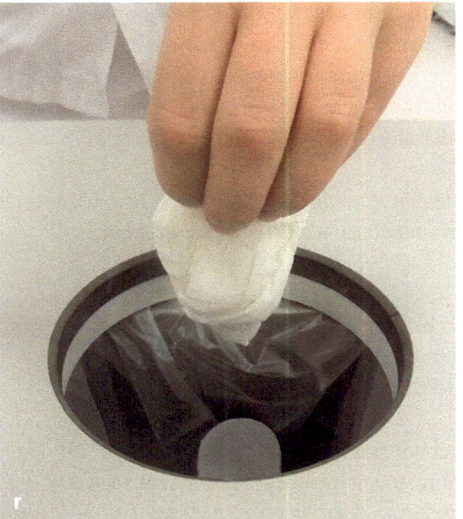

◘ **Figuur 4.15** Vervolg

Toepassing van handcrème

Op een normale werkdag in de tandartspraktijk worden vaak gedurende zes tot zeven uur handschoenen gedragen. De huid heeft daarvan zonder meer te lijden. Het broeierige klimaat veroorzaakt gemakkelijk verweking van de huid, allerlei bacteriën kunnen goed gedijen en poeder veroorzaakt uitdroging.

Door de huidspecialisten (dermatologen) wordt het absoluut afgeraden om in de praktijk de handen vaak met water en zeep te wassen. Alleen met water zou nog het minste kwaad kunnen. Door het veelvuldig toepassen van handhygiëne, vooral wassen met water en zeep, kan de huid geïrriteerd raken. Dit kan worden tegengegaan door het gebruik van een vochtinbrengende handcrème (Pittet et al. 2009).

Veelvuldig gebruikmaken van een handdesinfectans op basis van isopropanol is prima, want het houdt de huid gaaf. Bovendien heeft het toegevoegde huidverzorgingsproduct een gunstig effect op de huid tijdens de lange 'opgesloten' uren in de handschoenen. Gebruik van een aparte handcrème zou dan niet meer dringend noodzakelijk zijn.

4.3.3 Prik-, spat- en snijaccidenten

In situaties waarin risicovolle (be)handelingen worden uitgevoerd, is de kans op prik-, spat- en snijaccidenten helaas altijd aanwezig. Daardoor is er ook altijd kans op besmetting met door bloed overdraagbare aandoeningen (accidenteel bloedcontact).

In de tandheelkunde spelen bij dergelijke accidenten (bij bloed-bloed of bloed-slijmvliescontact) in principe drie virussen een hoofdrol: het hepatitis B-(HBV) en het hepatitis C-virus (HCV) en het hiv. De kans op besmetting bij een prikaccident is voor hepatitis B ruim 30 %. De besmettingskans voor het hiv is daarbij vergeleken zeer laag: 0,3 %; in de dagelijkse praktijk in feite een kleine kans. Alle ophef over infectiepreventie met het oog op aids is dus irrelevant, want de bescherming tegen hepatitis B is veel *meer* aan de orde! Alleen tegen hepatitis B is vaccinatie mogelijk; tegen de overige hepatitisvarianten dus niet. Voor iedereen geldt dus dat voorzichtigheid is geboden (en blijft), ongeacht het feit of je nu wel of niet gevaccineerd bent! Het is dringend gewenst er onder alle omstandigheden naar te streven dat er zo veilig mogelijk wordt gewerkt.

Het is goed zich te realiseren dat spataccidenten (onopgemerkt contact van bloed met microverwondingen) in feite dezelfde gevolgen kunnen hebben als prik- en snijaccidenten.

Preventie van prik- en snijaccidenten

De belangrijkste maatregelen ter voorkoming van prikaccidenten zijn:
- De apparatuur om tandsteen te verwijderen pas aankoppelen bij gebruik en altijd direct na gebruik afkoppelen! Dit voorkomt verwonding van onderarm of elleboog door de (vieze) tip.
- Gebruik daar waar prikaccidenten substantieel voorkomen zo mogelijk naalden met een ingebouwd veiligheids- en beschermingsmechanisme tegen scherpe letsels. *Toelichting*: het Arbobesluit (art 4.97 lid 2d) stelt dat, daar waar prikaccidenten substantieel voorkomen, het gebruik van veilige naaldsystemen verplicht is.
- Veilig verwerken van naalden. Gebruik een naaldcontainer die voldoet aan de UN-keureisen, waarin ook gebruikte mesjes en spalkdraden kunnen worden verzameld.

- De naaldcontainers zijn van hard plastic, ondoordringbaar voor naalden en zijn lekdicht.
- De naaldcontainers hebben een voorziening waarmee de naald van de spuit of naaldhouder kan worden gescheiden, zonder de naald met de handen aan te raken (fig. 5.10b).
- de naaldcontainers zijn zo af te sluiten dat ze niet spontaan kunnen opengaan of heropend kunnen worden.
  Er is een grotere kans op accidenten wanneer je de gebruikte naalden en andere scherpe voorwerpen over een lang traject moet vervoeren. Daarom dient een naaldcontainer altijd binnen handbereik aanwezig te zijn.
- Het recappen (terugsteken van de naald in het hoesje, de dop) is verboden voor mondzorgverleners in loondienst. Het recappen geldt ook voor de naalden van hypochlorietspuitjes en (lange) naalden voor etsgel! *Let op*: deze naalden kunnen zeer onverwacht verwondingen veroorzaken. Met behulp van een goedgekeurde naaldencontainer kun je de naald handsfree verwijderen (fig. 5.10b).
- Zelfstandigen mogen recappen, maar krijgen het advies indien men toch wil recappen de in de KNMT-handreiking genoemde een-handsmethode te gebruiken. Wanneer de behandelaar wil bijverdoven is recappen noodzakelijk.
- Het verwijderen van scalpelmesjes van een metalen re-usable heft moet handsfree gebeuren door het mesje met een chirurgisch pincet van het heft af te schuiven of met behulp van de Quicksmart (fig. 5.11b): een handig apparaatje om op een veilige manier scalpelmesjes te verwijderen direct in de naaldencontainer.
- Voorkom prikaccidenten bij het verzamelen van naalden in de container door deze voor *niet meer dan driekwart te vullen*. Naarmate de container voller wordt, komen de naalden zo dicht bij de rand dat je jezelf zou kunnen prikken wanneer je nog een naald toevoegt.
- Veilig afvoeren uit de praktijk. Dit voorkomt mogelijke prikaccidenten bij schoonmaakpersoneel of vuilnismannen. Uitgebreide informatie over hepatitis en maatregelen om besmetting te voorkomen is te vinden op ▶ www.hepatitis.nl.

Mocht zich onverhoopt toch een prik-, snij- of spataccident voordoen, dan moeten de volgende stappen worden gezet:
Er is een duidelijk en gemakkelijk te vinden protocol voor accidenteel bloedcontact aanwezig in de praktijk.
1. Er wordt contact opgenomen met het KNMT-PrikPunt, de arbodienst, de lokale GGD of de afdeling Infectiepreventie van het regionale ziekenhuis. Er worden afspraken gemaakt over verdere afhandeling van een accidenteel bloedcontact. Bij DRS is een poster verkrijgbaar met scherpe voorwerpen en veiligheid in de praktijk en wat te doen bij een prikaccident (▶ www.drs.nl) (fig. 4.16).
2. De afhandeling dient binnen enkele uren na het accident te worden afgerond.
3. De medewerker moet een accident met mogelijke besmetting met hiv, HBV of HCV doorgeven aan de werkgever, die een meldingsplicht heeft aan de Inspectie SZW (voorheen Arbeidsinspectie).

Basisprotocol bij prikaccidenten en besmetting van de slijmvliezen

De volgende stappen worden in het protocol in het kort beschreven:
Procedure bij een wond op de huid:
- Laat de wond goed bloeden (uitknijpen).
- Spoel de wond uit met kraanwater of fysiologisch zout.

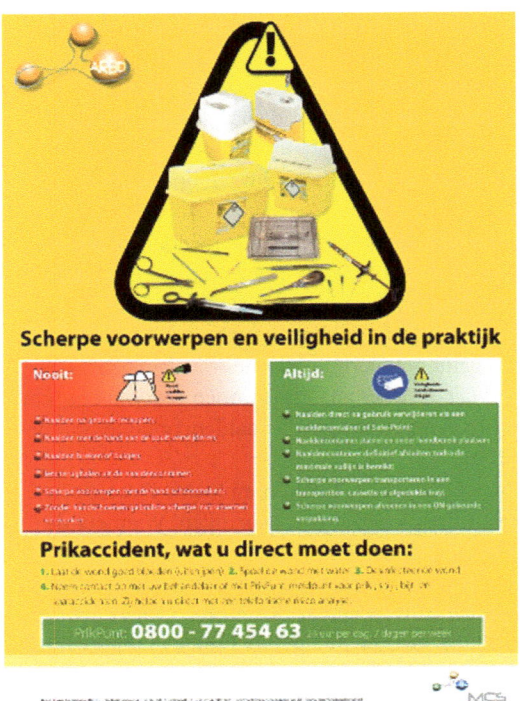

◘ **Figuur 4.16** Poster met scherpe voorwerpen en veiligheid in de praktijk en wat te doen bij een prikaccident

- Desinfecteer de wond met een handdesinfectans dat voor dit doeleinde is toegelaten op de Nederlandse markt.
- Noteer zo mogelijk alle beschikbare persoonsgegevens van de 'bron'.

Procedure bij besmetting van de slijmvliezen:
- Spoel direct met kraanwater of fysiologisch zout of gebruik een oogdouche.
- Spoel bij besmetting van de mond het spoelsel uit en slik dit niet door. Spoel met een chloorhexidine oplossing (0,12–0,2 %) gedurende 30–60 sec.
- Noteer bij verwondingen of besmetting van de slijmvliezen, zo mogelijk, alle beschikbare persoonsgegevens van de 'bron'.

Oogdouche

Wanneer ongerechtigheden in het oog/de ogen terecht zijn gekomen, moet onmiddellijk de *oogdouche* (◘fig. 4.17) worden gebruikt. De Arbowet schrijft voor dat deze voorziening in *elke* praktijk aanwezig is. Bij het spatten van hypochloriet bijvoorbeeld wordt aanbevolen om per direct (!) gedurende vijftien minuten te spoelen met schoon water. Het spreekt vanzelf dat de oogdouche niet alleen aanwezig, maar ook goed en snel bereikbaar moet zijn.

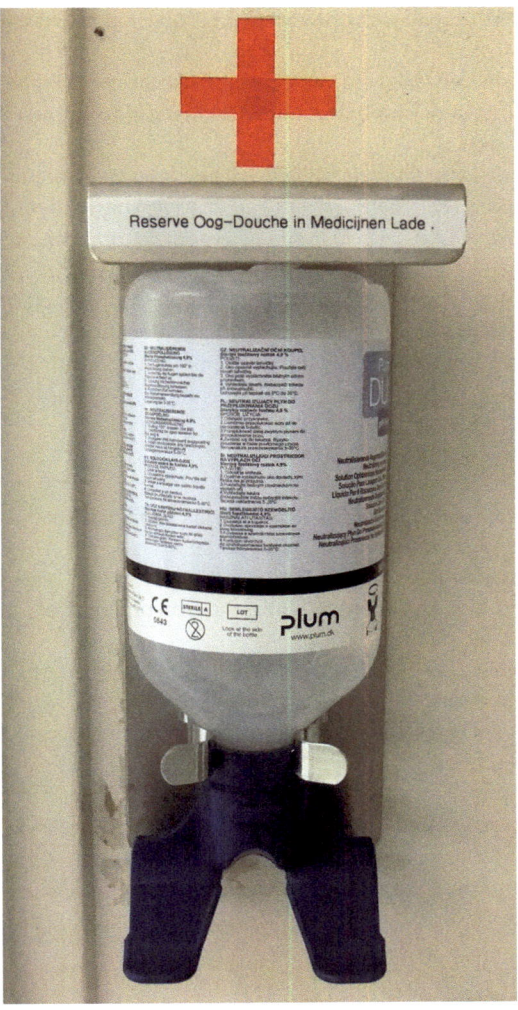

Figuur 4.17 Oogdouche

Procedure melding prikaccident

- Het prikaccident moet worden gemeld, zodat inzicht kan worden verkregen in de reële kans dat iemand geïnfecteerd raakt. In de mondzorgpraktijk moet bij de telefoon *duidelijk zichtbaar* informatie beschikbaar zijn over het te bellen telefoonnummer!
- De melding moet *binnen 2 uur* gerealiseerd zijn om een oordeel te vellen over de besmettingskans en eventueel acuut gewenst bloedonderzoek.
- Vul het Arbo-prikaccidentformulier in en stuur het op naar de arbodienst en laat direct bloed afnemen. Dit is nodig als *vergelijkingsmateriaal* bij latere onderzoeken. Het wordt aanbevolen om bij een geconstateerd verhoogd risico op overdraagbare ziekten altijd direct bloed te laten afnemen. Dit wordt een zogeheten *nulmonster* genoemd. Dit wordt niet onderzocht, maar blijft bewaard en vergeleken met bloed dat na drie en zes maanden wordt afgenomen. Indien zich gezondheidsklachten ontwikkelen in die periode kan vergelijking van de monsters aantonen of je de ziekte mogelijk al bij je droeg op het

moment van het accident of dat de besmetting door het prikaccident is opgelopen. Dit is van belang voor de verzekering!
- Laat de bron (patiënt) onderzoeken op de aanwezigheid van besmettelijke ziekten. (Bij het oplopen van letsel tijdens werkzaamheden in de sterilisatieruimte zal niet duidelijk zijn bij welke patiënt het instrument is gebruikt).
Sinds 2004 bestaat er via een arrest van de Hoge Raad de mogelijkheid de bron op besmettelijke ziekten te laten onderzoeken. Hiermee wordt voorbijgegaan aan de wetgeving omtrent bescherming van de privacy van patiënten, omdat het belang van de geprikte persoon in dit arrest zwaarder telt.
- Afhankelijk van de uitslag van het bloedonderzoek kunnen verdere stappen worden gezet. Mogelijk moet men gedurende een bepaalde (lange) tijd een antiviraal middel innemen. De bijwerkingen van dergelijke middelen zijn meestal nogal hevig.

4.3.4 Algemene richtlijnen

- Zorg voor optimale afzuiging met de grote nevelafzuiger tijdens gebruik van spraykoeling. Bij voorkeur in combinatie met de speekselzuiger (zie ▶ par. 3.3.1).
- Streef altijd naar *schoonhouden* boven schoonmaken.
- Een schone werkblad- of transportpincet bij elke patiënt is 'heilig' om instrumenten of materialen bij te pakken uit een verpakking of lade.
- Alles is dicht, behalve als het open is (alleen om even iets eruit te halen)! Dit geldt voor alle laden, kastjes en verpakkingen van materialen in de behandelruimte.
- Wen aan na gebruik de spullen weer óp het afgebakende vieze werkveld terug te leggen. Zo blijft de omgeving van het werkblad schoon.
- Pas tijdens de behandeling altijd hand(schoen)hygiëne toe voor verrichtingen die buiten de patiënt, de unit of het werkblad moeten worden uitgevoerd (handschoenen uittrekken en handen desinfecteren met handdesinfectans).
- Zorg altijd voor schone hand(schoen)en, voordat de pot met desinfectiedoekjes of de flacon met desinfectans ter hand genomen wordt.

4.3.5 Bijpakken tijdens de behandeling

Als voorbeeld wordt een viertal praktijksituaties getoond aan de hand van enkele fotoreportages.
1. Bijpakken uit een lade: gebruik de **werkbladpincet** om de handgreep schoon te houden (◘ fig. 4.18a–e).
2. Wattenrollen bijpakken: gebruik ook hier de werkbladpincet om de dispenser schoon te houden ◘ fig. 4.19a–c).
3. Nieuw matrixbandje uit voorraaddoosje op werkblad. Zorg dat het deksel van het doosje van tevoren ontgrendeld is, zodat het doosje met de werkbladpincet handsfree kan worden geopend en gesloten (◘ fig. 4.20a–c).

Om te voorkomen dat de pincetten worden verwisseld, kunnen verschillende typen worden gebruikt, bijvoorbeeld *met* ribbeltjes en *zonder* ribbeltjes (◘ fig. 4.21a, b). Een andere mogelijkheid om verwisseling te voorkomen is gebruikmaken van rubberen ringetjes om het pincet die verschillend van kleur zijn. Rood geringd voor in de mond (is gecontamineerd). Groen geringd is schoon voor buiten de mond.

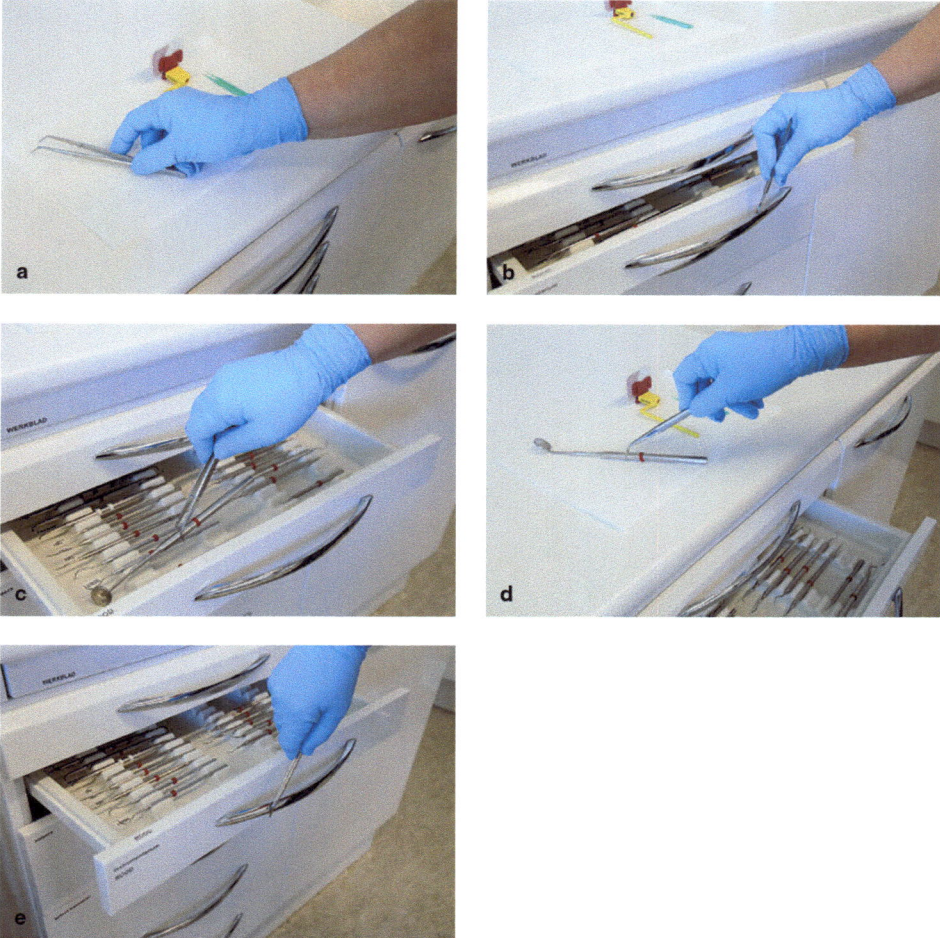

◘ **Figuur 4.18a–e** Extra mondspiegeltje pakken met behulp van werkbladpincet

4. Endopoints (bij)pakken en aangeven:
   – Gebruik de werkbladpincet om ze uit het doosje te pakken.
   – Gebruik de patiëntenpincet om ze aan te geven om in de mond aan te brengen. Wordt het voorraaddoosje met points met vieze handschoenen bediend, dan moet het naderhand gedesinfecteerd worden (◘ fig. 4.22a–c).

4.3.6 Materialen

Grootverpakkingen (met meer inhoud dan voor één behandeling) worden gemakkelijk besmet bij onzorgvuldig gebruik en het resterende materiaal in de verpakking is op *geen enkele manier* weer schoon te krijgen!

Tijdens de behandelingen wordt nog veelvuldig gebruikgemaakt van druppelflesjes, tubes en potjes. De inhoud daarvan mag *nooit* in contact komen met patiëntenmateriaal, hoezeer de verpakking ook uitnodigt voor direct gebruik in de mond!

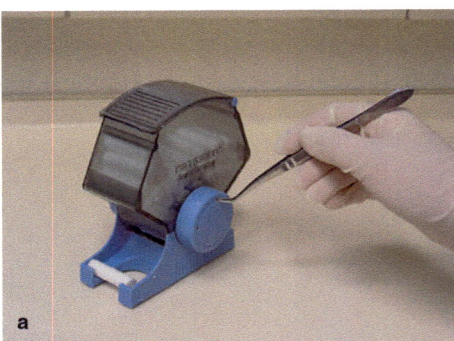
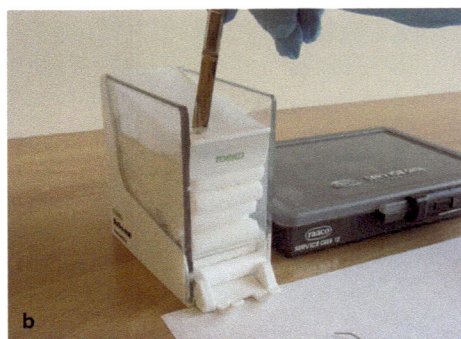
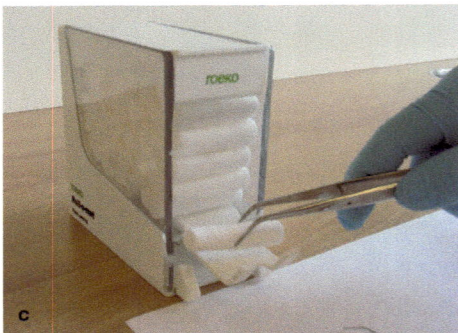

■ Figuur 4.19a–c   Wattenrollen bijpakken uit gesloten verpakkingen

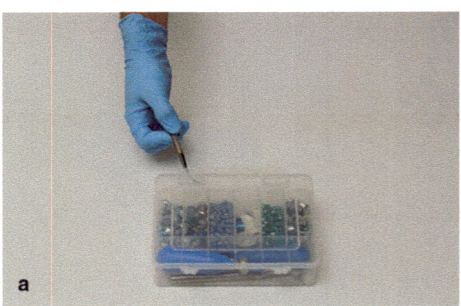
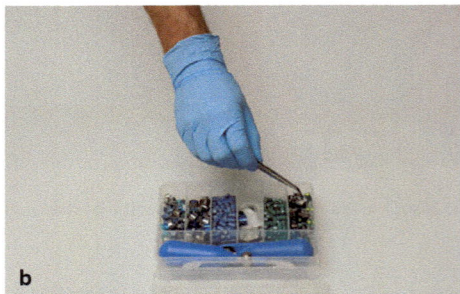
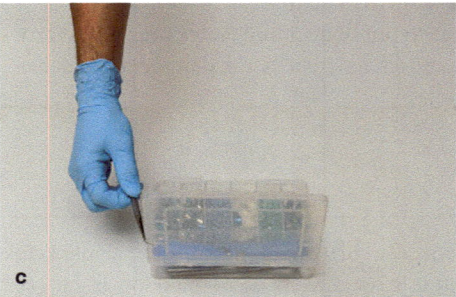

■ Figuur 4.20a–c   Matrixbandje bijpakken uit doosje op werkblad

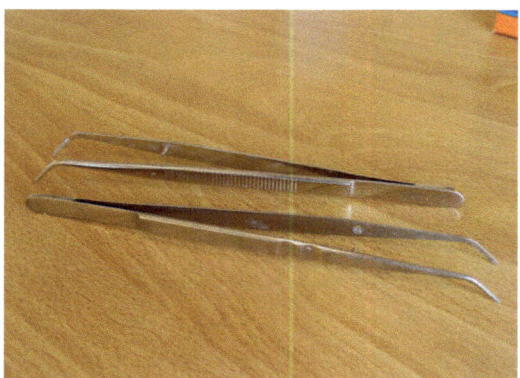

Figuur 4.21 Verschillend uiterlijk voor verschillende toepassing

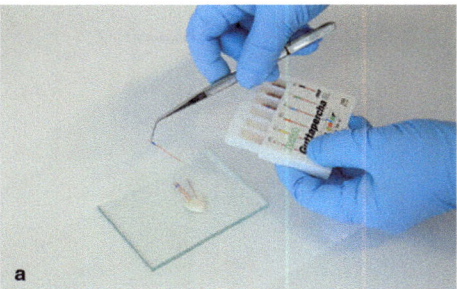 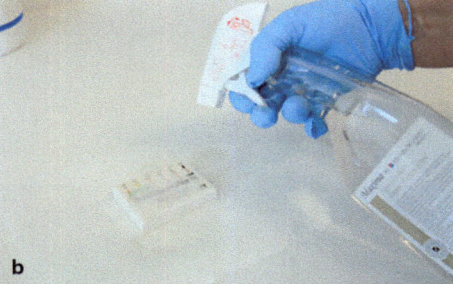

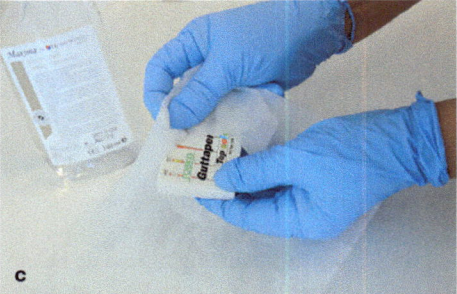

Figuur 4.22a–c a GP points met werkbladpincet uit verpakking halen. b Verpakking desinfecteren met foam. c Goed schoonwrijven met instrumentendoekje, wegleggen op schoon werkveld en aan de lucht laten drogen alvorens op te bergen

Het is mogelijk op verschillende manieren te zorgen voor een juiste verwerking van allerlei materialen. Hierna worden enkele methoden toegelicht.

In het algemeen gelden er enkele aandachtspunten voor de beschreven handelingen:
- Voorafgaand aan de behandeling kan de aangegeven methode met schone handen worden uitgevoerd. De flesjes en tubes blijven dan niet alleen vanbinnen, maar ook vanbuiten schoon! Dit scheelt erg veel tijd bij het opruimen na de behandeling.
- Sommige materialen, zoals primers, bevatten vluchtige oplosmiddelen. Gebruik dan een klein afgesloten compartiment om het materiaal van tevoren klaar te zetten.

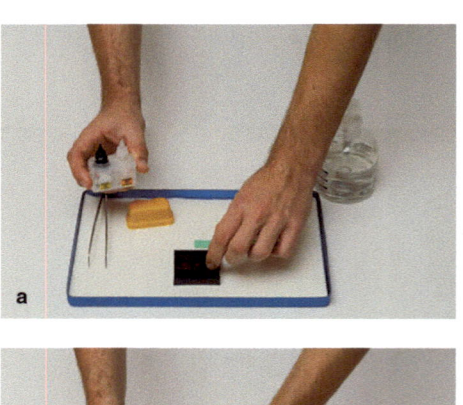
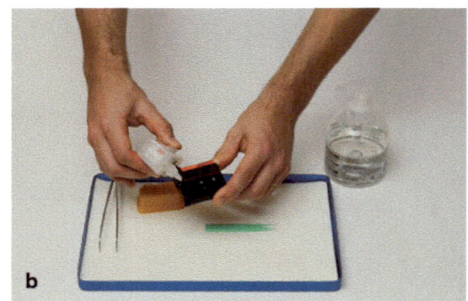
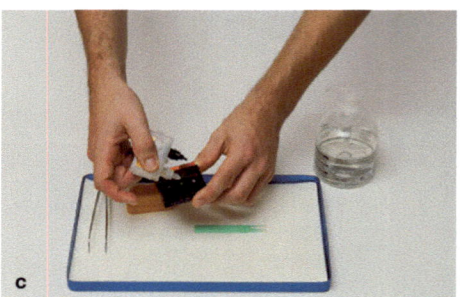
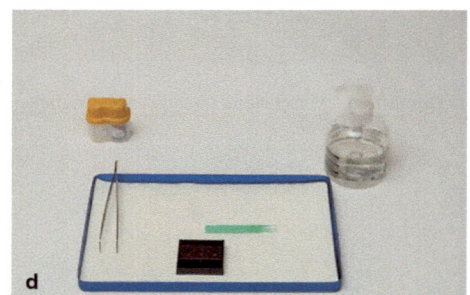
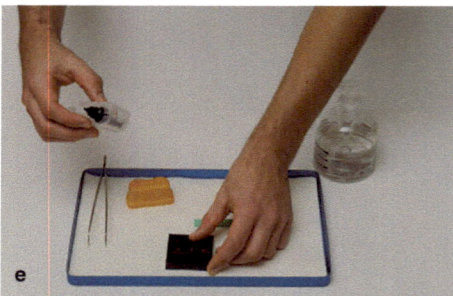

Figuur 4.23a–e   Klaarzetten primer en bonding in lichtdicht doseerbakje. Verpakking blijft schoon

Indien het een vluchtig materiaal betreft, zoals bonding, moet de handeling tijdens de behandeling plaatsvinden. De verpakking, in dit geval het flesje bonding, moet tijdens het opruimen worden gedesinfecteerd.

Mocht de verpakking door welke omstandigheden ook gecontamineerd zijn met vieze handschoenen, dan moet de verpakking uiteraard op het vieze werkveld worden teruggeplaatst! Na desinfectie komt de verpakking weer op het schone werkveld te staan (zie fig. 4.28a–i).

Deze strikte scheiding is van cruciaal belang en vraagt oplettendheid en nauwkeurigheid, ook tijdens een drukke behandeling.

- **(Lichtuithardend) materiaal**

Doe (lichtuithardend) materiaal in een afgepaste hoeveelheid voor de betreffende behandeling van tevoren in een (disposable) *dappenglaasje* of lichtdicht *doseerbakje* (fig. 4.23a–e). De verpakking blijft schoon en wordt op het schone werkveld neergezet voor het geval er bijgepakt moet worden.

4.3 · Hygiënisch en veilig assisteren aan de stoel

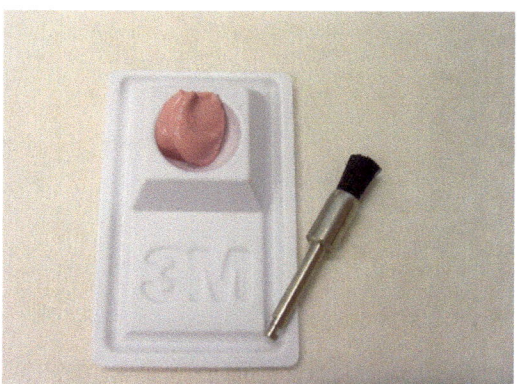

Figuur 4.24 Portie polijstpasta in disposable dappenglaasje en met disposable (!) polijstborsteltje

Uit de afgepaste portie kan tijdens de behandeling zo vaak als noodzakelijk is met hetzelfde instrument (kwastje of microbrush) worden bijgepakt. Dit is vooral een handige werkwijze bij materialen die in twee verschillende porties of voor meer elementen na elkaar beschikbaar moeten zijn (fig. 4.24). Niet alleen primer en bonding lenen zich hiervoor, maar ook sealant en cariësindicator kunnen op deze manier veilig verwerkt worden.

- **Applicator**

Gebruik een *disposable* **applicator** om het materiaal in de mond aan te brengen. Weersta de verleiding door de vorm van sommige verpakkingen, zoals het lange dunne tuutje op bijvoorbeeld deze cariësindicator en dit merk sealant (fig. 4.25).

- **Vluchtige materialen**

Vluchtige materialen moeten per behandeling bijgepakt kunnen worden, want ze kunnen niet lang van tevoren worden klaargezet. De vluchtige aceton in bijvoorbeeld de NT-bonding tast bovendien de lichtdichte oranje plastic dekseltjes van de 3M-bakjes aan.

Voor iedere applicatie afzonderlijk moet in dat geval materiaal uit het flesje gehaald worden. Applicatie met een microbrush wordt volgens een van de volgende methoden uitgevoerd:
- Laat op telkens dezelfde microbrush een nieuw druppeltje vloeistof vallen *zonder* contact met de microbrush op de applicator. De applicator kan op die manier tijdens de behandeling verschillende malen worden gebruikt. De druppels worden doorgaans wel erg groot en er treedt gemakkelijk materiaalverlies op (zie fig. 4.26).
- Houd telkens een schone microbrush direct tegen de opening voor een *zuinige dosering*. Voor *elke* volgende applicatie moet dan uiteraard een schone microbrush worden gepakt! Bij een patiënt met meerdere restauraties kan het aantal gebruikte microbrushes aardig oplopen (zie fig. 4.27).
- Pak tussentijds handsfree een nieuwe microbrush als er nog één te kort is. Het reservoir met microbrushes kan dan schoonblijven. De verpakking met bonding moet wel worden gedesinfecteerd als die met gecontamineerde handschoenen is bediend (fig. 4.28a–j).

- **Composiet**

Composiet wordt geleverd in compules. Deze zijn bedoeld voor eenmalig gebruik. Let op dat cartridgehouders door hun vormgeving erg slecht tot niet te reinigen en desinfecteren zijn.

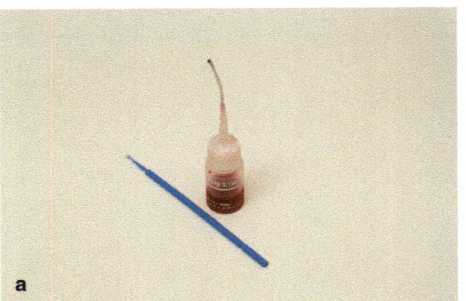
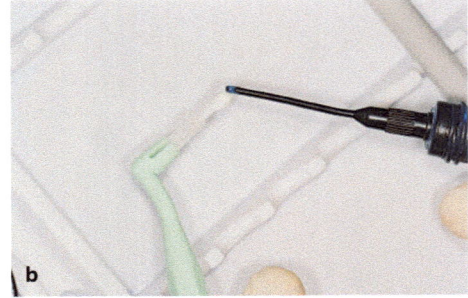

◘ **Figuur 4.25** a Cariësindicator appliceren op microbrush, ondanks de verleidelijke vorm van de verpakking. b Sealant aanbrengen met kwastje, ondanks de verleidelijke vorm van de verpakking

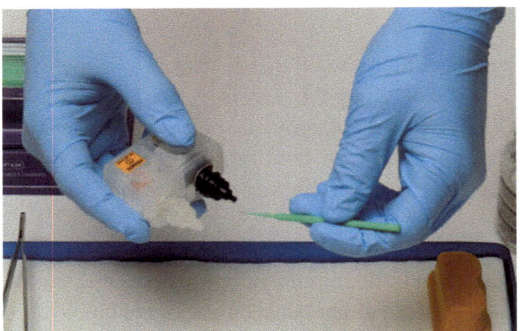

◘ **Figuur 4.26** Voor schoon doseren geen contact tussen flesje en microbrush, geeft (te) grote druppels

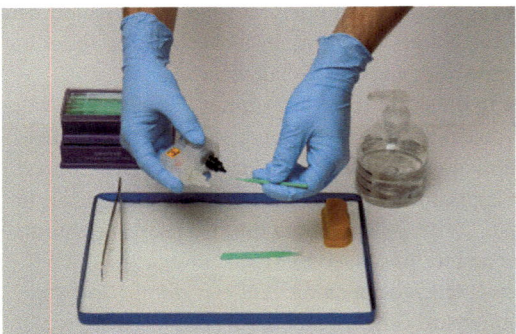

◘ **Figuur 4.27** Voor zuinig doseren direct contact tussen flesje en microbrush

Voorzie deze pistolen dus van een afdekfolie om ze schoon te houden (zie ◘fig. 4.2e)! Er zijn ook cartridgehouders die wel bestand zijn tegen de temperatuur van de thermodesinfector (◘fig. 4.29).

■ **Mengblokjes**
Het gebruik van traditionele papieren mengblokjes past niet in een hygiënische bedrijfsvoering, tenzij uiterst zorgvuldig met 100 % handhygiëne gewerkt kan worden met deze niet te reinigen (!) papieren hulpmiddelen. In de praktijk zal dit gezien de aard van de werkzaamheden rondom het mengen van materialen niet goed mogelijk zijn. De keus moet dan vallen op

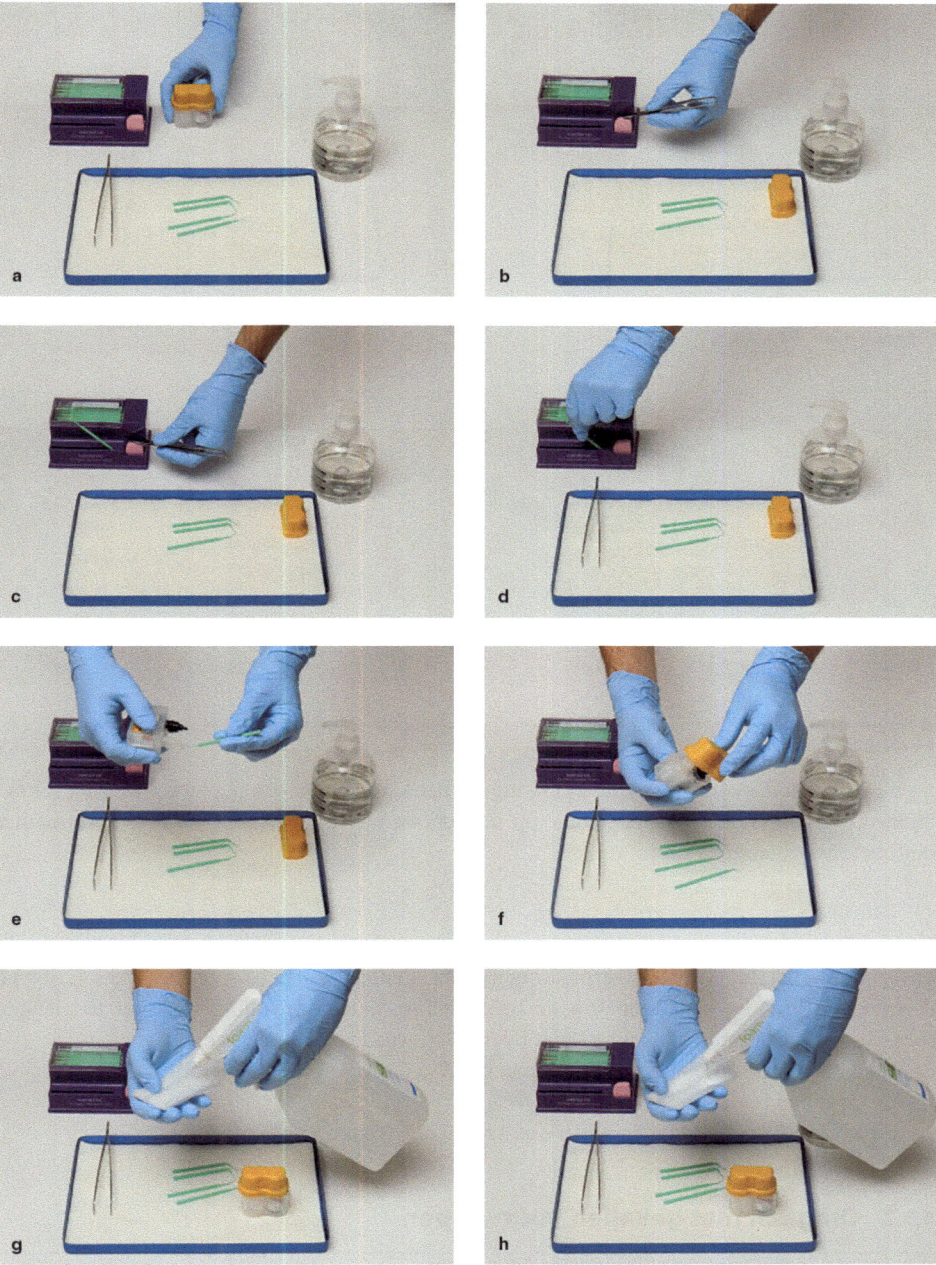

Figuur 4.28 a–j Hygiënisch en zuinig doseren: voor elke applicatie schone microbrush, eventueel handsfree bijpakken extra microbrush; na de behandeling moet de verpakking gedesinfecteerd worden

het mengen op een siliconen of glazen mengplaatje, dat na gebruik in de thermodesinfector kan. Een andere optie is te kiezen voor materiaal dat in hygiënische mengtips aangereikt kan worden.

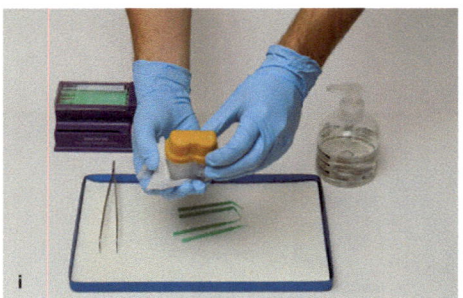 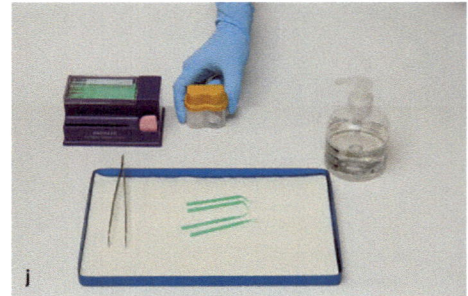

◘ **Figuur** 4.28 Vervolg

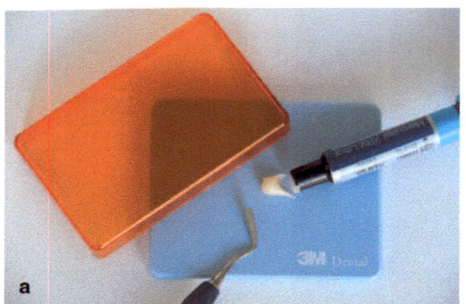 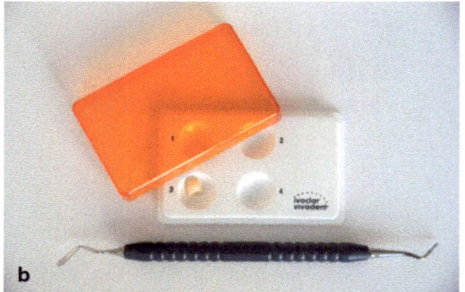

◘ **Figuur** 4.29 Composiet lichtdicht klaarleggen op een reinigbaar blokje of schaaltje

Bij een aantal materialen is de oplossing bij het klaarleggen één papiervel van het mengblokje af te scheuren. Het mengblokje op het schone werkblad neerleggen. Op deze manier blijft het mengblokje schoon.

- **Cementen en noodvullingen**

Ga er altijd van uit dat de verpakking met schone handen wordt vastgepakt! Indien dit onverhoopt niet lukt, zet de verpakking dan zorgvuldig op het vieze werkveld terug en desinfecteer grondig na afloop van de behandeling. Een noodvulling van niet te mengen (één-component)materiaal kan als volgt hygiënisch worden klaargemaakt:

– Haal het materiaal met een schone spatel of Ash 6 uit het potje of de tube.
– Draai er een bolletje van.
– Bied het aan op de dikke kant van een Ash 49 of leg het op de tray.

4.3.7 Omgaan met gevallen voorwerpen

- **Instrumenten en materialen**

Indien ze op dat moment elders nog schoon voorhanden zijn, kunnen gevallen instrumenten of materialen eenvoudig met de voet worden weggeschoven tegen een kast. Ze moeten in ieder geval niet in het gebied blijven liggen waar de wieltjes van een behandelstoel kunnen komen. Nieuw materiaal en instrumentarium moeten worden (bij)gepakt zoals beschreven in de vorige paragraaf (◘fig. 4.30).

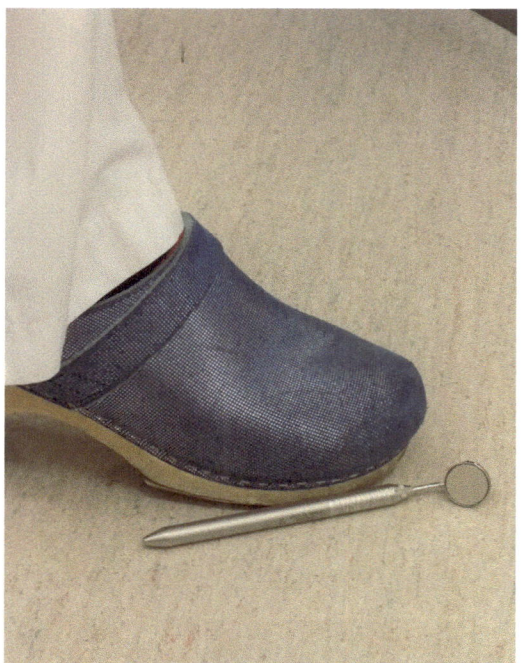

Figuur 4.30 Instrument met de voet 'uit de loop' wegschuiven

- **Apparatuur**

Als voorbeeld wordt een fotoreportage getoond van een manier om een gevallen afzuiger weer in gereedheid te brengen tijdens de behandeling (fig. 4.31a–o). Hierbij wordt geen gebruikgemaakt van een sleeve.

N.B. Het gebruik van sleeves is een goed streven; schoonhouden verdient de voorkeur boven schoonmaken. In een groot deel van de mondzorgpraktijken wordt het gebruik van sleeves niet toegepast vanwege de kosten. Daarnaast neemt het aanbrengen van sleeves ook tijd in beslag net als het schoonmaken, desinfecteren.

Er zijn vele wegen die naar Rome leiden, als het resultaat van iedere werkwijze maar is dat er weer een schone afzuiger gebruikt wordt.

Oefenen in de eigen praktijksituatie en uitschrijven van de stappen in een protocol kunnen duidelijkheid en houvast bieden bij het leren omgaan met deze onverwachte situaties, die op zo'n moment nooit erg veel tijd mogen kosten om op te lossen.

- Pak de gevallen afzuigslang met afzuigbuis en verwijder de afzuigbuis.
- Doe beide handschoenen uit.
- Deponeer handsfree in de prullenbak.
- Desinfecteer je handen en trek nieuwe handschoenen aan.
- Spray ruim alcohol 80 % in een tissue.
- Desinfecteer de afzuigslang.
- Doe beide handschoenen uit.
- Deponeer handsfree in de prullenbak.
- Desinfecteer je handen en trek nieuwe handschoenen aan.
- Maak de afzuiger weer gebruiksklaar door een afzuigbuis te plaatsen.

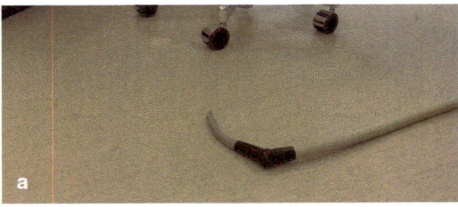
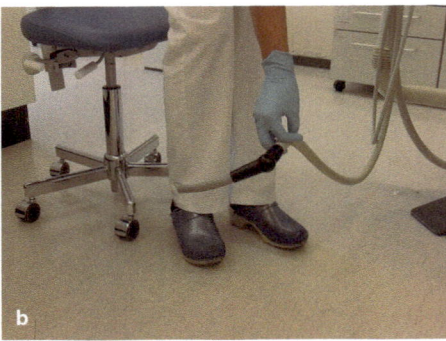
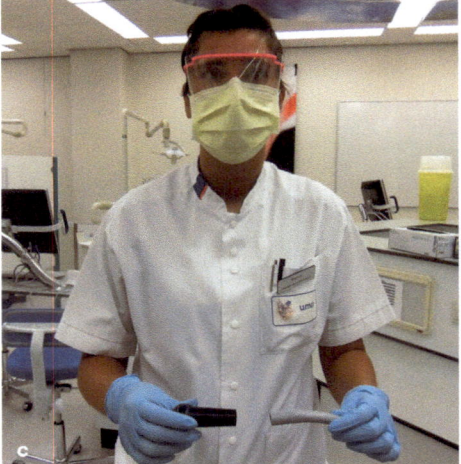
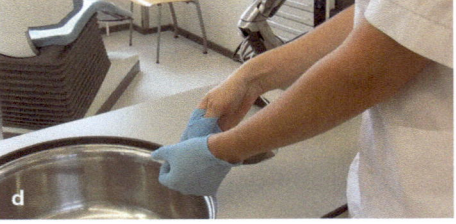
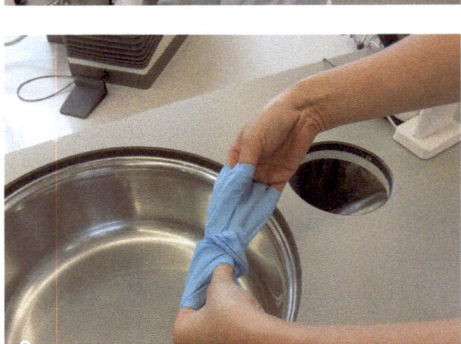
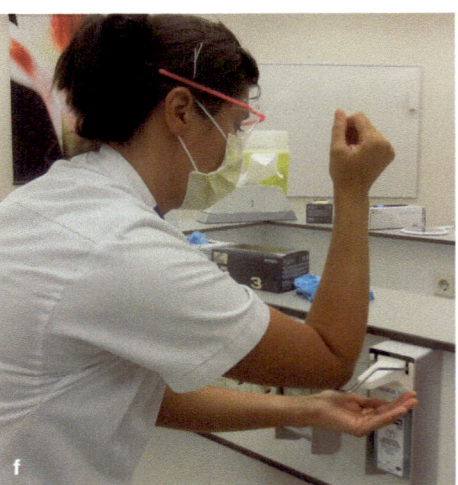
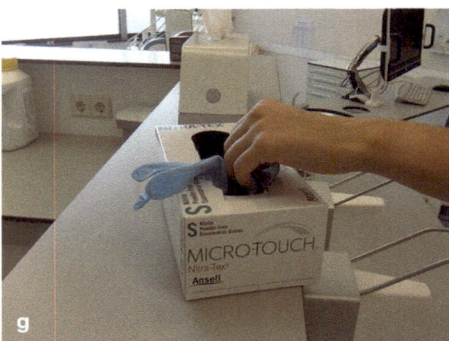
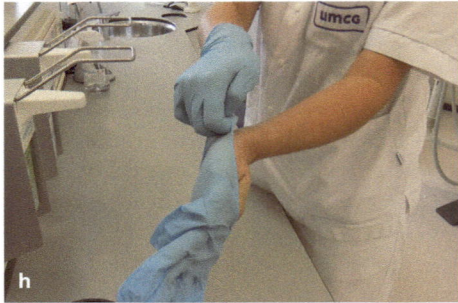

Figuur 4.31 a–o Routing van gevallen afzuiger. Zie als toelichting de daarvoor uitgeschreven stappen in de tekst

4.3 · Hygiënisch en veilig assisteren aan de stoel

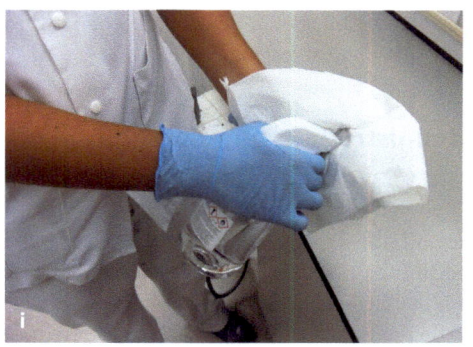
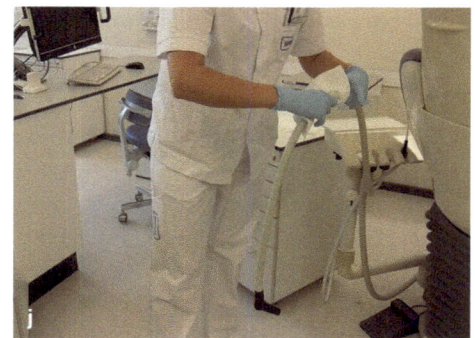
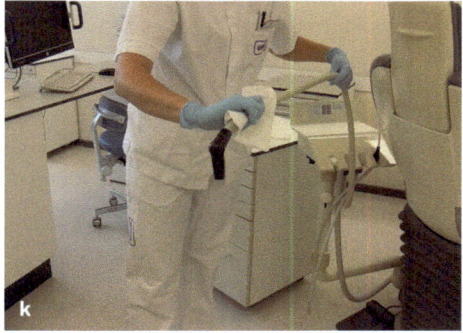
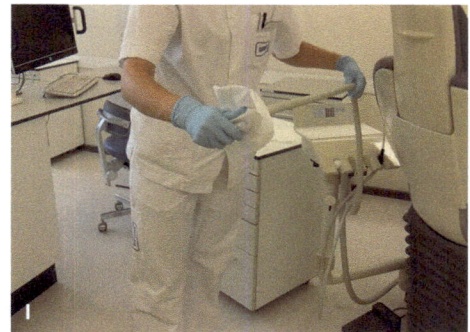
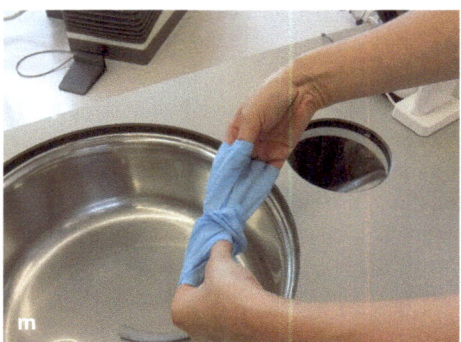
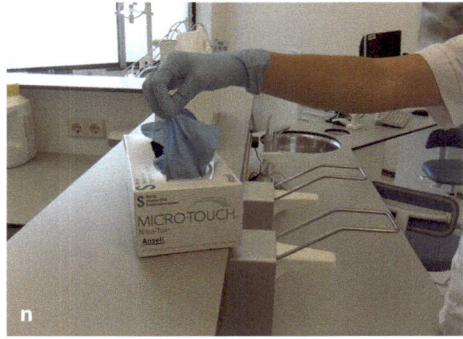
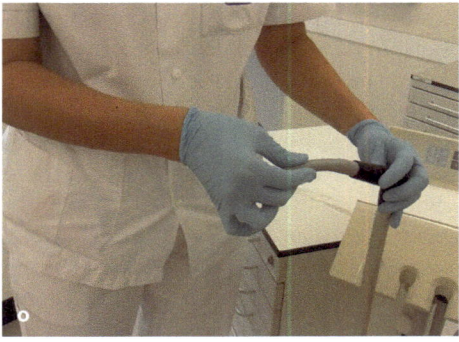

◘ **Figuur 4.31** Vervolg

Bij een herbruikbare afzuiger wordt het geheel zolang even snel in de wasbak gedeponeerd ('geparkeerd').

4.3.8 Uitvoeren van noodzakelijke administratieve handelingen

- **Bekijken van het patiëntendossier en andere formulieren**

Het patiëntendossier en andere formulieren moeten buiten de spatzone opengeslagen op het werkblad liggen. Het patiëntendossier bijhouden binnen de spatzone is toegestaan, mits de gebruikte materialen te reinigen/desinfecteren zijn of afgedekt zijn met disposables.

Tijdens de behandeling kan de behandelaar of de assistent zich handsfree informeren door naar het patiëntendossier toe te rijden. Voer in het uiterste geval eerst handhygiëne uit (zie ▶ par. 4.2.2). Pas daarna kan het patiëntendossier worden opgepakt of omgedraaid.

- **Opzoeken en presenteren van röntgenfoto's**

Bij voorkeur staan relevante röntgenfoto's al op het computerscherm of op de lichtbak als de patiënt binnenkomt. Dit voorkomt zoeken tijdens de behandeling. Als er toch een foto moet worden opgezocht, zorg dan altijd eerst voor voldoende handhygiëne. Voor digitale röntgenfoto's gelden de gebruiksregels als voor gebruik van de computer.

- **Gebruik van de computer**

Het gebruik van de computer tijdens een behandeling is bijna niet te voorkomen, omdat in de regel slechts één onderdeel van het patiëntendossier op het beeldscherm wordt weergegeven: de behandelkaart óf de digitale röntgenfoto's óf de opmerkingen, enzovoort. Enkele muisklikken tijdens de behandeling zijn vaak onvermijdelijk.

Alléén met een regime van *strikte hand(schoen)hygiëne* mag de computer of de muis tijdens de behandeling bediend worden (◘ fig. 4.32). De computer moet zich buiten de spatzone bevinden en zodanig zijn beschermd dat zich *geen stof* kan nestelen tussen de toetsen. Het is aan te bevelen een 'glad' en afneembaar toetsenbord te gebruiken. Prachtig uitgevoerde glazen toetsenborden, met geïntegreerde muisfunctie zijn beschikbaar voor een plek in de behandelruimte (◘ fig. 4.33a, b). De gladde bovenzijde is heel goed te desinfecteren, zodat het toetsenbord tijdens de behandeling bediend kan worden.

Er zijn medische toetsenborden verkrijgbaar; deze zijn afneembaar en waterdicht en beschikken over een aan- en uitschakelaar. Dit voorkomt toetsaanslagen wanneer je het toetsenbord aan het schoonmaken bent, zie ook ▶ www.medisch-toetsenbord.nl.

Bij voorkeur vindt het invoeren van de verrichtingen, het noteren van opmerkingen en dergelijke echter na afloop van de behandeling plaats! In de tijd dat de assistent zich concentreert op de reiniging en desinfectie van de unit, kan de behandelaar zich concentreren op de administratie.

Om de procedure van goede handhygiëne te omzeilen, kan het toetsenbord en/of de muis vóór *elke* behandeling worden voorzien van schone (eventueel zelfklevende) afdekfolie (◘ fig. 4.34a, b). Het gebruik van normaal doorzichtig huishoudfolie (vershoudfolie) is echter te tijdrovend en ongemakkelijk om dit bij elke patiënt te herhalen. De verleiding kan dan ontstaan om het dunne folie te desinfecteren, wat trouwens zeker niet eenvoudig is. Bij voorkeur wordt zowel uit hygiënisch als praktisch oogpunt een desinfecteerbaar en **stofvrij** toetsenbord gebruikt (◘ fig. 4.33a, b). Bedenk bovendien dat het folie erg schittert door de felle verlichting in de behandelkamer, wat nogal storend is bij het typen.

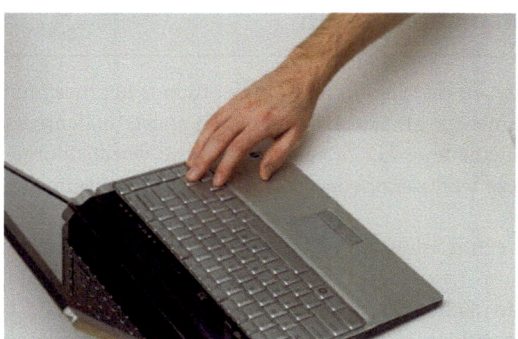

◘ **Figuur 4.32** Handschoenen uit om toetsenbord schoon te houden

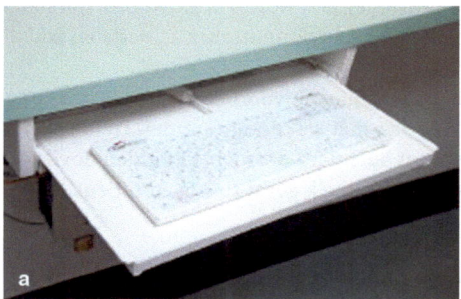 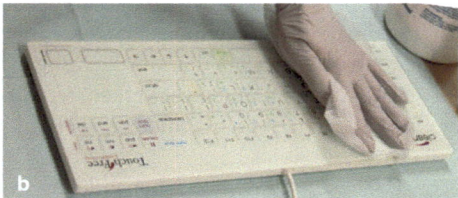

◘ **Figuur 4.33a, b** Desinfecteerbaar en stofvrij toetsenbord

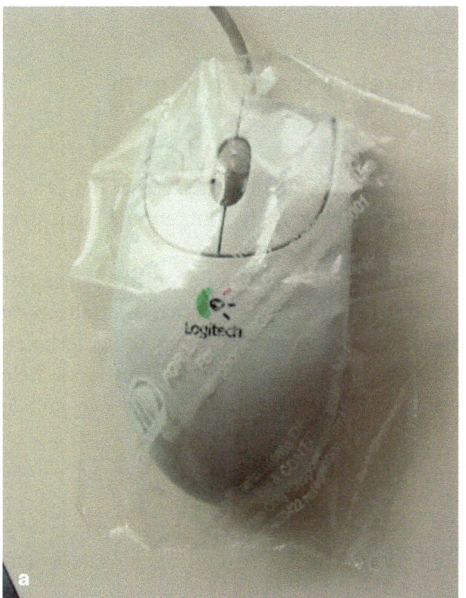 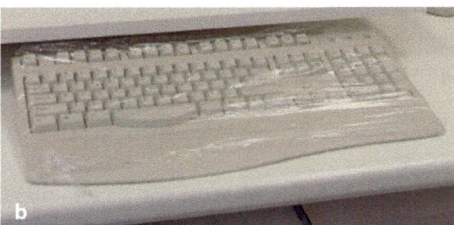

◘ **Figuur 4.34a, b** Afplakken met folie om schoon te houden, bij elke patiënt nieuw folie!

4.3.9 Schoon telefoneren en/of afspraken maken

De schoonste manier om afspraken te maken en de telefoon te beantwoorden is het inrichten van een aparte balie buiten de behandelkamer en het aanstellen van een aparte baliemedewerker. Bij afwezigheid van een aparte baliemedewerker of een telefoon die wordt doorgeschakeld naar de behandelkamer, zullen deze werkzaamheden door de stoelassistent moeten worden uitgevoerd.

Beperk het 'tussendoor' doen ervan tot een minimum met behulp van de volgende maatregelen:
- Vraag de patiënt na de behandeling in de wachtkamer plaats te nemen. Maak dan eerst alles schoon en gereed voor de volgende patiënt. Maak pas daarna een nieuwe afspraak met de patiënt.
- Zorg ervoor dat wanneer de behandeling echt even de aanwezigheid van de assistent vereist, de telefoon, nadat hij een aantal keren is overgegaan, wordt 'beantwoord' door een bandje. Patiënten kunnen dan later terugbellen of hun telefoonnummer achterlaten zodat ze kunnen worden teruggebeld.
- Stel beperkte belmomenten in voor het algemene nummer, bijvoorbeeld van 8.00 tot 13.00 uur. Buiten die uren staat de beantwoorder aan met een noodnummer. Het ochtendprogramma kan dan worden aangepast en wat 'luchtiger' worden gehouden om de telefoontjes te kunnen verwerken, terwijl deze aanpak in elk geval rust geeft tijdens de behandelingen van het middagprogramma.

Moet de telefoon tijdens een behandeling worden opgenomen, zorg dan altijd eerst voor voldoende hand(schoen)hygiëne en trek daarna het mondneusmasker af. (Het is niet uitgesloten dat bij het vooroverbuigen voor typen of schrijven het gecontamineerde mondneusmasker een bron voor smeercontaminatie wordt.)

4.4 Hygiënisch vervaardigen en ontwikkelen/scannen van röntgenfoto's

Het is van groot belang alle apparatuur voor het maken van röntgenfoto's en voor het proces van de beeldvorming schoon te houden. Dit geldt dus zowel voor de röntgenbuis, de timerknop, computers en scanners als voor traditionele ontwikkelautomaten.

Voor het vervaardigen van de röntgenfoto's moet strikte handhygiëne worden toegepast bij het manipuleren van de röntgenbuis. Bij het instellen wordt namelijk vaak niet alleen de röntgenkop maar ook een van de knikarmen verplaatst. Het is daarom nooit te achterhalen wáár de röntgenbuis en de knikarmen precies gecontamineerd zijn. Dit betekent dat de hele röntgenbuis, inclusief de hele knikarm gedesinfecteerd zou moeten worden na één enkele opname.

> Hier geldt dus ook de regel: schoonhouden is beter dan schoonmaken!

Na het in de mond plaatsen van de foto met instelapparatuur wordt voor goede hand(schoen)hygiene gezorgd alvorens (!) de röntgenbuis vast te pakken.

Richten van de buis en afdrukken van de timer gebeurt dan met schone handen. De röntgenbuis wordt aansluitend naar de vaste parkeerpositie weggedraaid. Vervolgens wordt de foto uit de mond genomen door de instelapparatuur vast te pakken en de foto op het vieze werkveld neer te leggen.

Voor een vervolgopname wordt de röntgenbuis rond het hoofd van de patiënt bewogen in de richting waar de volgende röntgenfoto gemaakt moet worden. Bij het plaatsen van de beelddrager voor de volgende opname wordt een van beide handen doorgaans weer vies. Pas dan opnieuw goede hand(schoen)hygiëne toe, voordat de röntgenbuis gericht wordt en er afgedrukt kan worden.

Daarna kunnen de foto's verwerkt worden zoals hierna is beschreven.

4.4.1 CCD-sensor

- Het vooraf instellen van de computer om de opname te ontvangen, moet met een schone hand(schoen) gebeuren!
- Pak na de opname(n) het snoer van de sensor met een schone hand vast, net onder de beschermhoes.
- Trek met de andere (vieze) hand de beschermhoes van de sensor af en gooi die direct in een handsfree prullenbak (of tijdelijk in de wasbak).
- Leg de sensor voorzichtig weg op een schoon werkveld.
- Handhygiëne toepassen.
- Plaats een schone sleeve om de sensor en hang de sensor, startklaar voor de volgende opname, in zijn beschermhouder terug. Indien de sensor zich in de behandelruimte bevindt en er kan aerosol neerdalen op de sensor, dan is het verstandig om pas bij het volgende gebruik een nieuwe sleeve aan te brengen of gebruik te maken van dubbele sleeves. Op het moment van gebruik kan de buitenste beschermsleeve dan eenvoudig verwijderd kan worden.

4.4.2 Analoge röntgenfoto's met beschermfolie

- Laat de foto uit de beschermfolie *handsfree* op een schoon oppervlak *vallen*.
- Deponeer het hoesje direct aansluitend in een handsfree prullenbak.
- Trek de handschoenen uit en neem de foto's mee naar de ontwikkelautomaat.
- Voer de foto's in de ontwikkelautomaat in (◘ fig. 4.35).

4.4.3 Analoge foto's zonder beschermfolie en fosforplaatjes

- Spoel de beelddragers na een opname af onder de kraan en/of maak ze schoon met een van tevoren (!) klaargelegd nat desinfectiedoekje.
- Laat de schoongemaakte foto's op een schoon werkveld vallen.
- Trek de handschoenen uit en desinfecteer de handen.
- Neem de foto's van het schone werkveld op en vervoer ze naar de scanner of de ontwikkelautomaat.
- Verwerk de foto's volgens voorschrift.

Voor het verwerken van fosforplaatjes waarbij ook kartonnen binnenhoesjes gebruikt worden, is een aparte werkwijze mogelijk (◘ fig. 4.36a–c). Het hoesje van het fosforplaatje wordt door de tandarts opengescheurd en het plaatje wordt door de assistent met een schone hand aangepakt, direct uit de verpakking.

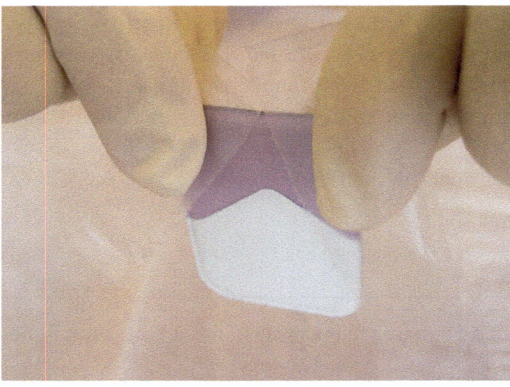

Figuur 4.35 Laat de foto vallen op een schoon werkveld, trek handschoenen uit, desinfecteer de handen en ontwikkel de foto

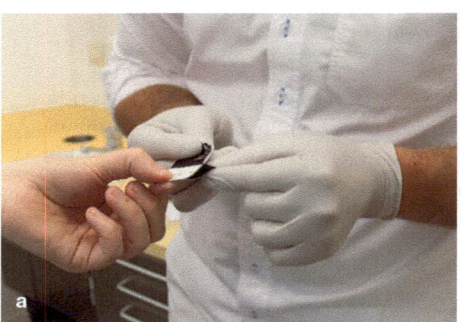
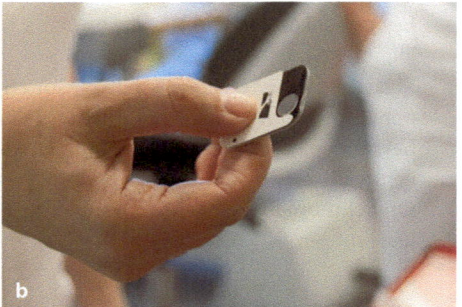
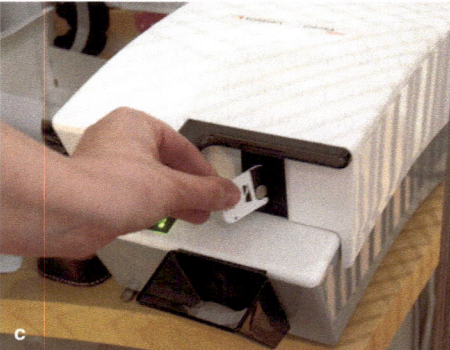

Figuur 4.36a–c Handsfree scannen van fosforplaatje, zie tekst voor toelichting

- Vervoer naar de scanner is nu direct mogelijk zonder extra schoonmaakhandeling. Het plaatje wordt vanuit het kartonnetje in de scanner ingevoerd en vervolgens in het kartonnetje weer 'opgevangen'.
- Na het scannen van de fosforplaatjes kan er naar keuze direct aansluitend of vlak voor het volgende gebruik een nieuw hoesje aangebracht worden.

4.5 Reiniging na de behandeling

In deze paragraaf wordt ingegaan op de 'stoelgebonden' nazorg. In ▶H. 5 komen de handelingen 'achter de schermen' aan de orde.

> Het vernevelen van alcohol is niet toegestaan, vanwege het gezondheidsrisico dat ontstaat door inademing van dit desinfectans.

Het met behulp van een sprayflacon gevuld met alcohol impregneren van een instrumententissue en die gebruiken voor oppervlaktedesinfectie van de unit is (nog) toegestaan.

> Draag *altijd* handschoenen bij desinfectie met behulp van alcohol om kruisbesmetting te voorkomen en omdat ook (met name!) de beroepsmatige opname van alcohol via de *huid* tot gezondheidsschade kan leiden.

4.5.1 Algemene richtlijnen

- Zorg ervoor dat de pot met desinfectiedoekjes of de desinfectieflacons altijd met schone (gedesinfecteerde) hand(schoen)en worden vastgepakt.
- Voer complexe handelingen met een goede *routine* uit.
- Houd rekening met een spatzone van twee meter en desinfecteer alle materialen en apparatuur binnen deze ruimte.
- Laat de **schoonmaakroutine** niet verstoren door afleiding en gesprekjes.

> Alle ongebruikte steriele instrumenten die in ongeopende verpakking op het (schone) werkblad gelegen hebben (om bij de hand te zijn) mogen nooit terug in de lade of kast waar ze vandaan kwamen!
> Deze ongebruikte instrumenten moeten *altijd* in de sterilisatieruimte opnieuw worden verpakt (in laminaatzakken) en gesteriliseerd! Het steriel verpakt instrumentarium dient voorzien te worden van een datum. Deze datum is zes maanden na de verpakkingsdatum. Dus wordt het instrument op 17 december 2017 verpakt dan is de expiratiedatum 17 juni 2018, mits gebruikgemaakt wordt van een gesloten bak als extra beschermmiddel in een afgesloten kast. Zie ook ▶par. 5.3.2.

4.5.2 Werkblad

Direct aansluitend aan de behandeling, op het moment dat de patiëntenstoel in de uitstapstand komt, kan het werkblad alvast worden opgeruimd.
Soms kan de assistent deze werkzaamheden al uitvoeren als de behandelaar een restauratie aan het afwerken is zonder spraykoeling.

- Vuile zone op het werkblad
- Verplaats de gebruikte spatel, het mengblok (1 vel van een mengblok gebruiken), glasplaatje, *composietpistool* (!), cofferdam en eventueel overige tangen, endo-instrumenten, dappenglaasjes (of gebruik een disposable dappenbakje) en dergelijke van het vieze werkblad naar de behandeltray om af te voeren naar de sterilisatieruimte.
- Gooi disposables weg (met vieze handschoenen) ook de hygiënehoezen van de diverse slangen zoals de afzuigslangen, de uithardingslamp en andere instrumenten.

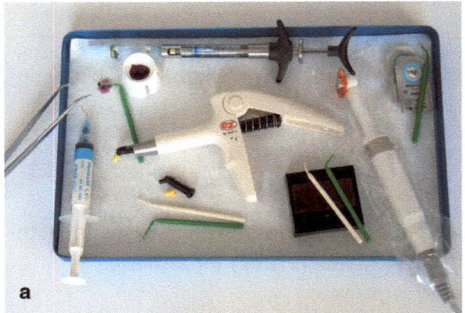
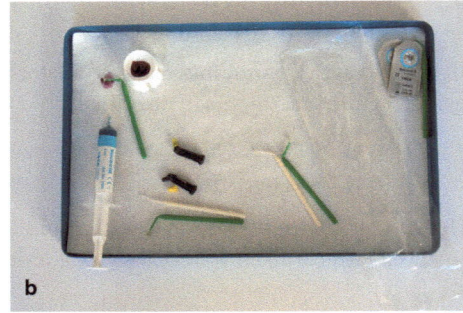
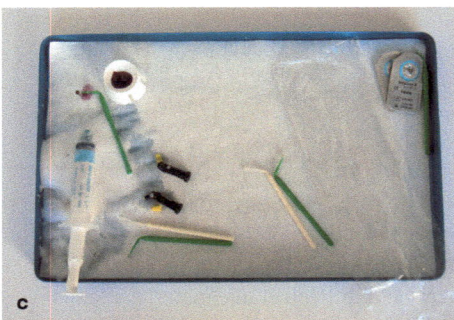
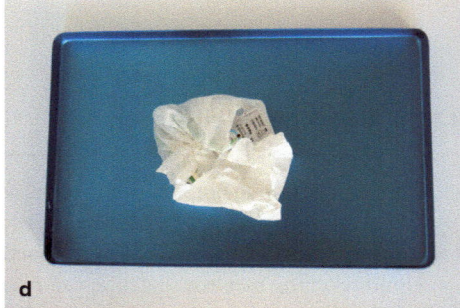

Figuur 4.37a–d Verwerken na de behandeling van materialen op het werkblad

- Draai de tipjes van de etsgel en andere spuitjes die gebruikt zijn en werp ze in de naaldencontainer.
- Pas adequate hand(schoen)hygiëne toe.
- Pak de flacon met (schuim) desinfectans en/of zorg voor een instrumentendoekje dat goed nat is van het desinfectiemiddel. Dit kan ook een papieren handdoekje zijn waarop nevelvrij 80 % alcohol wordt geprayd. Geen tissue of servet, die gaat te snel kapot!
- Verspreid desinfectans als een foam op de te desinfecteren materialen op het vieze werkveld.
  Dit mogen hooguit enkele (ongebruikte) compules composiet zijn, etsgel- of flowable composietspuitjes. Indien het niet mogelijk was om bijvoorbeeld bondingflesjes schoon te *houden,* dan die natuurlijk ook ◘ fig. 4.37a–d).
- Maak alle gecontamineerde materialen en verpakkingen *stuk* voor *stuk* schoon met een goed vochtig desinfectiedoekje en leg ze weg op de schone zone van het werkblad.
- Neem de inwerktijd van het gebruikte desinfectans in acht.
- Ruim daarna alles op in de betreffende laden of kastjes.
- Voer het kleine afval af.
- Desinfecteer tot slot altijd het *lege opgeruimde* werkblad.

> Let op: Het reconditioneren (hergebruiken) van aangebroken composiet compules is op grond van de aanwijzingen in de richtlijn (categorie B, minimaal thermodesinfectie!) niet toegestaan.

Ook volgens de fabrikant zijn de tipjes om materiaaltechnische redenen niet geschikt voor hergebruik. Door de toegepaste druk op het materiaal tijdens het spuiten kan langzaam ontmenging van het materiaal optreden.

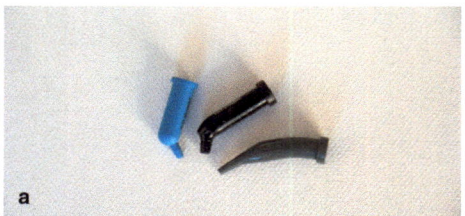
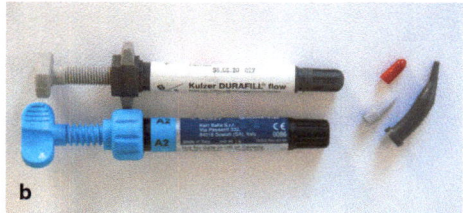

Figuur 4.38 **a** Composiethygiëne: voor elke patiënt een nieuwe compule. **b** Zelf te vullen compules met verschillende vorm van de uitstroomopening

Om onnodig verlies van het dure composiet tegen te gaan, kan gebruikgemaakt worden van zelf te vullen composiettips met meer of minder vulling, respectievelijk voor grote of kleine restauraties. Sommige zelf te vullen tips hebben bovendien het voordeel dat ze een slankere tip hebben, waarmee diepe plaatsen van de preparatie beter bereikt kunnen worden (fig. 4.38).

- **Klein afval**

Klein afval kan aan de stoel als volgt worden verwerkt:
- Verzamel de verpakkingen van voorgedoseerde materialen en gebruikte disposable kwastjes/borsteltjes op het traypapier van het vieze werkveld.
- Vouw het traypapier dicht en neem de gevormde prop in de hand. Dit kan ook met de patiëntenservet gedaan worden.
- Werk de prop in de handschoen weg door de handschoen over de prop terug te slaan.
- Neem de handschoen met ingesloten prop in de andere hand(schoen) en herhaal de vorige actie.
- Gooi de ingesloten prop in de dubbele handschoenen in een handsfree prullenbak (fig. 4.39).

4.5.3 Behandeltray, -stoel en -unit

- Het recappen van de naald van de anesthesiespuit is verboden. De naald dient te worden verwijderd met behulp van de daarvoor gemaakte opening van de speciale veilige naaldencontainer (fig. 5.10b), op zo'n manier dat de hand niet in aanraking komt met de gebruikte naald. Er zijn ook apparaten op de markt waarbij de naald elektrisch wordt verwijderd (fig. 5.11b). Gebruik bij voorkeur disposable scalpelmesjes. Verwijder scalpelmesjes anders met behulp van een stevige pincet en laat ze eveneens direct in de naaldencontainer verdwijnen. Beide handelingen gebeuren bij voorkeur in de sterilisatieruimte.
- Koppel hand- en hoekstukken en meerfunctiespuit af (disposable tip weggooien).
- Haal de afzuigers uit de slangen, pak de hoofdsteunzak en gooi disposables weg.
- Spoel de afzuigslang kort door met schoon water, mits gebruikt.
- Spoel het spittoon ruim door met water na iedere patiënt (mits gebruikt). Verwijder indien nodig eerst resten afdrukmateriaal en dergelijke (zichtbaar vuil) en reinig met een tissue met water en detergens.
- Breng de tray naar de sterilisatieruimte of zet de tray in de daarvoor bestemde (tray)kast (fig. 4.40).
- Desinfecteer de handen en doe schone handschoenen aan.
- Neem, indien aanwezig, *zichtbare verontreiniging* weg van de unit.

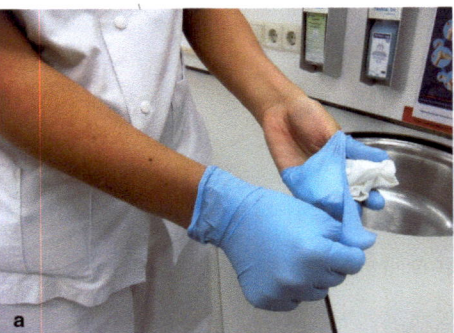
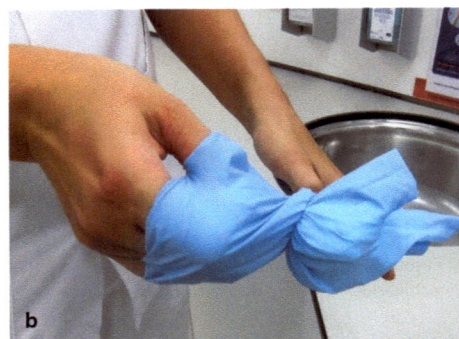
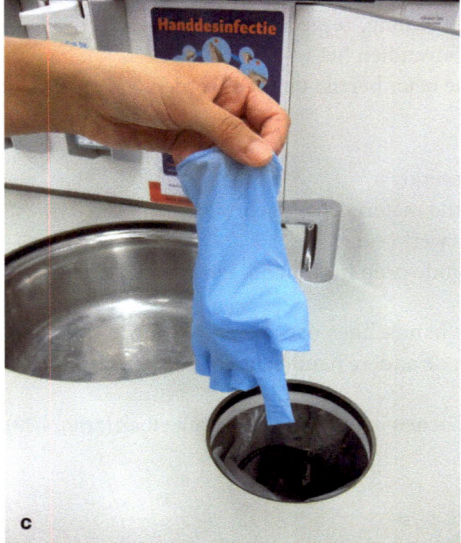

Figuur 4.39a–c Klein afval verwerken in de onderzoekshandschoenen tot één prop

Feitelijk moet nu eerst volledige reiniging plaatsvinden alvorens te desinfecteren. Omwille van de praktische uitvoerbaarheid is echter alleen **zichtbare vervuiling** weggenomen en vindt direct aansluitend de routinematige desinfectie plaats. Deze methode geldt als 'second best' en is voor toepassing bij mondzorgapparatuur gebruikelijk.

- De desinfectie van de unit wordt in de volgende stappen gerealiseerd:
    - Spray een foam desinfectans over alle te desinfecteren oppervlakken.
    - Pak een (desinfectie)doekje en doordrenk het met desinfectans.
    - Neem vervolgens alle onderdelen apart af met het natte desinfectiedoekje. Denk daarbij aan de binnenzijde van de houder van de afzuigunit, het spittoon, de bedieningsknoppen van de hoofdsteun etc. *Doe zo nodig tussentijds extra desinfectans op het doekje of pak een nieuw doekje.*
- De hoofdsteun van de behandelstoel is glad; goed te reinigen en te desinfecteren. Bij gebruik van een hoofdsteunzak wordt er voor iedere patiënt een schone disposable hoofdsteunzak gebruikt.

4.5 · Reiniging na de behandeling

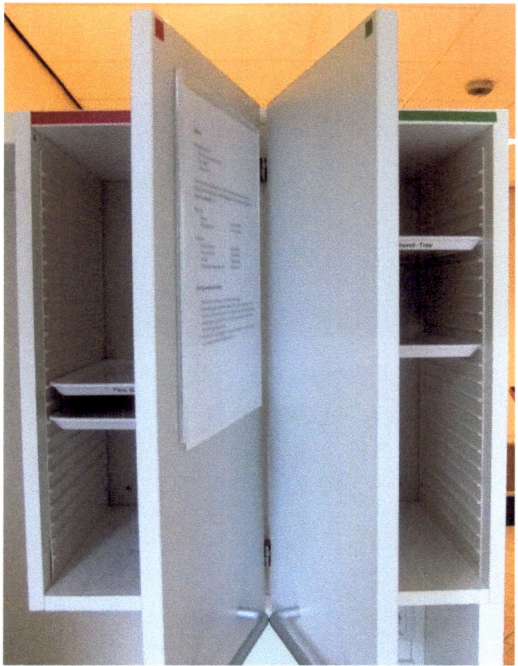

Figuur 4.40 Traykast met zichtbaar een deel voor schone en een deel voor vieze trays

- Het reinigen en desinfecteren van de bekleding van de behandelstoel dient te worden uitgevoerd volgens de richtlijnen van de fabrikant.
- Geef het desinfectans voldoende inwerktijd door het aan de lucht te laten drogen gedurende de voorgeschreven tijdsduur!

Afzuigunit
- Reinig de afzuigslangen aan het eind van de dag door een detergens/desinfectans in lauw water in de slangen op te zuigen.

Desinfecteren van het leidingsysteem
- Desinfecteer en/of spoel het leidingsysteem door, indien noodzakelijk dagelijks en altijd na een lange periode van stilstand (weekend/vakanties) conform de voorschriften van de fabrikant.

Zie voor alle details de fotoserie ▶ fig. 4.41a–t omtrent het reinigen en desinfecteren van de unit.

4.5.4 Randapparatuur

Tot de **randapparatuur** behoren bijvoorbeeld de uithardingslamp, het oranje beschermschildje, de alginaatmixer en het schudapparaat. Bij vrijwel elke behandeling wordt deze apparatuur gebruikt.

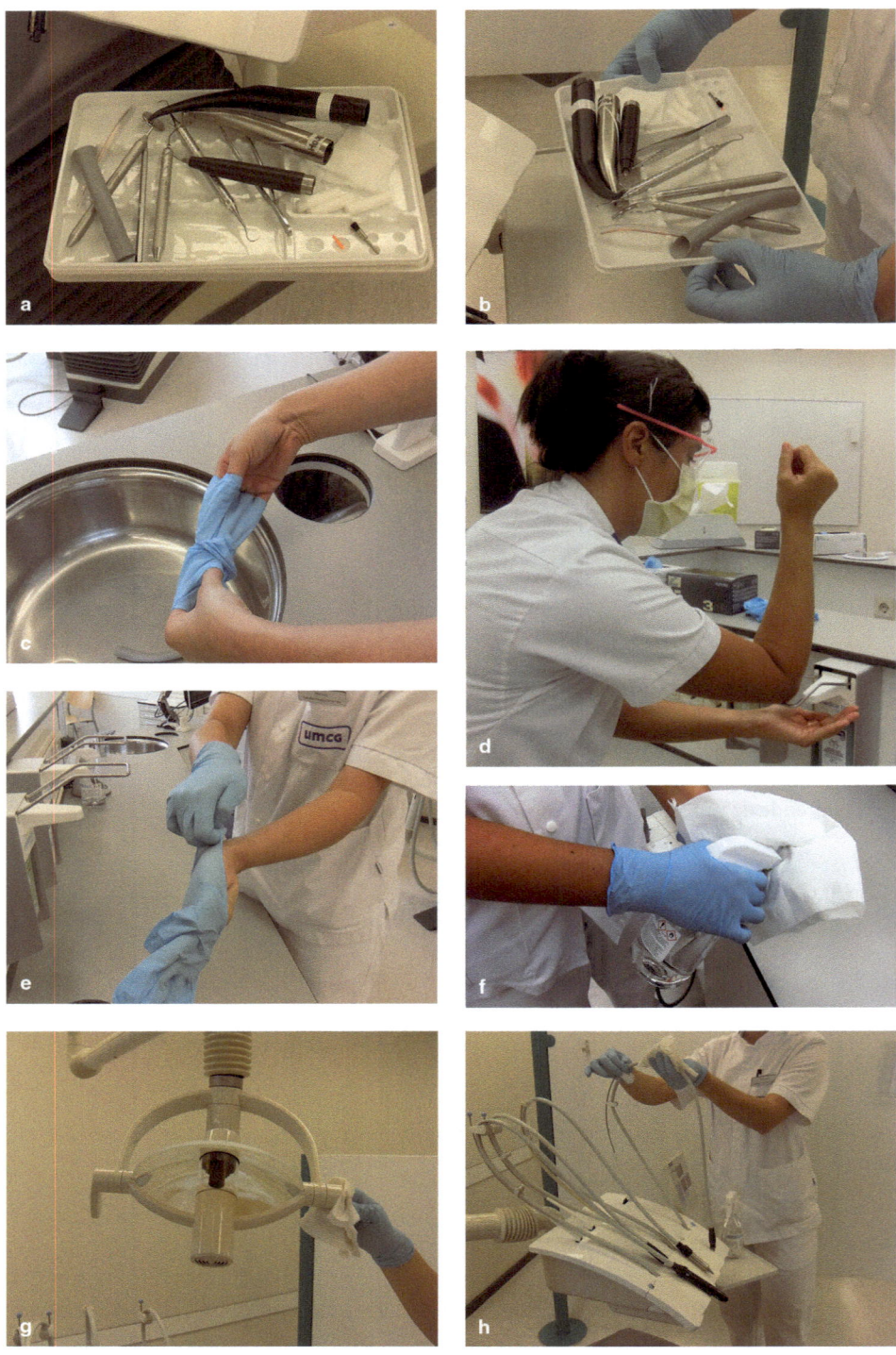

Figuur 4.41 a–t Desinfectie van behandelunit met door desinfectans verzadigde (klets)natte instrumentendoekjes

4.5 · Reiniging na de behandeling

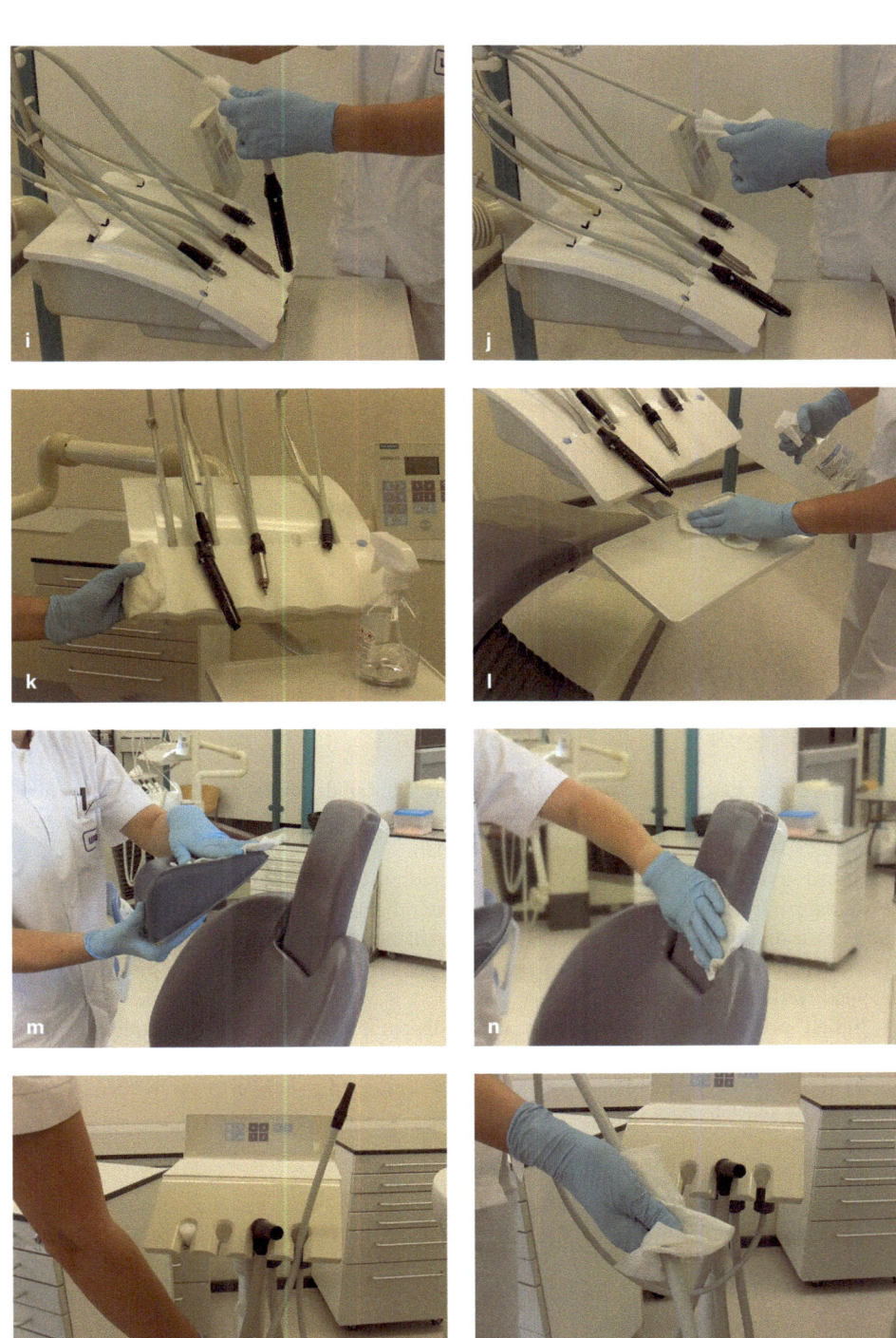

◘ **Figuur 4.41** Vervolg

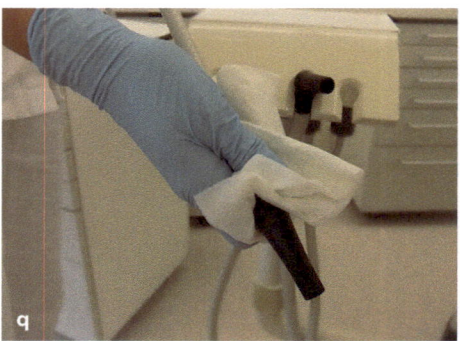
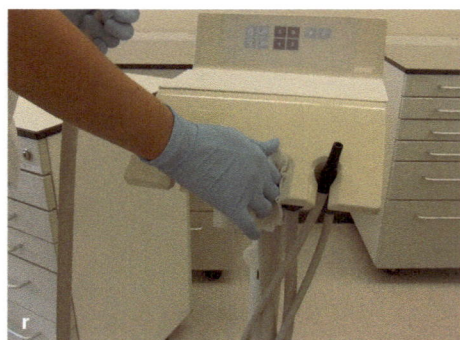
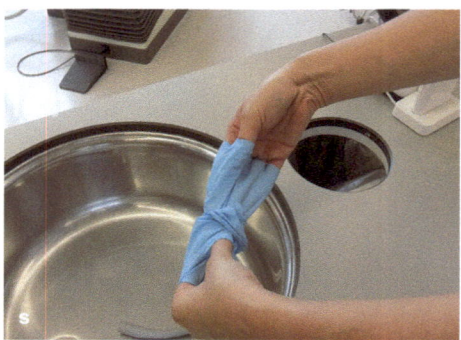
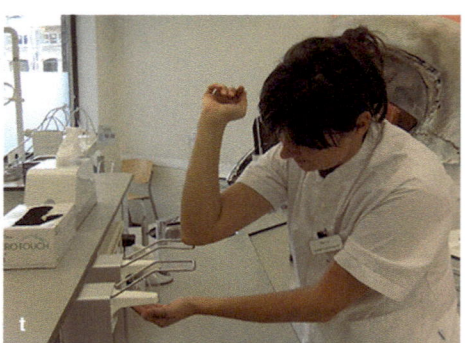

Figuur 4.41 Vervolg

Zoals eerder beschreven moet ernaar gestreefd worden de randapparatuur schoon te houden! (Schoonhouden is beter dan schoonmaken…). Dit geldt zeker als de apparatuur naar vorm en materiaal niet gedesinfecteerd *kan* worden.

Indien ervoor wordt gekozen geen aparte handhygiëne toe te passen bij het gebruik van de randapparatuur, is het onder bepaalde omstandigheden mogelijk om de aan te raken onderdelen of oppervlakken af te dekken met zelfklevend beschermfolie of te voorzien van een hygiënehoes (sleeve). Bij voorkeur wordt dergelijke apparatuur tijdens de behandeling op het vieze werkveld teruggelegd.

Indien men er echter voor kiest om de randapparatuur veilig in de desbetreffende houder (bijvoorbeeld bij gebruik van de uithardingslamp) terug te plaatsen, vergeet dan niet dat na verwijderen van de sleeve het apparaat weer in een goed *gedesinfecteerde* houder teruggeplaatst moet worden (fig. 4.42).

Stofkastje

Bij het slijpen van een prothese of een gipsstomp voor een gegoten restauratie komt veel slijpsel vrij dat kan worden ingeademd. Dat kan het best worden opgevangen in een stofkastje (fig. 4.43).

Let er wel op dat er geen smeercontaminatie ontstaat. Zorg ervoor dat het werkstuk (de prothese) vóór de bewerking is gedesinfecteerd met chloorhexidine en zorg ervoor dat met schone handschoenen of handen wordt gewerkt. Anders zouden (de manchetten aan) de zijkanten van het kastje vervuild kunnen raken. Voor het transport (zonder handschoenen!) naar een slijppunt die zich buiten de behandelkamer bevindt zie ▶ par. 6.5.

4.5 · Reiniging na de behandeling

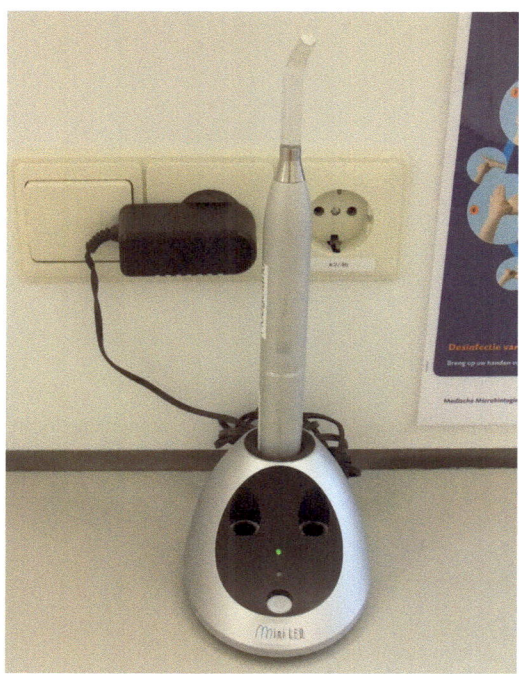

Figuur 4.42 Ook bij gebruik van een sleeve moet de houder van het apparaat altijd nog gedesinfecteerd worden na afloop

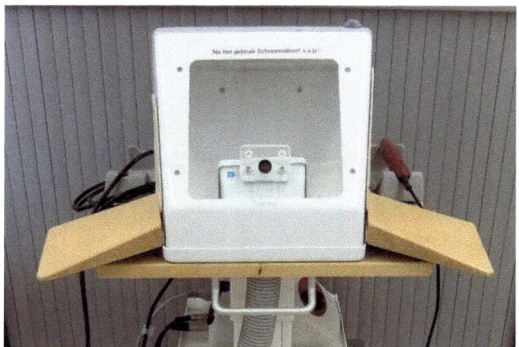

Figuur 4.43 Stofkastje voor techniekslijpsel

> Let op: spanners voor matrixbandjes behoren tot categorie B, omdat ze *in* de mond gebruikt worden. Daarom mogen ze beslist niet tot de randapparatuur gerekend worden.

Dat betekent dat spanners altijd minimaal in de thermodesinfector moeten om hergebruikt te worden (ongeacht de prijs per spanner!) en daarom in meervoud in de praktijk aanwezig moeten zijn (fig. 4.44).

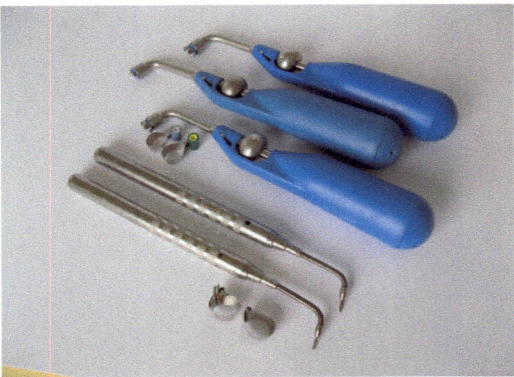

Figuur 4.44 Matrixspanner is géén randapparatuur maar instrumentarium categorie B: reconditionering in de thermodesinfector dus!

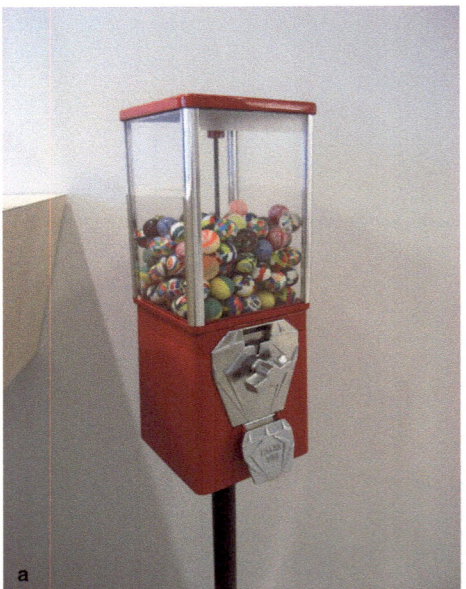
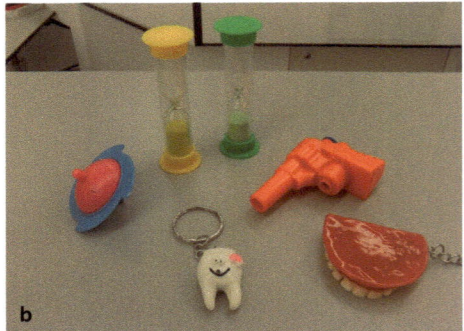

Figuur 4.45a, b Hygiënische oplossing voor cadeautje na afloop

4.5.5 Kinderhandjes

In veel praktijken is het gebruikelijk dat kinderen na een behandeling als beloning 'iets mogen uitzoeken'.

Kinderen zitten tijdens een behandeling bij de tandarts met hun handen vaak aan of in hun mond. Ze kijken naar hun nieuwe vulling door de wang uitbundig opzij te trekken, ze zitten aan hun lippen en in hun mond om te voelen hoe de verdoving werkt, enzovoort.

Via de lade met speeltjes vindt speeksel (met eventueel bloedresten) dus snel een weg naar het volgende patiëntje. Zo komen de kinderen vaak ongemerkt met veel meer 'beestjes' thuis dan ze zelf uitgezocht hebben.

Als alternatief kan besloten worden om:
- een speelgoedjesautomaat te plaatsen; de kinderen ontvangen daarvoor een muntje aan de balie van de assistent. Na het legen van de automaat komen de muntjes na een schoonmaakbeurt dan weer terug bij de balie;
- slechts een klein aantal presentjes op de balie te zetten met de mededeling dat ze er één mogen pakken, maar gepakt is gepakt ◘ fig. 4.45a, b).

4.6 Maatregelen bij (steriele) chirurgische ingrepen in de mondholte

Er is sprake van een (steriele) chirurgische ingreep wanneer 'weefsels gescheiden' worden. Daarbij ontstaat contact met steriel weefsel, waarbij bot wordt blootgesteld aan instrumentarium, materialen, vloeistoffen en aan de lucht van de behandelkamer. Het risico is een verhoogde kans op een infectie.

Bij chirurgische ingrepen moeten vanwege de steriliteit van de benaderde weefsels aanvullende maatregelen genomen worden ten opzichte van de reguliere maatregelen voor infectiepreventie in de mondzorgpraktijk. De algemene maatregelen zijn niet voldoende. Om in deze gevallen besmetting en infecties te voorkomen, is het nodig steriliteit te garanderen en 'steriel te werken'.

Er wordt een onderscheid gemaakt tussen CH-1 en CH-2 chirurgische ingrepen in de mondholte en daarmee ook in de preventieve maatregelen die genomen dienen te worden. De infectierisico's bij de beide categorieën zijn verschillend, en dat bepaalt uiteindelijk het verschil in preventieve maatregelen en de omstandigheden waaronder de ingrepen worden uitgevoerd.

Bij CH-1 ingrepen is het noodzakelijk een uitgebreidere mucoperiostale opklap te maken. Voorbeelden hiervan zijn: plaatsing van dentale implantaten, chirurgische verwijdering van diep geïmpacteerde elementen en radices en een wortelpuntoperatie met of zonder apicale afsluiting. Hierbij moet worden voorkomen dat exogene micro-organismen (bijvoorbeeld uit de omgeving, van de huid of uit het water) kunnen worden ingesloten. Dit kan bereikt worden door met steriel instrumentarium, steriele handschoenen en materialen en een steriel werkblad te werken.

Bij CH-2 is slechts sprake van lokaal een mucoperiostale opklap. Voorbeelden hiervan zijn: eenvoudige sluiting antrumperforaties, flapchirurgie voor parodontale doeleinden. Bij CH-2 ingrepen gaat men ervan uit dat het operatiegebied niet steriel hoeft te zijn, omdat er tijdens het genezingsproces een open verbinding bestaat tussen de mond en de wond. Ook hier geldt echter dat exogene contaminatie zoveel mogelijk moet worden voorkomen, maar steriliteit van de werkomgeving is niet noodzakelijk. Een schoon werkblad met gesteriliseerd instrumentarium is voldoende. Zie verder ▶ par. 4.6.2.

Uitgangspunt bij het uitvoeren van chirurgische ingrepen, zowel bij CH-1 als CH-2, is dat dit niet mag leiden tot enige schade aan de patiënt, dus ook geen complicaties zoals een infectie.

Indien dit wel het geval is, spreken we van **iatrogene schade**: een door medisch ingrijpen veroorzaakte schade. Infecties die door medisch of zorgtechnisch handelen zijn ontstaan noemen we zorggerelateerde infecties.

De aanvullende maatregelen bij chirurgische ingrepen betreffen de kleding van het team, reconditionering van steriel instrumentarium, inrichting van het werkveld, koelwater en de luchtkwaliteit in de behandelkamer.

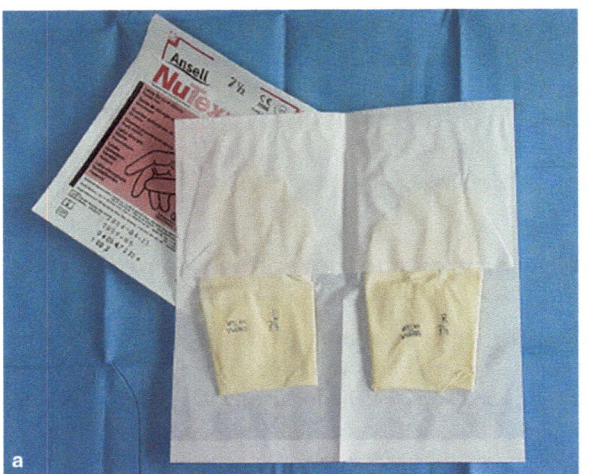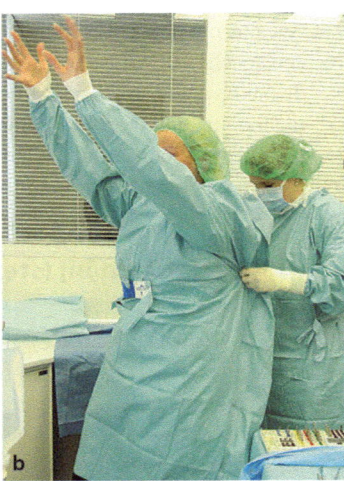

Figuur 4.46a, b Steriele kleding van het behandelteam

4.6.1 Schone of steriele kleding

Ondanks dat in de richtlijn infectiepreventie van de KNMT voor bepaalde typen chirurgische ingrepen geen steriele kleding wordt voorgeschreven, kan men in de dagelijkse praktijk tegenkomen dat het opererend team toch steriele kleding draagt (fig. 4.46a, b). De betreffende praktijk kiest hiervoor vanuit het perspectief van infectiepreventie en dus ook uit kwaliteits- en veiligheidsoverwegingen.

Schone kleding

Uit de richtlijn *Infectiepreventie in mondzorgpraktijken*, ook uit die van de WIP (Werkgroep Infectie Preventie), blijkt dat schone kleding volstaat bij CH-1 ingrepen. De kleding hoeft dus niet steriel te zijn. Het gaat dan wel om ingrepen in een zelfstandige behandelkamer, dus niet in een operatiekamer.

In een zelfstandige behandelkamer mogen alleen de daarvoor aangewezen ingrepen worden verricht. De wetenschappelijke vereniging van de KNMT heeft hiervoor een classificatie (CH-1 en CH-2 ingrepen) opgesteld.

Primair hoeft bij het verrichten van ingrepen in een behandelkamer geen steriele kleding – operatiekleding – te worden gedragen (fig. 4.46). De WIP geeft aan dat voor mondziekten en kaakchirurgie in een zelfstandige behandelkamer alle ingrepen mogen plaatsvinden die onder lokale anesthesie gebeuren. De WIP schrijft in de richtlijn *Infectiepreventie in de tandheelkundige praktijk* voor dat de tandarts en assistent een schone beschermende jas dragen. Dus bij elke nieuwe patiënt moet er van jas gewisseld worden. Deze jas kan over de normale werkkleding worden gedragen. De vraag is echter hoe borg je in de praktijk dat deze kleding schoon is?

4.6.2 Steriele handschoenen

Het gebruik van steriele handschoenen geldt alleen voor CH-1 chirurgische ingrepen. Er dienen bij CH-2 ingrepen ten minste disposable handschoenen te worden gedragen. Hoewel deze niet steriel hoeven te zijn, kun je in een praktijk tegenkomen dat er toch steriele handschoenen worden gedragen. Hiervoor geldt dezelfde argumentatie als voor steriele kleding (zie ▶ par. 4.6.1).

Voor CH-2 ingrepen geldt een aantal eisen, dat kun je de minimale eisen noemen. Alles wat iemand extra wil doen is toegestaan.

Het behandelend team draagt een beschermbril en een mondneusmasker. Dit geldt zowel bij CH-1 als CH-2 ingrepen.

Een speciale cursus wordt aanbevolen om dit 'steriel staan' voldoende te oefenen alvorens dit voor de eerste keer zelf te organiseren. Een groot deel van de mbo-opleidingen tot tandartsassistent biedt het keuzedeel 'Chirurgie in de tandheelkunde' aan vanaf cursusjaar 2017–2018 of 2018–2019.

4.6.3 Het werkveld bij chirurgische ingrepen in de mondzorgpraktijk

Er wordt een onderscheid gemaakt tussen *CH-1 en CH-2 chirurgische ingrepen.*

Bij categorie CH-1 chirurgische ingrepen in de mondholte wordt gewerkt met een steriel werktablet. Een steriel werkveld creëer je door:

- altijd te werken met assistentie;
- de behandelkamer in te richten voor steriel werken;
- operateur en assistent schone werkkleding en persoonlijke beschermingsmiddelen (mondneusmasker en beschermbril) te laten dragen;
- het gebied rondom de mond te ontsmetten met 0,12–0,2 % chloorhexidine of handalcohol en af te dekken met een steriele doek;
- steriel instrumentarium en steriele materialen op een steriel werktablet te leggen;
- gebruik te maken van steriele handschoenen, (boor)hoezen en handgrepen;
- preoperatieve handdesinfectie toe te passen; zie richtlijn Handhygiëne;
- steriel water of een steriele fysiologisch zoutoplossing te gebruiken als koeling voor roterend instrumentarium en voor het (na)spoelen van het wondgebied.

Bij categorie CH-2 chirurgische ingrepen in de mondholte wordt gewerkt met een schoon werktablet. Je creëert een schoon werkveld door:

- operateur en assistent schone werkkleding en persoonlijke beschermingsmiddelen (mondneusmasker en beschermbril) te laten dragen;
- gesteriliseerd instrumentarium en materialen uit te leggen op een schoon werktablet.

4.6.4 Handhygiëne bij een chirurgische ingreep

Tijdens niet-chirurgische tandheelkundige ingrepen worden niet-steriele handschoenen gedragen en kan volstaan worden met reiniging of desinfectie van de handen. Voor chirurgische ingrepen wordt er een onderscheid gemaakt tussen CH-1 en CH-2 ingrepen.

Bij CH-1 tandheelkundige chirurgische ingrepen worden altijd steriele handschoenen gedragen en wordt preoperatieve handdesinfectie toegepast.

Bij CH-2 ingrepen zijn niet-steriele handschoenen en gewone handhygiëne voldoende.

Bij preoperatieve handdesinfectie worden de handen eerst gereinigd met water en zeep en vervolgens gedroogd. Daarna worden de handen gedurende drie tot vijf minuten (de door de fabrikant van het handdesinfectans aangegeven tijd) ingewreven met het handdesinfectans.

Pas preoperatieve handdesinfectie toe voorafgaand aan CH-1 chirurgische ingrepen. Uitvoering preoperatieve handreiniging en handdesinfectie bij een eerste operatieve ingreep, in chronologische volgorde:
- Reinig de handen en polsen met water en zeep aan het begin van de werkdag.
- Gebruik bij zichtbaar vuile handen een zachte borstel.
- Geef speciale aandacht aan nagels en knokkels.
- Droog vervolgens de handen en polsen volledig met disposable handdoeken.
- Wrijf de handen vervolgens in met handdesinfectans, zodanig dat de handen en polsen gedurende de door de fabrikant voorgeschreven periode nat blijven.
- Blijf de handen wrijven tot het desinfectans opgedroogd is.
- Trek pas steriele handschoenen aan als de handen en polsen droog zijn.

Bij vervolgoperaties:
- Wanneer medewerkers van het behandelend team aansluitend meerdere chirurgische ingrepen uitvoeren bij andere patiënten kan worden volstaan met alleen handdesinfectie tussen de verschillende ingrepen door. Alleen wanneer de handen zichtbaar vuil zijn, worden deze eerst gereinigd met water en zeep.

Bron: Werkgroep Infectie Preventie (2008). Preoperatieve handdesinfectie, ▶www.rivm.nl

4.6.5 Steriele werkomgeving

De behandelruimte moet gemakkelijk te reinigen en te desinfecteren zijn en er mag geen onnodig meubilair in de ruimte staan (❏fig. 4.49a, b). Er dient een goede wasgelegenheid voor de handen en natuurlijk ook voor handdesinfectie te zijn. Er mag zich niets op het werkblad bevinden wat niet bij de ingreep nodig is. Verder is er een opslag voor steriel instrumentarium en materiaal en moet aan de vigerende eisen worden voldaan.

Bij CH-1 chirurgische ingrepen wordt het werkveld steriel opgedekt met behulp van steriele doeken (❏fig. 4.47). Dit betreft zowel de directe werkomgeving rond de mond als het werkblad (❏fig. 4.50a, b). Steriele pakketten zijn hiervoor samen te stellen en worden soms zelfs 'custom made' geleverd door sommige leveranciers met alle opdekmaterialen naar eigen keuze.

De slangen van afzuigers en boren worden voorzien van steriele (boor)hoezen. Ook voor het correct aanbrengen daarvan vormt training beslist een belangrijk onderdeel van het voorbereiden van chirurgische behandelingen (❏fig. 4.48).

Handgrepen van operatielamp en behandelunit worden van steriele beschermhoezen of van steriel folie voorzien.

4.6.6 Steriel water

Koelwater dat gebruikt wordt bij boren of spoelen van de wond dient altijd steriel te zijn. Dit geldt doorgaans ook voor gebruik van een fysiologisch zoutoplossing bij het handmatig koelen/spoelen (❏fig. 4.51). Deze steriele vloeistoffen zijn na openen van de verpakking maximaal 24 uur houdbaar.

4.6 · Maatregelen bij (steriele) chirurgische ingrepen in de mondholte

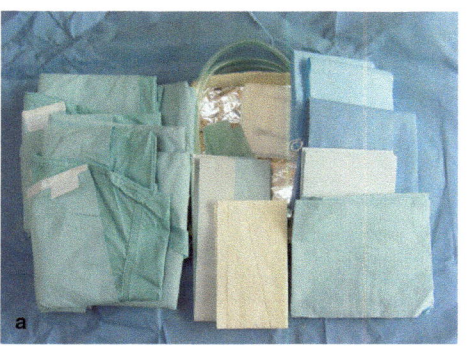 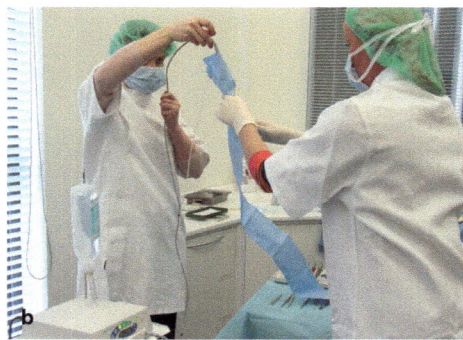

◘ **Figuur 4.47a, b**   Steriele doeken en hoezen

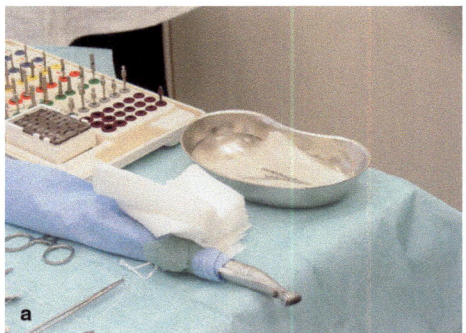 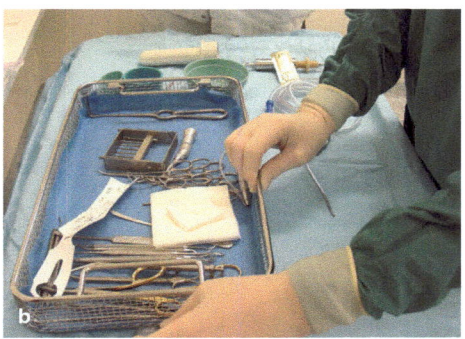

◘ **Figuur 4.48**   Steriel instrumentarium

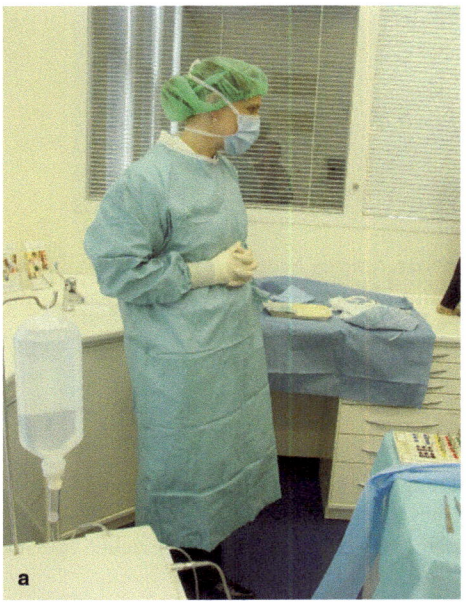 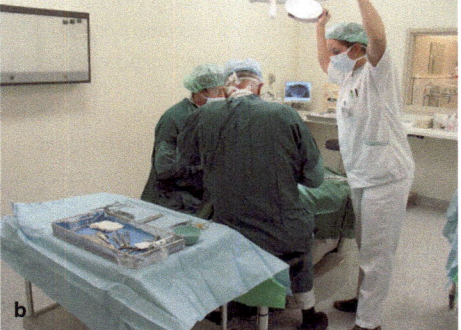

◘ **Figuur 4.49**   Behandelkamer is in principe leeg

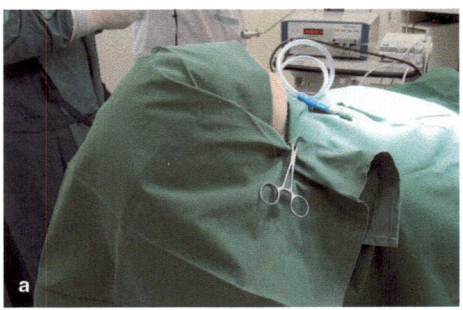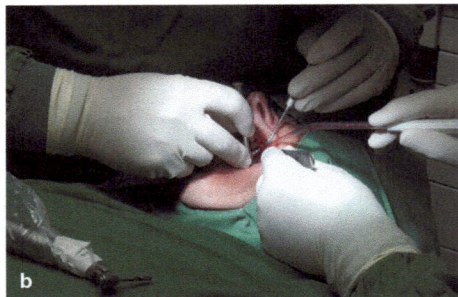

Figuur 4.50 Steriel werkveld

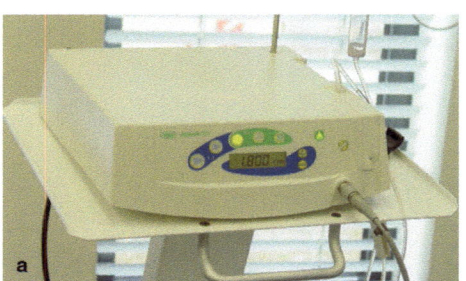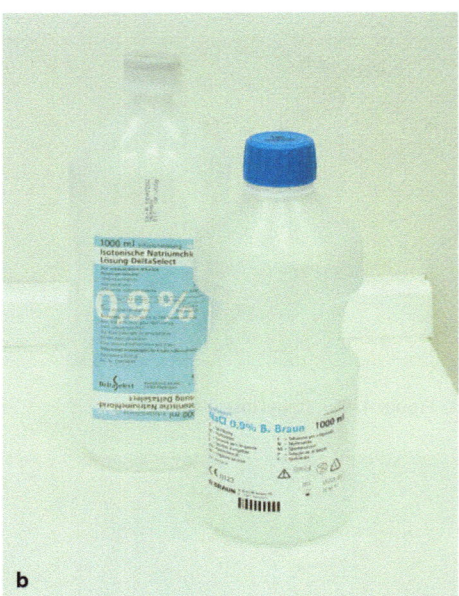

Figuur 4.51 Steriel koelwater met losse pompinstallatie

Het is belangrijk dat de gebruikte ultrasone apparatuur en benodigde hoekstukken apart voorzien zijn van een koelwatersysteem. Gebruik dus hiervoor nooit de reguliere aansluiting van de unit! Een speciale waterpomp voor steriel water is vereist.

4.6.7 Steriele behandelruimten

Het is van belang om alle instrumenten en materialen zo kort mogelijk van tevoren klaar te leggen, met een werkvoorraad handschoenen op het werkblad. Voorkom onnodige blootstelling van steriele instrumenten aan de lucht. Open het pakket en zo kort mogelijk voor de ingreep.

Alleen in onvoorziene omstandigheden zou een omloopassistent iets hoeven aanreiken...

Volgens de richtlijn *Infectiepreventie in mondzorgpraktijken* is het gebruik van airco in de behandelkamer tijdens chirurgische ingrepen toegestaan. Als de airco vervuild is, kunnen juist extra deeltjes en micro-organismen de ruimte worden ingeblazen. Dat doet de hele steriliteit die je hebt gecreëerd dan teniet. En de vraag is of dit bij implantaties wel een goed punt is. Je zou dan eisen aan de kwaliteit en onderhoud van de airco moeten stellen.

Voetnoot uit de richtlijn *Infectiepreventie voor mondzorgpraktijken*:

» De uitgebreide steriliteitmaatregelen bij bepaalde CH-1 implantologische en parodontologische ingrepen zijn gebaseerd op de resultaten van systematisch literatuuronderzoek en daar waar geen onderzoeksgegevens beschikbaar zijn op consensus onder deskundigen en op wet- en regelgeving. De werkgroep voor de richtlijn *Infectiepreventie in mondzorgpraktijken* is van mening dat er dringend behoefte is aan aanvullend onderzoek, dat in kaart brengt wat bij deze ingrepen de toegevoegde waarde is van uitgebreide steriliteitmaatregelen in relatie tot de nabezwaren, complicaties en het klinische eindresultaat.

Woordenlijst

applicator bij voorkeur disposable instrumentje met rond werkgedeelte voor het aanbrengen van dunvloeibare materialen in de mond

borenblokje borenstandaardje dat één setje boren bevat voor een bepaalde behandeling; moet geschikt zijn voor thermische desinfectie

handsfree zonder handcontact te bedienen voorwerp

iatrogene schade opgelopen tijdens een door medisch ingrijpen veroorzaakte schade

onzichtbare vervuiling besmetting van een voorwerp of oppervlak met micro-organismen

randapparatuur apparatuur die tijdens de behandeling direct in de behandelsetting gebruikt wordt zonder voorafgaande handhygiëne

schoonmaakroutine vaste werkvolgorde bij reinigen van instrumentarium of apparatuur

spatzone is de ruimte in een cirkel van twee meter, waarbij het gezicht van de patiënt het middelpunt is

werkbladpincet schone pincet die voor aanvang van elke behandeling op het werkblad wordt klaargelegd; wordt gebruikt voor bijpakken van materialen en mag beslist nooit in de mond van de patiënt worden gebruikt!

zichtbare vervuiling met het oog waarneembare vervuiling, meestal bestaande uit bloedresten

Geraadpleegde bronnen

KNMT (2016). Richtlijn Infectiepreventie in de mondzorgpraktijk.
Pittet, D., Allegranzi, B., & Boyce, J. (2009). The World Health Organization guidelines on hand hygiene in health care and their consensus recommendations. *Infection Control, 30*(07), 611–622.
Werkgroep Infectie Preventie. Handhygiëne medewerkers (2012) (▶ www.rivm.nl).
Werkgroep Infectie Preventie Preoperatieve handdesinfectie (2008) (▶ www.rivm.nl).
▶ www.knmt.nl/infectiepreventie
▶ www.rivm.nl
▶ www.medisch-toetsenbord.nl
▶ www.wip.nl

Nazorg en onderhoud

M. de Vries

Samenvatting

Na afloop van de behandeling 'verdwijnen' de instrumenten uit het zicht van de patiënt. In de sterilisatieruimte ondergaan ze diverse handelingen om vervolgens weer gebruiksklaar 'te voorschijn' te komen.

5.1   Inleiding – 135

5.2   Routing in de sterilisatieruimte – 136
5.2.1   Routing bij standaarduitrusting en -inrichting – 137
5.2.2   Routing bij alternatieve uitrusting en inrichting (tweede keus!) – 138

5.3   Verwerking vuile behandeltray – 142
5.3.1   Behandeltray afruimen – 142
5.3.2   Inruimen thermodesinfector – 145
5.3.3   B-route instrumentarium – 147
5.3.4   Verwerken instrumenten uit categorie C – 148

5.4   Uitruimen thermodesinfector – 149
5.4.1   Opbergen categorie B-instrumentarium – 149
5.4.2   Verwerken categorie A-instrumentarium – 150

5.5   Testen voor thermodesinfector en autoclaaf – 152
5.5.1   Testen voor de thermodesinfector – 153
5.5.2   Testen voor de autoclaaf – 154
5.5.3   Controle van het ultrasoon reinigingsapparaat – 155

5.6   Desinfectie van afdrukken – 156

5.7   Behandeling van dynamisch instrumentarium – 158
5.7.1   Toelichting hoekstukken – 158
5.7.2   Toelichting voor tandsteenverwijderapparatuur – 159

© Bohn Stafleu van Loghum, onderdeel van Springer Media B.V. 2017
D.M. Voet en M. de Vries, *Infectiepreventie van A tot Z voor de mondzorgpraktijk*,
DOI 10.1007/978-90-368-1481-2_5

5.8	Onderhoud – 160	
5.8.1	Standalone apparatuur – 160	
5.8.2	Onderhoud van de behandelunit/stoel – 160	
5.8.3	Onderhoud van de thermodesinfector – 161	
5.8.4	Onderhoud hand- en hoekstukreiniger – 163	
5.8.5	Onderhoud van de autoclaaf – 163	
5.8.6	Onderhoud aan warmwaterbaden – 163	
5.8.7	Huishoudelijk onderhoud – 163	
5.9	Afdruklepels schoonmaken – 166	
5.10	Verwerken van 'gevaarlijk afval' – 166	
5.11	Slijpen van scalers en curettes – 167	
5.12	Veiligheidsinformatiebladen – 167	
	Woordenlijst – 169	
	Geraadpleegde bronnen – 169	

Het reconditioneringsproces (de bewerkingen die instrumenten in de sterilisatieruimte ondergaan), moet volgens een vast stramien worden uitgevoerd. Een goed doordachte inrichting van de sterilisatieruimte kan deze bewerkingen tot een eenvoudige routine maken. Enkele schoonmaakhandelingen worden in detail beschreven, terwijl andere zaken wat minder uitvoerig worden belicht, onder verwijzing naar de gebruiksaanwijzing van de betreffende apparatuur.

Een belangrijk deel van de infectiepreventie speelt zich af achter de schermen van de behandelkamer. Dit verborgen traject moet logistiek goed opgezet zijn om de juiste routing van de instrumenten te waarborgen. Voor de uitvoering van alle noodzakelijke handelingen moet bovendien voldoende ruimte en tijd beschikbaar zijn om aan alle hygiëne-eisen te kunnen voldoen. Net als in de behandelkamer aan de stoel speelt de tandartsassistent bij dit onderdeel de hoofdrol. Als het goed is, zal altijd duidelijk zijn wat de status van instrumenten is die zich op een bepaalde plaats bevinden. Bij de overdracht van werkzaamheden aan een collega-assistent zal er – in combinatie met een *checklist* van periodieke klusjes – dan ook geen verwarring ontstaan.

Een goede (schriftelijke) instructie over bijkomende handelingen en onderhoud van apparatuur is noodzakelijk. Ook voor de afvoer van (chemisch) afval moet een helder protocol zijn opgesteld.

Casus

In een solopraktijk met drie behandelkamers werken in totaal vijf tandartsassistenten. Ze vormen een hecht team en zijn altijd bereid voor elkaar in te springen als een van hen een vrije dag wil. Onderling worden dan dagen geruild, zodat de tandarts er geen hinder van ondervindt en de praktijk ongestoord kan doordraaien.

Gistermiddag was er door twee assistenten geruild. De parttimeassistent, die normaal gesproken alleen 's morgens werkt, had de middag erbij gepakt. In ruil daarvoor heeft ze volgende week een ochtend vrij.

Aan het eind van de middag was het ineens nog erg druk. Er was een meisje van 8 jaar dat haar voortanden flink had beschadigd bij een valpartij in het speeltuintje in de buurt. Gelukkig kon het team al met al nog redelijk op tijd naar huis.

Helaas moesten ze vandaag beginnen zonder voldoende schoon instrumentarium, omdat de thermodesinfector niet aangezet was…

5.1 Inleiding

In dit hoofdstuk komt aan de orde wat zich achter de schermen afspeelt op het gebied van infectiepreventie.

In de voorgaande casus was de thermodesinfector niet vergeten door de *drukte* van het laatste moment. De verantwoordelijke assistent werkt normaal niet op een middag. Mogelijk had ze daardoor niet voldoende routine bij het afronden van alle werkzaamheden aan het eind van de werkdag en kon het aanzetten van de thermodesinfector erbij inschieten…

Uit de casus wordt een kwetsbaar punt in praktijken met meer assistenten duidelijk. Om er onder alle omstandigheden zeker van te zijn dat alle routinehandelingen zijn uitgevoerd, moet er een **checklist** zijn. Op die checklist kunnen zaken worden vermeld als lichten uit, computer uit, vaatwasser aan. De *laatste* medewerker die de praktijk verlaat moet zich er altijd van vergewissen dat alle genoemde handelingen daadwerkelijk zijn uitgevoerd.

Het spreekt voor zichzelf dat deze checklisten op gezette tijden moeten worden gecontroleerd en zo nodig moeten worden aangepast.

Dit alles draagt bij aan een efficiënte bedrijfsvoering en kan indirect een juist ritme van gebruik van de thermodesinfector waarborgen.

In de sterilisatieruimte worden instrumenten klaargemaakt voor hergebruik. Dit proces wordt ook wel *reconditionering* genoemd. Het is uitermate belangrijk om zekerheid te hebben omtrent de juiste toepassing van de voorgeschreven werkwijze voor het reconditioneren. Van alle handelingen in de sterilisatieruimte moet daarom een checklist en een omschrijving van de werkzaamheden (**protocol**) aanwezig zijn. Dit is niet alleen noodzakelijk voor stagiaires en nieuw personeel, maar ook als *geheugensteuntje* voor het vaste personeel. Een protocol beschrijft stapsgewijs alle handelingen, apparaten en materialen die in de betreffende praktijk in gebruik zijn. Vanwege de verscheidenheid aan apparatuur, reinigings- en desinfectiemiddelen en de individuele indeling van de sterilisatieruimte, is er geen standaardprotocol voor het reconditioneren.

> Het veilig verwerken van vuil instrumentarium en het zorgvuldig reconditioneren vragen niet alleen grondige kennis van zaken, maar behoeven daarnaast praktische training van het personeel!

Een *ongediplomeerde* assistent (zoals die in de mondzorg nog werkzaam is) mag met het oog op de patiëntenveiligheid echter *beslist niet ongeschoold* zijn op het gebied van infectiepreventie in de mondzorgpraktijk!

De protocollen moeten eenvoudig en duidelijk geschreven zijn, goed bereikbaar zijn en systematisch up-to-date worden gehouden.

5.2 Routing in de sterilisatieruimte

Voor een goede werkomgeving is over het algemeen flink wat ruimte nodig. Ook in de sterilisatieruimte moet smeercontaminatie worden voorkomen door een goede logistiek. Er dient dus een strikte scheiding te zijn tussen de vuile zone (aangeduid met rood) en de schone zone (aangeduid met groen) Deze scheiding moet voor iedere gebruiker van de sterilisatieruimte in één oogopslag herkenbaar zijn. De routing van vuil naar schoon, schoner, schoonst kan bijvoorbeeld met rode en groene kleurstrips aan de muur boven het aanrechtblad nog extra worden geaccentueerd.

De routing van het instrumentarium in de sterilisatieruimte loopt langs verschillende apparaten, die in de hierna beschreven volgorde opgesteld dienen te staan. Hierdoor wordt de routing van vuil naar schoon gewaarborgd.

Eerst wordt een beschrijving gegeven van de routing bij de standaarduitrusting en -inrichting van een sterilisatieruimte zoals de richtlijn *Infectiepreventie in mondzorgpraktijken* (april 2016) dat aangeeft. (Thermodesinfector, hand- en hoekstukreiniger en stoomsterilisator ook wel autoclaaf genoemd.) Aanduiding met de letter **A** (fig. 5.1).

Daarna volgt een beschrijving van een alternatieve uitrusting en inrichting voor de situaties dat er onverhoopt (nog) niet over de basisapparatuur beschikt zou kunnen worden. (Ultrasoon reinigingsapparaat, chemische desinfectiemethode, autoclaaf.) Aanduiding met de letter **B**.

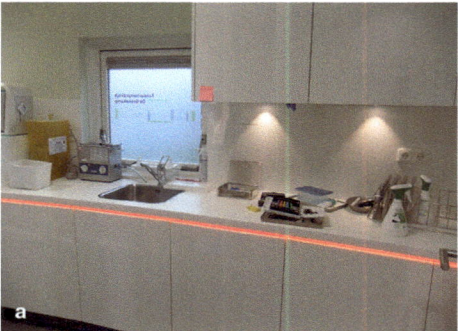
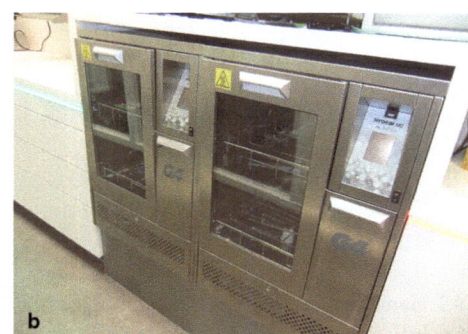
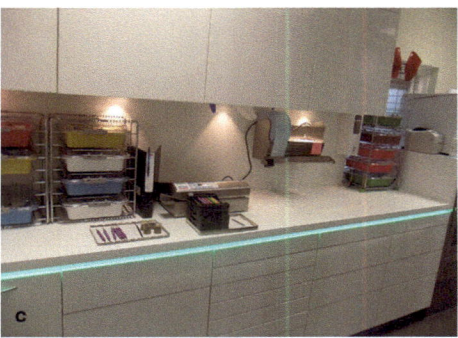

Figuur 5.1 a 'Vuile zijde' van de sterilisatieruimte. b 'Een dubbele' thermodesinfector is geen overbodige luxe in een grotere praktijk. Gesitueerd tussen de 'vuile en de schone zijde' in de sterilisatieruimte. c 'Schone zijde' van de sterilisatieruimte

5.2.1 Routing bij standaarduitrusting en -inrichting

A1 Een *parkeerplaats* waar de vuile trays binnenkomen. Ze moeten daar desnoods even kunnen blijven staan, voordat er gelegenheid is ze af te ruimen. Het verwerken van vuile trays kan stuk voor stuk direct na elke behandeling of, beter en efficiënter, door even te 'sparen' en er vervolgens een aantal tegelijk onder handen te nemen.

Het verwerken van een aantal vuile trays tegelijk biedt veel voordelen: je bent maar één keer 'weg' uit de behandelkamer en gecombineerde handelingen kosten altijd minder tijd dan aparte handelingen. Het beste zou een aparte omloop/sterilisatieassistent zijn, die al het vuile instrumentarium verwerkt en de reconditionering verzorgt.

A2 Thermodesinfector voor mechanische reiniging (door de kracht van de watersproeiers) en thermische desinfectie door verhitting tot minimaal 93 °C gedurende 10 minuten. Reinigen van instrumentarium gebeurt bij voorkeur in een thermodesinfector.

Vario TD-programma is 93 °C-5 min conform de richtlijnen. Dit is het programma dat wij over het algemeen in Nederland gebruiken. 93 °C-10 min is een programma conform de Duitse RKI-richtlijnen bij uitbraak van een epidemie. Beide programma's worden gebruikt en zijn conform de geldende richtlijnen.

Er is ook een thermodesinfector met geïntegreerde heteluchtdroging: 'Drogen Plus'.
Gebruik alleen thermodesinfectoren die voldoen aan de NEN-EN-ISO 15883-1-2.
Gebruik in een thermodesinfector specifieke adapters (door de fabrikant goedgekeurd en deel uitmakend van de CE die op het apparaat rust) voor reiniging en desinfectie van hol instrumentarium.
Alleen instrumentarium dat niet bestand is tegen vocht, hoge temperaturen of de chemicaliën van de thermodesinfector, en waarvoor geen alternatief is dat daar wel tegen bestand is, mag handmatig gereinigd en chemisch gedesinfecteerd worden.

A3 Hand- en hoekstukreiniger voor reiniging, desinfectie, sterilisatie (en smering) van de hoekstukken.

A4 Autoclaaf die is toegerust voor de uit te voeren taken betreffende verpakt, hol of massief instrumentarium.

> Instrumentarium dat uit een hiervoor genoemd apparaat wordt gehaald moet altijd op een plaats worden weggelegd die zich ten opzichte van het apparaat in de vastgestelde richting (routing) van vuil naar schoon, schoner, schoonst bevindt.

Na de laatste schakel in het reconditioneringsproces belandt het schone instrumentarium aan de schoonste zijde van de sterilisatieruimte. Aan deze schone zijde kan een centrale opslagfaciliteit ingericht zijn voor bijvoorbeeld extractietangen, hand- en hoekstukken, chirurgische instrumenten en verbruiksmaterialen.

Tevens kunnen aan de schone zijde de behandeltrays worden opgedekt en opgeborgen voor de volgende gebruiksronde.

De veiligheid van het personeel is zeer gebaat bij het gebruik van een thermodesinfector, vanwege de geringere kans op spat- en prikaccidenten in vergelijking met het gebruik van handmatige reiniging en desinfectie. Bovendien is chemische desinfectie onvoldoende voor het tandheelkundig instrumentarium (categorie B: semikritisch) en zullen altijd de extra handelingen voor het sterilisatieproces moeten volgen (fig. 5.2, 5.3, 5.4 en 5.5).

5.2.2 Routing bij alternatieve uitrusting en inrichting (tweede keus!)

Indien onverhoopt geen thermodesinfector aanwezig is, wordt de reconditionering van semikritisch instrumentarium als volgt ingevuld:

B1 Parkeerplaats voor de vuile trays.

B2.a Ultrasoon reinigingsapparaat voor moeilijk te reinigen instrumentarium. Voorafgaand moeten de instrumenten bij voorkeur worden afgespoeld, omdat anders de ultrasone vloeistof snel een zeer hoge graad van vervuiling bereikt en als besmettingsbron kan gaan functioneren.

Hoe hoger de trillingsfrequentie wordt ingesteld hoe groter het reinigend vermogen in nauwe kanaaltjes of op moeilijk bereikbare plaatsen (fig. 5.6, 5.7 en 5.8).

– Het water moet eerst 10 minuten trillen zonder instrumenten om het opgeloste gas uit het water te verdrijven. (Dit gas belemmert de werking van de ultrasone geluidsgolven.)
– Het water moet worden voorzien van een speciaal detergens om het losgetrilde vuil in oplossing te houden.

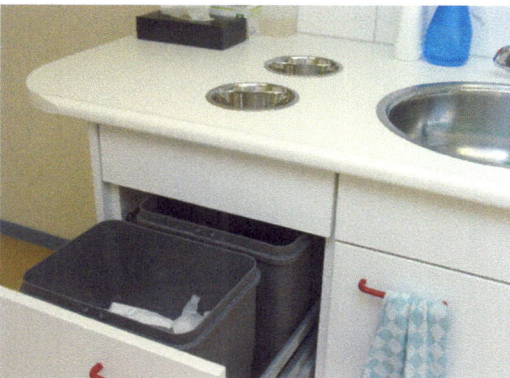

Figuur 5.2 Plaats om de vuile trays neer te zetten

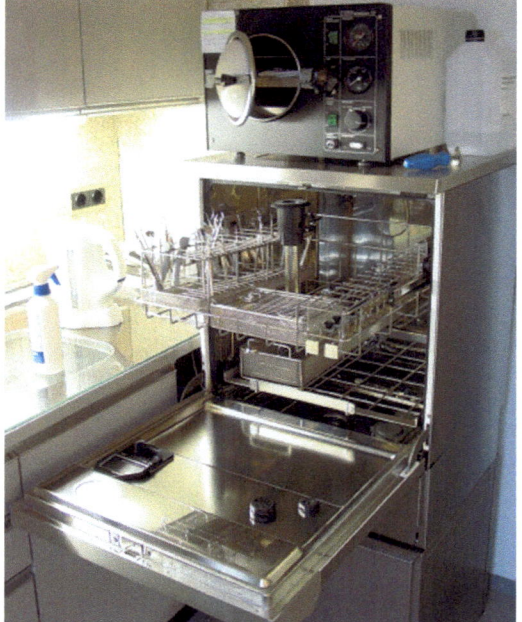

Figuur 5.3 Thermodesinfector

- Bij zichtbare vervuiling van de vloeistof of in elk geval dagelijks moet schone vloeistof worden aangemaakt.
- De hoeveelheid vloeistof in het ultrasoon reinigingsapparaat is van invloed op de werkingskracht. Hoe meer water, hoe minder goed de reiniging, omdat de energie over meer water verdeeld moet worden. Hou voor de veiligheid de minimaal vereiste hoeveelheid water goed in de gaten!
- Rubber en zacht plastic absorberen de trillingsenergie en mogen niet in het ultrasoon reinigingsapparaat. Ze beïnvloeden tevens de reiniging negatief van tegelijkertijd meetrillende metalen intrumenten.

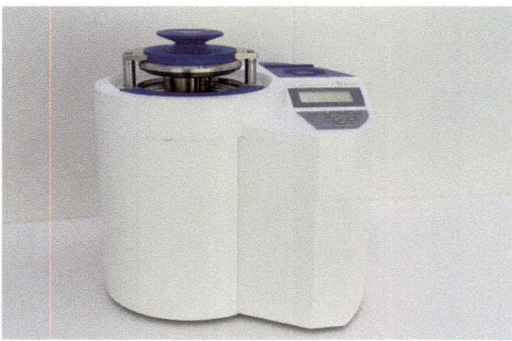

◘ **Figuur 5.4** Hand- en hoekstukreiniger

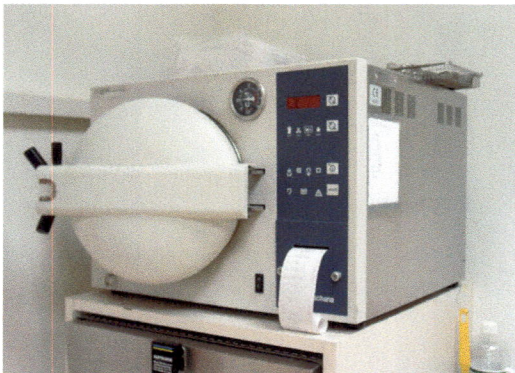

◘ **Figuur 5.5** Stoomsterilisator (autoclaaf)

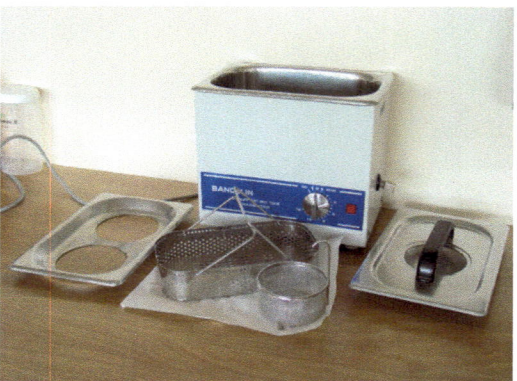

◘ **Figuur 5.6** Ultrasoon reinigingsapparaat

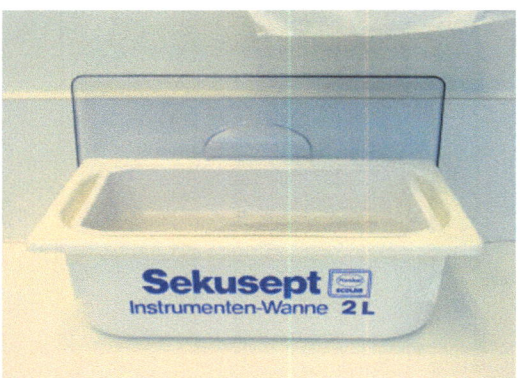

Figuur 5.7 Bak met inzet voor chemische desinfectie

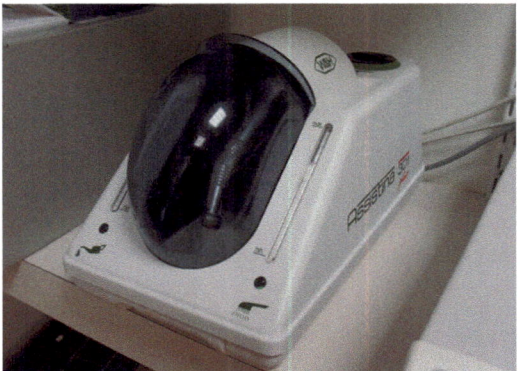

Figuur 5.8 Assistina voor hoekstukreiniging en -smering

B2.b Bak met chemisch desinfectans.

Het desinfectans moet bij voorkeur in vloeibare vorm gedoseerd worden, omdat doseer-*poeder* erg veel risico's voor de gezondheid met zich meebrengt.

Na voldoende lange inwerktijd al het instrumentarium spoelen met schoon water, afdrogen en de trays van de autoclaaf netjes beladen.

> Gebruik tijdens alle handelingen rondom het ultrasoon reinigingsapparaat en het aansluitend verwerken van instrumenten in een desinfectievloeistof *altijd* stevige disposable handschoenen (zie ▶ par. 6.7) (◘ fig. 5.9), een mondneusmasker en een beschermbril!

Indien ook geen hand- en hoekstukreiniger aanwezig is voor de totaalbehandeling van het roterende (dynamische) instrumentarium, zijn er twee alternatieve 'B-routes' mogelijk:

B3.a De hoekstukken kunnen op speciale koppelstukken in de thermodesinfector geplaatst worden (indien aanwezig).

De filters van deze koppelstukken moeten zeer regelmatig vervangen worden voor een voldoende reinigende en desinfecterende werking van de machine.

B3.b Assistina en de DAC (met afgekoppelde olieleiding) voor inwendige reiniging van de hoekstukken door het met perslucht verwijderen van alle vervuilde olie. In beginsel moeten de hoekstukken olievrij zijn om voldoende toegang voor de stoom bij het autoclaveren te waarborgen.

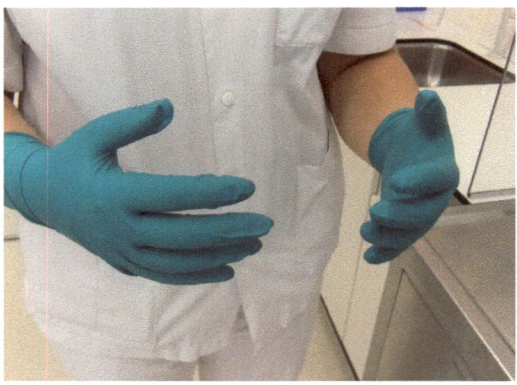

Figuur 5.9 Stevige disposable handschoenen

Het met de hand doorsprayen van de hoekstukken is bovendien niet krachtig genoeg om al het vuil uit de dunne olieleidingen te verwijderen en het achtergebleven vuil koekt aan tijdens het sterilisatieproces.

> Hierna moet altijd sterilisatie van de hoekstukken volgen!

B4 Klasse B autoclaaf (zie basisuitrusting en -inrichting).

Hand- en hoekstukken hoeven bij normaal gebruik (categorie B: semikritisch) volgens de richtlijn niet verpakt te worden in de autoclaaf. Het gekozen programma moet echter *wel* voor verpakte instrumenten zijn, vanwege de holle ruimten in de hoekstukken!

5.3 Verwerking vuile behandeltray

Werk veilig en gebruik stevige disposable handschoenen (bijvoorbeeld Biogel®) bij het afruimen van de trays, maar in ieder geval altijd bij het afwassen (indien van toepassing) (fig. 5.9, 5.10, 5.11 en 5.12)!

5.3.1 Behandeltray afruimen

— Deponeer scherpe voorwerpen in containers, indien dat nog niet in de behandelkamer is gedaan. Let erop dat altijd traceerbaar moet zijn voor welke patiënt de betreffende tray gebruikt is, omdat dat bij een prikaccident van zeer groot belang is (zie ook ▶ par. 4.3.3). Voor de logistiek is het handig instrumenten te voorzien van een ringetje met een bepaalde kleur, zodat herleidbaar is van welke behandelkamer deze afkomstig zijn.
Werk veilig met een goedgekeurde container of apparaat voor scherp afval (fig. 5.10a).

> Verwijder scalpelmesjes altijd met een pincet van het handvat (fig. 5.11).
> Gebruik bij voorkeur disposable scalpelmesjes.

— Doe al het volumineuze afval in de handsfree te bedienen afvalbak.
— Instrumenten en hulpmiddelen uit categorie C (niet kritisch) worden apart gelegd voor verdere bewerking (zie ▶ par. 5.3.4). Ook afdrukken worden apart gelegd voor desinfectie (zie ▶ par. 5.6) evenals de gebruikte dynamische instrumenten (zie ▶ par. 5.7).

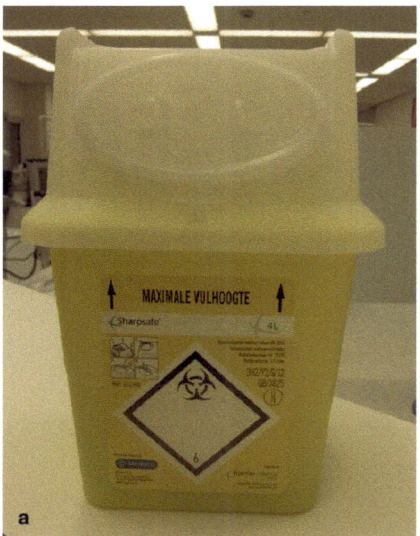
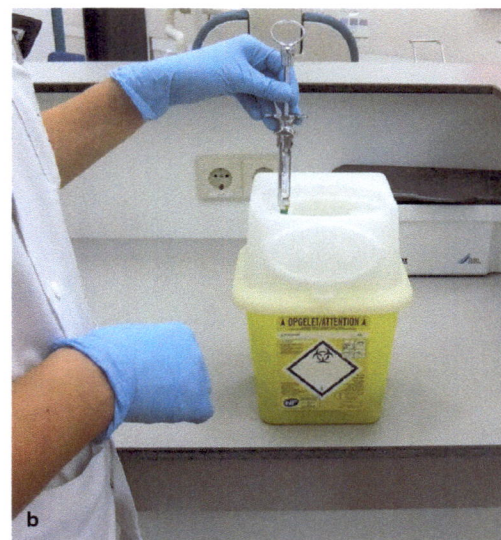

◘ **Figuur 5.10** **a** Goedgekeurde naaldencontainer. **b** Met behulp van een goedgekeurde naaldencontainer de naald van de anesthesiespuit verwijderen

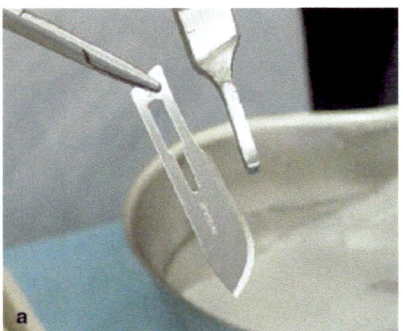
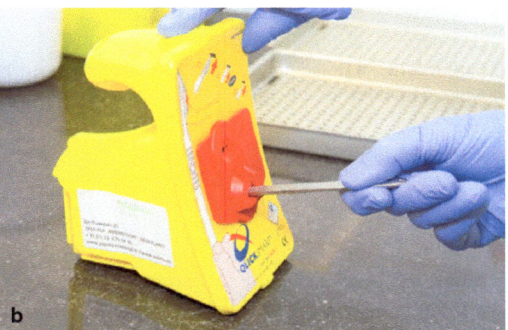

◘ **Figuur 5.11** **a** Veilig verwijderen scalpelmesje. **b** De Quicksmart: een handig apparaatje om op een veilige manier scalpelmesjes te verwijderen

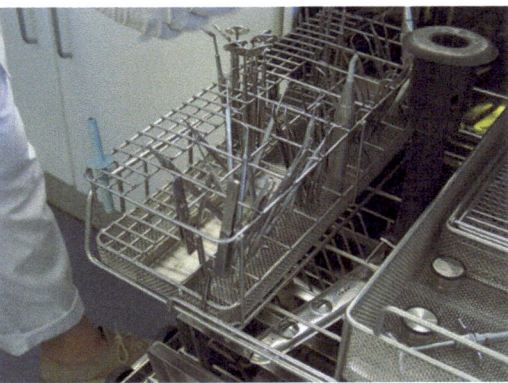

◘ **Figuur 5.12** Instrumenten ingeladen in thermodesinfector

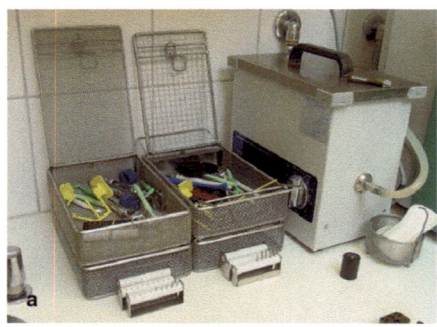
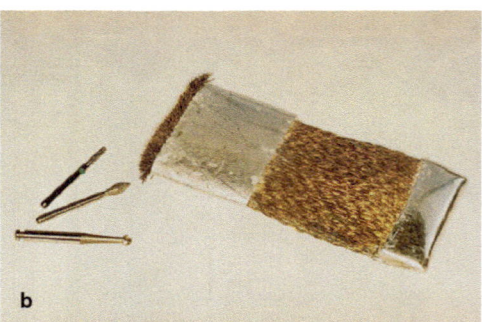

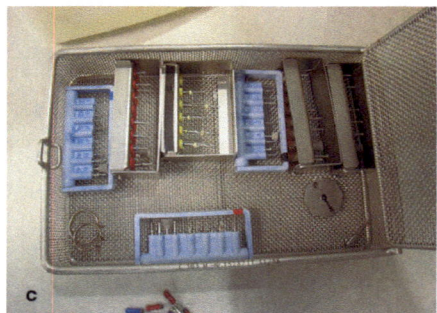

Figuur 5.13 **a** Draadmandjes voor kleine voorwerpen. **b** Borenborsteltje voor wegnemen zichtbare vervuiling op boortjes. **c** Borenblokjes gaan met boren en al in de thermodesinfector

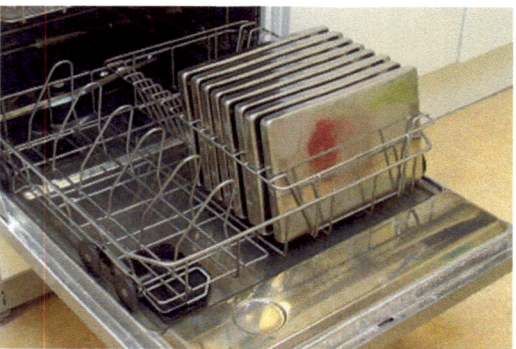

Figuur 5.14 Belading thermodesinfector met rvs behandeltrays

- Zet al het handinstrumentarium in de thermodesinfector voor reiniging en desinfectie.
- Verzamel al het 'kleine spul', zoals boortjes en endovijlen (kleine maten endovijlen t/m dikte 20), extirpatienaalden en lentulonaalden na gebruik weggooien). Verwijder zichtbare vervuiling met een borenborsteltje. Plaats het geordend. Borenborsteltje dagelijks onderdompelen in alcohol 80 % (fig. 5.13).
- Verwijder de overgebleven kleine disposables inclusief traypapier of disposable inzet en plaats ook de tray zelf in de thermodesinfector (fig. 5.14).

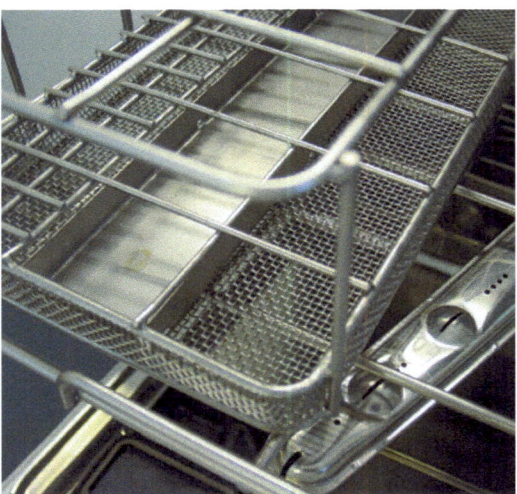

Figuur 5.15 Belading thermodesinfector met rvs behandeltrays

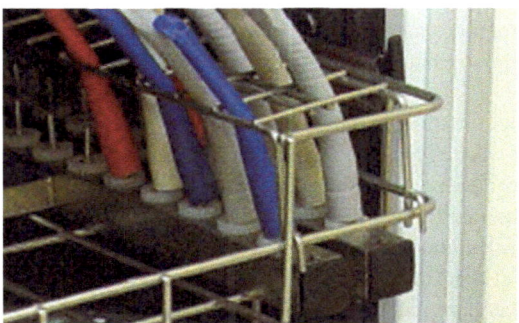

Figuur 5.16 Afzuigbuizen correct geplaatst op opzetstukken

5.3.2 Inruimen thermodesinfector

Het gebruik van een thermodesinfector is onderdeel van de voorkeursroute zoals beschreven in ▶ par. 5.2.1.

Een groot aantal aandachtpunten bij het inruimen van de thermodesinfector behoeft vermelding:

1. Let er bij het inruimen op dat het water uit de sproeiers overal bij moet kunnen. Instrumentenrekken met een gedeeltelijk gesloten bodem veroorzaken een zogenoemde **spoelschaduw**. Daarom mogen vlak boven de gesloten bodem geen werkzame delen van instrumentarium geplaatst worden (◘ fig. 5.15).
   Spoelschaduw kan ook veroorzaakt worden door het stapelen van bijvoorbeeld instrumentencassettes of het reinigen van trays in de thermodesinfector zonder gebruik van de daarvoor bestemde inzetten.
2. *Afzuigbuizen* moeten op de speciaal daarvoor bestemde opzetstukken worden geplaatst om de binnenzijde te reinigen (◘ fig. 5.16). Indien deze voorziening niet in de thermodesinfector aanwezig is dan de afzuigbuizen in elk geval *rechtop* plaatsen!

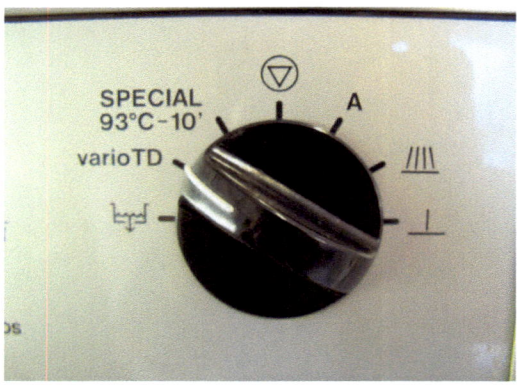

Figuur 5.17 Voorkeursinstelling, lees de verdiepingsstof!

3. Aluminium behandeltrays en aluminium borenblokjes kunnen niet in de thermodesinfector vanwege aantasting door het reinigingsmiddel. Ook verchroomde of stalen instrumenten geven problemen vanwege roestvorming. Raadpleeg altijd het productblad van de gebruikte middelen alvorens diverse materialen in de thermodesinfector te reinigen.
   In beginsel zijn alleen rvs en kunststof materialen geschikt voor thermische desinfectie.
4. De thermodesinfector mag niet te vol zijn, omdat dan de reiniging en desinfectie onvoldoende gewaarborgd worden.
5. Tangen, scharen en pincetten moeten openstaan om goed gereinigd te kunnen worden.
6. De programmaknop moet bij voorkeur worden ingesteld op vario-TD. (Lees ook de verdiepingsstof!) Bij dit programma wordt eerst gespoeld, daarna met nieuw water gereinigd met zeep bij 45 °C en ten slotte wordt met het laatste (schone) spoelwater de vereiste hoge temperatuur voor thermische desinfectie bereikt.
   Reinigen bij lage temperatuur heeft als voordeel dat aanwezige bloedresten op instrumenten en materialen niet kunnen inbranden. Bloedresten zullen veelvuldig, zo niet bijna altijd, op tandheelkundige instrumenten aanwezig zijn.
   Let op dat bij bestaande instellingen er niet zomaar van programma gewisseld kan worden. Raadpleeg altijd eerst de fabrikant van jullie thermodesinfector alvorens van programma te wisselen.
7. De gebruikte zeep kan als poeder worden toegevoegd of in vloeibare vorm vanuit een aangekoppeld automatisch doseersysteem. Vloeibare zeep verdient de voorkeur, omdat de verdeling snel en gelijkmatig plaatsvindt. Bij poeder is veel tijd nodig, voordat het geheel is opgelost (kan oplopen tot wel 15 minuten!) en dat maakt de reiniging onbetrouwbaarder dan met vloeibare zeep.
   Tevens is het doseren van poeder 'mensenwerk' en niet reproduceerbaar. Vloeibare middelen worden door de automaat gecontroleerd gedoseerd en zijn dus reproduceerbaar, waardoor het proces betrouwbaar is.
8. Er kan nooit zomaar gewisseld worden van programma. Hierbij dient altijd eerst de fabrikant geraadpleegd te worden. Bij oudere automaten en poederdoseringen staat vaak het 93-10 programma ingesteld. Bij nieuwe automaten het vario-TD (◘ fig. 5.17).
   Advies is: als er geen problemen of klachten zijn, worden programma's niet gewisseld of aangepast.

Om bij een machine met draaiknopprogrammering te weten welke voorkeursinstelling ooit is opgegeven bij de installatie van de machine, biedt de weergave op het display bij het inschakelen van het extra neutraliserende programma uitkomst:
- verschijnt er 45, dan draait de machine een aangepaste vario TD run;
- verschijnt er 93 op de display bij inschakelen van A, dan wordt onder dat programma het met zuur aangevulde Special 93-10 programma gedraaid. Bij de thermodesinfectors met vloeibare-zeepinstallatie wordt gebruikgemaakt van een milder zuur (citroenzuur), waardoor automatisch bij elke run zuur bijgedoseerd kan worden zonder dat instrumenten en materialen te veel te lijden hebben van het zuur.

Er hoeft dan nooit meer tijdelijk apart op het extra neutraliserende programma gedraaid te worden, omdat de machine en het instrumentarium nooit meer kunnen aanslaan, roesten of verkleuren.

Het is mogelijk dat programma's zijn uitgeschakeld. Dan geldt voorgaande dus niet. Er verschijnt in het display een punt.

9. Bij gebruik van zeeppoeder en het daaruit volgende handmatige toevoegen van dit reinigingsmiddel moet het volgende bekend zijn:
    - Voor het Special 93-10 programma moet het poeder volgens voorschrift van de fabrikant op de binnenzijde van de deur aangebracht worden, omdat het reinigen en desinfecteren zonder aparte voorspoelbeurt geschiedt met het eerste ingenomen water bij hoge temperatuur.
    - Bij het vario TD-programma mag zeeppoeder nooit los in de machine (op de binnenzijde van de deur) gedeponeerd worden, omdat het dan al wegspoelt bij de voorspoeling en er vervolgens gereinigd wordt zonder zeeppoeder...
        Doe het zeeppoeder daarom in het zeepbakje en sluit dit goed af. De machine opent het automatisch op het juiste moment.

> *Let op*: het bovenrek moet dan wel een uitsparing hebben om het klepje van het zeepbakje te kunnen openen. Oudere machines hebben bovenrekken die daar geen ruimte voor bieden.

In die gevallen kan een nieuw bovenrek aangeschaft worden of wordt het Special 93-10 programma gehandhaafd.

Er is altijd een mogelijkheid om over te stappen naar vloeibaar doseren door aanschaf van een doseerpomp. Dit moet uiteraard wel rendabel zijn ten opzichte van de leeftijd en staat van de automaat.

5.3.3 B-route instrumentarium

Voor het doorlopen van de tweedekeus route gelden de volgende stappen:
1. Trek stevige disposable handschoenen aan (zie ▫fig. 5.9).
2. Leg de instrumenten in het hengselmandje in het ultrasoon reinigingsapparaat. De instrumenten moeten helemaal ondergedompeld zijn en er mogen geen instrumenten tegen de bodem aan komen, omdat dit de levensduur van het apparaat aanzienlijk bekort!
    Voor dunne holle instrumenten geldt dat wanneer ze liggend in het ultrasoon reinigingsapparaat getrild worden het vuil er niet uit kan. Bij voorkeur moeten dergelijke voorwerpen in een rek rechtopstaand getrild worden.

> Let op: rubber en zacht plastic absorberen de ultrasone trillingen, waardoor ze niet voldoende gereinigd worden. Ook zal door de afgenomen trilling al het andere instrumentarium onvoldoende effectief getrild worden.

3. Plaats het deksel op het ultrasoon reinigingsapparaat om aerosolvorming in de sterilisatieruimte tegen te gaan.
   Triltijd is minstens *20 minuten* bij kamertemperatuur of 3 minuten bij 45 °C. (Warmer mag niet vanwege het denatureren van eiwitten.) Ook het toevoegen van een desinfectans aan het ulrasoon reinigingsapparaat kan de basistriltijd aanzienlijk bekorten.

Ultrasone apparatuur is alleen bestemd voor reiniging! Bijvoorbeeld voor boortjes, hol en scharnierend instrumentarium dat moeilijk te reinigen is in een thermodesinfector.
Daarna moet *altijd* nog apart desinfectie van het instrumentarium volgen.

4. *Leg het instrumentarium in een bak* (met losse vergietachtige inzet), die is gevuld met desinfectans; gebruik het ultrasoon reinigingsapparaat volgens de instructie van de fabrikant.
5. Neem na minimaal 20 minuten de instrumenteninzet op en houd hem onder de kraan om de resten van het desinfectans en grove vervuiling weg te spoelen.
6. Deponeer vervolgens de instrumenten *handsfree* in een afwasteil met schoon spoelwater door het mandje om te keren.
7. Inspecteer de instrumenten nu op vervuiling zoals cementresten of overige ongerechtigheden.
   Reinig met een (nagel)borstel en doe het betreffende instrument opnieuw in de bak met desinfectans (tijdsduur volgens gebruiksaanwijzing fabrikant) en inspecteer vervolgens de locatie die zich onder de vervuiling bevond. Daarna weer goed spoelen.
8. Droog de instrumenten af en leg ze ordelijk in autoclaafrekjes. Niet te veel op een rekje, omdat de stoom alle oppervlakken moet kunnen bereiken.

> Herbruikbare afzuigbuizen vragen extra aandacht bij afwezigheid van een thermodesinfector. Soms ontbreekt helaas tevens een ultrasoon reinigingsapparaat...
> Het alleen 'weken' in een bak met desinfectans, spoelen en aansluitend autoclaveren is absoluut onvoldoende om de binnenzijde van deze afzuigbuizen te reconditioneren!

De binnenzijde van de afzuigbuizen moet aansluitend op het desinfecteren met een goed passende borstel worden gereinigd.

9. Verwerken van de lege behandeltrays door ze te behandelen met alcoholvrij desinfectans dat in de vorm van foam opgebracht wordt.
   Uitwrijven met een stevige in desinfectans gedrenkte instrumententissue en aan de lucht laten drogen.

Tweede mogelijkheid is ze te reinigen met een instrumententissue en te desinfecteren door ze 10 minuten onder te dompelen in 80 % alcohol.

5.3.4 Verwerken instrumenten uit categorie C

1. Was mengspatels en mengnappen af met heet sop, totdat al het afdrukmateriaal is verdwenen.
2. Desinfecteer spatels, mengnappen, cofferdamgaatjestang en bijvoorbeeld orthotangen bij voorkeur in de thermodesinfector!

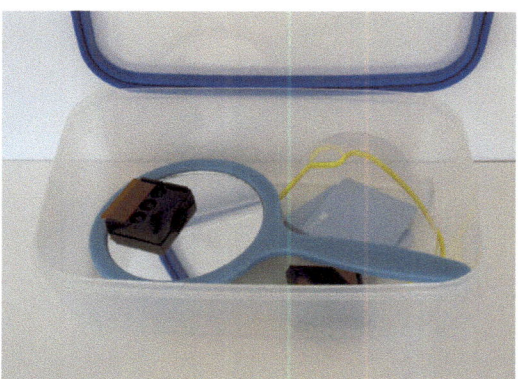

Figuur 5.18 Categorie C: tweede keus: chemische desinfectie door 10 minuten onder te dompelen in alcohol 80 %

> Thermische desinfectie gaat immers altijd boven chemische desinfectie. Dus: alles wat in de thermodesinfector kan, moet erin!

3. Indien materialen uit categorie C niet voldoende hittebestendig zijn of zo groot, dat de capaciteit van de thermodesinfector voor overig instrumentarium in het gedrang komt dan wordt gekozen voor chemische desinfectie door ze onder te dompelen in een afgesloten bak met alcohol 80 %.
4. Laat 10 minuten inwerken.
5. Trek schone handschoenen aan en haal de spulletjes uit de alcohol. Leg ze op het werkblad aan de schone zijde van de sterilisatieruimte en laat de alcohol aan de lucht verdampen (fig. 5.18).

5.4 Uitruimen thermodesinfector

> Zorg ervoor dat je schone en gedesinfecteerde handen hebt bij het uitruimen van de themodesinfector.

Denk bij het uitruimen van de thermodesinfector aan de *routing* in de sterilisatieruimte en ruim de spullen dus alleen uit aan of naar de schone kant. Ook al zitten de instrumenten nog in een rekje en raken ze niet direct het werkblad, dan toch moet de routing in acht genomen worden.

Bij het uitruimen worden de kritische instrumenten (chirurgische instrumenten, hevels en worteltangen) apart gelegd om verder het vereiste reconditioneringsproces te laten doorlopen.

Ook andere instrumenten, zoals extractietangen, kunnen deze behandeling ondergaan als de praktijkhouder dat (als extra) wenst (zie ▶ par. 5.4.2).

5.4.1 Opbergen categorie B-instrumentarium

Het semikritische instrumentarium kan worden opgeborgen in *stofdichte* en vanzelfsprekend ook *stofvrije* laden of kasten.

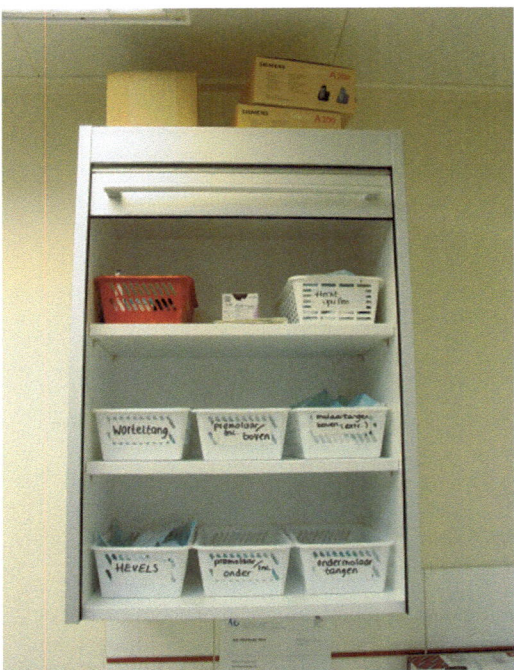

Figuur 5.19 Opslag van onder andere extractietangen in stofvrij kastje

Periodieke schoonmaak van laden en kasten is een must, omdat stof onder andere tbc-kiemen kan bevatten, die zeer lang kunnen overleven onder droge omstandigheden. Stof is dus heel besmettelijk!

Controleer tangen en scharen op de werking van de scharnieren, voeg eventueel een druppeltje olie toe als onderhoudsmaatregel.

Scalers en curettes dienen te worden gecontroleerd op scherpte. Voor een initiële behandeling moeten de scalers en curettes vlijmscherp zijn! Zorg bij het slijpen voor schone en gedesinfecteerde handen en eveneens een schone slijpsteen! Daarna kunnen de instrumenten nog 10 minuten in alcohol 80 % worden gelegd, alvorens ze op te bergen.

Controleer de borenblokjes en vul waar nodig boortjes aan en vervang slechte of geroeste exemplaren.

De schone endovijlen zijn nu veilig te bekijken op scherpte en vorm. Indien ze niet meer voldoen aan de eisen, moeten ze worden weggegooid in de naaldencontainer.

Zet ten slotte de schone behandeltrays op een rij en dek ze op met het schone standaardinstrumentarium. Completeer het geheel met een compleet borenblokje, wattenrollen, articulatiepapier en overige materialen (fig. 5.19).

5.4.2 Verwerken categorie A-instrumentarium

Chirurgisch instrumentarium moet na de voorbewerking in de thermodesinfector worden verpakt in laminaatzakjes. Ook kan er gebruikgemaakt worden van een lamineermachine, die de zakjes op elke gewenste lengte kan dichtsealen.

Vervolgens moeten ze in een autoclaaf gesteriliseerd worden.

Na een geslaagde sterilisatie dient de datum op de zakjes te worden aangebracht. Om de zakjes niet te beschadigen mag geen gewone pen of potlood gebruikt worden! Gebruik bij voorkeur een sticker die vooraf is beschreven of een speciale zachte pen met gifvrije inkt.

- **Aandachtspunten voor het verpakken van chirurgisch instrumentarium**
- Een spiegel voor chirurgische behandelingen moet gesteriliseerd zijn. Verpak bij de chirurgische setjes dus altijd ook een mondspiegel. Steriliseer enkele apart verpakte spiegels voor het geval er een spiegel valt tijdens de behandeling. Er moet dan snel een ander *steriel* exemplaar beschikbaar zijn.
- Wanneer een normale extractie uitloopt op een chirurgische extractie, moet de behandelaar per direct over een complete set steriele instrumenten kunnen beschikken. Stel voor de verschillende typen behandelingen vast ingedeelde instrumenten*setjes* samen. Zo'n compleet setje is dan snel inzetbaar bij een chirurgische extractie.
- Ook hechtmateriaal kan in een sterilisatiezakje worden samengevoegd tot een *hechtsetje*. Verpak dus ook meteen een spiegel, naast een chirurgisch schaartje, enzovoort. Dit hechtsetje gaat in de autoclaaf en kan vervolgens compleet en gebruiksklaar worden opgeborgen.
- In het algemeen geldt dat de zakjes niet te vol mogen zijn, omdat de stoom alle oppervlakken goed moet kunnen bereiken.
- Ruim de autoclaaf in. Ook hier geldt dat de stoom alle oppervlakken goed moet kunnen bereiken. Dus laad het toestel niet te vol.
- Hand- en hoekstukken (al dan niet verpakt) worden tijdens het autoclaveren altijd op de onderste tray geplaatst. Eventueel gelekte olie komt dan niet op de andere instrumenten. Er kan ook nog een absorberend traypapiertje onder de hoekstukken gelegd worden om overtollige olie te absorberen (fig. 5.20).

> Let erop dat bij het openen van de autoclaaf aan het eind van de cyclus de zakjes altijd *helemaal droog* zijn!
> Vochtige zakjes laten micro-organismen door (net als een nat mondneusmasker).
> Indien de zakjes niet droog zijn, moet opnieuw verpakt en gesteriliseerd worden.

- Gesteriliseerd en verpakt instrumentarium moet in een stofvrije omgeving worden opgeborgen, losjes naast elkaar om beschadiging van de verpakking te voorkomen.
- Tevens moet de verpakking worden voorzien van de **sterilisatiedatum**. Dit kan met behulp van een sticker of door te beschrijven met een speciale sterilisatie(vilt)stift.
- In de NEN-richtlijn *Steriliseren en Steriliteit 5301* staat beschreven hoe de bewaartermijn kan worden bepaald voor gesteriliseerde producten. Meestal zal het materiaal voor de mondzorg verpakt zijn in laminaatzakken en in een gesloten kast worden bewaard. Conform R5301 betekent dit dat er een bewaartermijn van maximaal drie maanden geldt. Dit kan worden verlengd tot zes maanden door gebruik te maken van een gesloten bak als extra beschermmiddel (fig. 5.21).
- De instrumenten moeten worden gebruikt volgens het first in-first out principe, dus altijd het instrumentarium met nog de kortste houdbaarheidstermijn het eerst gebruiken.
- Voor kleine hoeveelheden instrumentarium die *snel* geautoclaveerd moeten worden kan de extreem korte cyclus van de DAC (hand- en hoekstukreiniger) toegepast worden door gebruik te maken van een apart leverbaar los inzetkorfje. Massief instrumentarium is dan in twaalf minuten steriel.

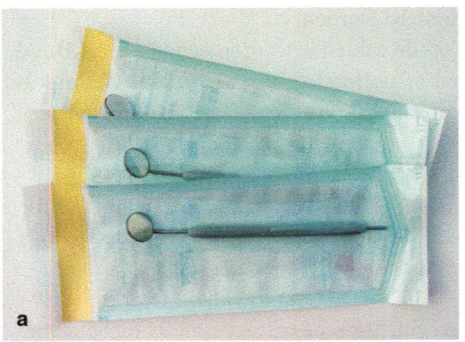
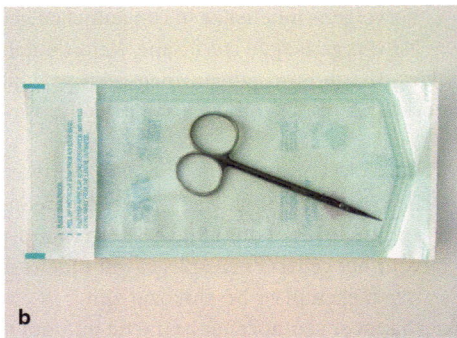
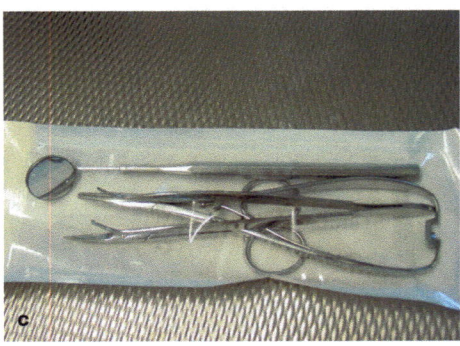
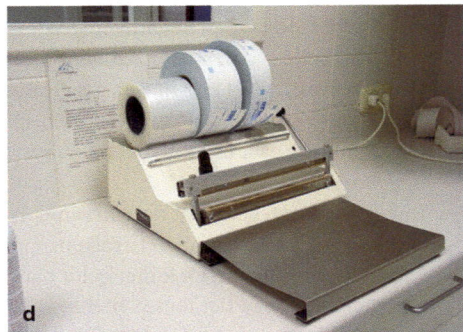

Figuur 5.20 a Los verpakte spiegels. b Los verpakt chirurgisch schaartje. c Hechtsetje. d Sealapparaat voor verpakken chirurgische instrumenten

Ook is bij dit apparaat een vacuümmodule beschikbaar voor het steriliseren van maximaal drie verpakte instrumenten. Hiermee kan ook hol instrumentarium aan de binnenzijde gesteriliseerd worden.

— In praktijken waar geen chirurgische ingrepen worden gedaan zou voor het verpakt steriliseren van hevels, worteltangen en wat hechtmateriaal (het enig noodzakelijke kritische instrumentarium) eventueel volstaan kunnen worden met alle functionaliteiten van de DAC in plaats van de toepassing van een klasse B-autoclaaf.

5.5 Testen voor thermodesinfector en autoclaaf

Om te controleren of het apparaat gedaan heeft wat het moet doen kan niet worden afgegaan op de informatie die door het apparaat zelf wordt aangeleverd.

Net als een auto soms een storing heeft, maar toch kan doorrijden, zou ook het proces van reiniging, desinfectie en sterilisatie door een geringe verstoring onvolledig uitgevoerd kunnen zijn.

Om de werking te evalueren, is het daarom noodzakelijk elk apparaat regelmatig te testen door middel van objectieve testmethoden die meegaan in het apparaat. Alleen bij een goede uitslag van een dergelijke test is er zekerheid over voldoende resultaat en is het bewerkte instrumentarium veilig voor gebruik.

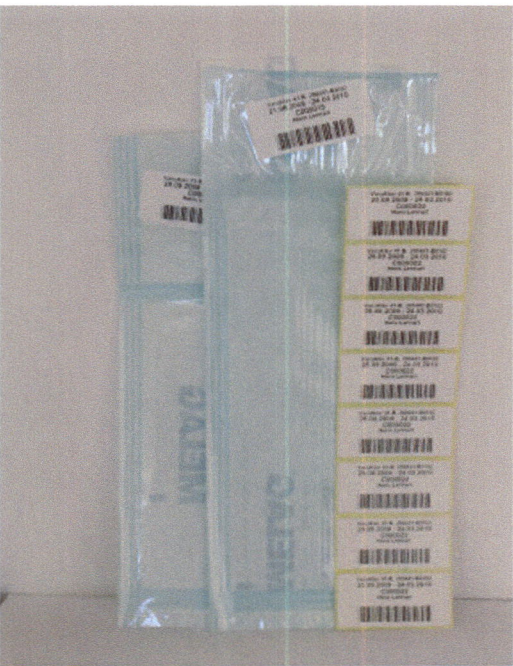

Figuur 5.21 Datumstickers voor gesteriliseerde instrumenten

5.5.1 Testen voor de thermodesinfector

Controle op de juiste uitvoering van het desinfectieproces is lastig alleen op het oog vast te stellen. Natuurlijk is bij zichtbare vervuiling van de 'schone' instrumenten in ieder geval iets mis met de thermodesinfector, maar ook onzichtbare vervuiling duidt op onvoldoende werkzaamheid van de machine.

Om zicht te hebben op het functioneren van de thermodesinfector zijn door verschillende fabrikanten testen ontwikkeld die een indicatie geven van de desinfecterende werking van de thermodesinfector (fig. 5.22). Er zijn nog geen officiële richtlijnen voor dergelijke testen. Op dit moment is het beter wel dan niet te testen, ook al moeten de testen in de toekomst wellicht iets aangepast worden.

Het is mogelijk handmatig een procesdocumentatie bij te houden, maar dat kan ook door het aansluiten van een seriële printer op een seriële interface (SST) voor het afdrukken van het reinigings- en desinfectieproces. Met deze interface kan de procesdocumentatie zeer eenvoudig en betrouwbaar via software plaatsvinden.

Archivering van de uitdraaien dient in orders te gebeuren. Bij Miele is bovendien een lijst met printeradviezen verkrijgbaar.

Dergelijke testen zouden een wekelijkse controle kunnen dicteren.

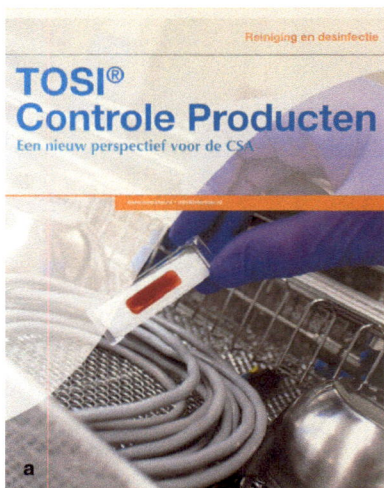 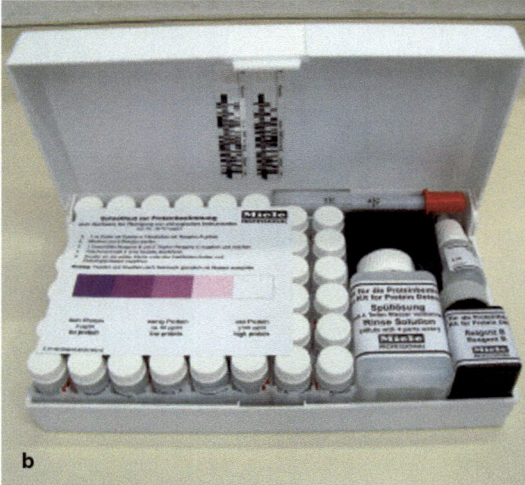

Figuur 5.22 a Tosi-test voor thermodesinfector. b Miele testkit voor thermodesinfector

5.5.2 Testen voor de autoclaaf

Voor het controleren van de steriliteit van massief instrumentarium kan gebruik worden gemaakt van de zogeheten **TST-teststrip** (tijd-stoom-temperatuur). Deze strips laten alléén de juiste verkleuring zien als in:
- een vochtige omgeving (stoom);
- gedurende minstens 3 minuten (tijd);
- een temperatuur heerste van 134 °C (temperatuur).

Of zoals bij een alternatieve run:
- stoom;
- gedurende 15 minuten;
- bij 121 graden (fig. 5.23).

> De 'streepjescode' die op steriliseerbaar tape (en ook op sterilisatiezakjes) is aangebracht, biedt géén garantie dat de sterilisatie naar behoren is uitgevoerd. De streepjes verkleuren door warmte, maar daarbij is niet te controleren hóe warm het is geweest en al helemaal niet hoe láng het warm is geweest. Een verkleuring is dus hooguit een indicatie of de instrumenten al in de autoclaaf zijn geweest of niet.

Om te controleren of er steriliteit is bereikt in *holle ruimten* is een TST-stripje onvoldoende en moet een ander type test worden uitgevoerd. Daarvoor zijn beschikbaar de 'helix'test, aangepast voor toepassing in de tandheelkunde en de standaard Bowie en Dick test (zie daarvoor het speciale programma op de autoclaaf).

Het verdient aanbeveling om bij elke run met chirurgisch instrumentarium een 'helix' mee te steriliseren. Je weet dan echt zeker dat *die* run steriel is in alle hoeken en gaten. De kosten van de test maken deze toepassing goed mogelijk.

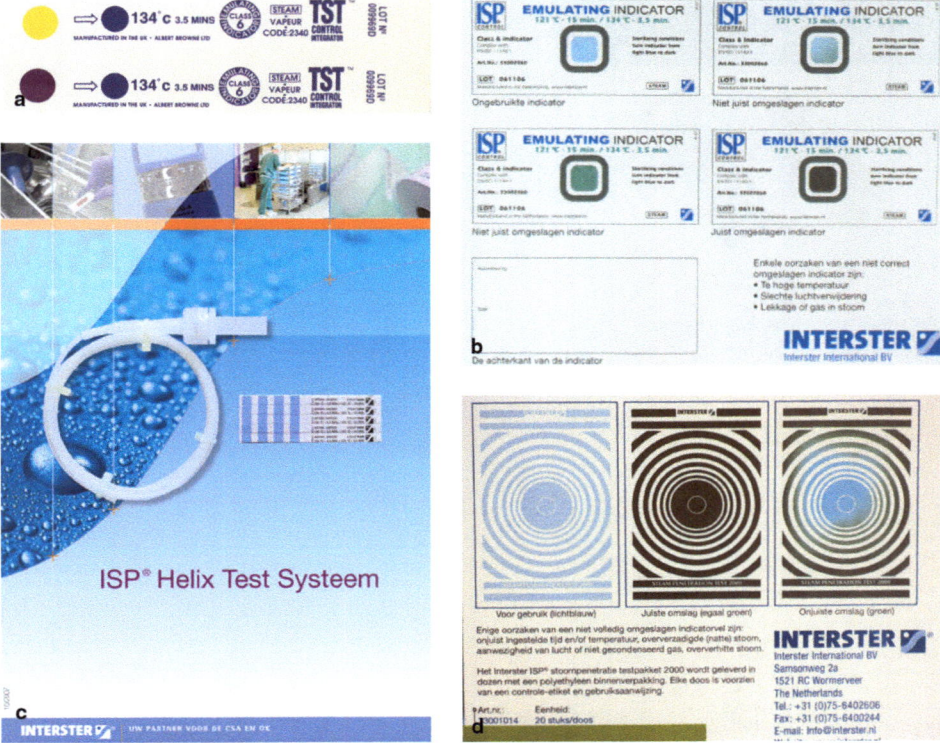

Figuur 5.23 **a** Teststrip voor sterilisatie van massief instrumentarium. **b** Teststrip voor sterilisatie van massief instrumentarium. **c** Helixtest om steriliteit van hol instrumentarium te testen. **d** Uitslagkaart voor Bowie en Dick test om de vacuümwerking van de autoclaaf te testen

De standaard Bowie en Dick test (stoompenetratietest) kan worden toegepast als er nauwelijks of geen chirurgische ingrepen plaatsvinden in de praktijk. Een wekelijkse Bowie en Dick test lijkt dan voldoende.

Plak de bonnetjes, uitleesstripjes of controlestrips op datum in een schrift. Mocht er een bronderzoek komen naar een ziekte van een patiënt als gevolg van behandeling in de mondzorgpraktijk, dan moet aangetoond kunnen worden dat de apparatuur goed heeft gewerkt. De bewijslast ligt in dergelijke situaties dus bij de praktijk. Een bewaartermijn van een jaar zou daarvoor aangehouden kunnen worden, of zolang als mogelijk is (een schriftje kost weinig ruimte en kan vaak langer dan een jaar mee).

5.5.3 Controle van het ultrasoon reinigingsapparaat

Laat het apparaat na een werkdag altijd leeg, schoongemaakt, gedesinfecteerd en droog achter. De levensduur van ultrasone reinigingsapparaten is beperkt. Daarom is het goed de werking ervan regelmatig te controleren:
- Vul het reinigingsapparaat met water en laat het tien minuten trillen om het opgeloste gas eruit te verwijderen.
- Voeg een druppeltje afwasmiddel toe.

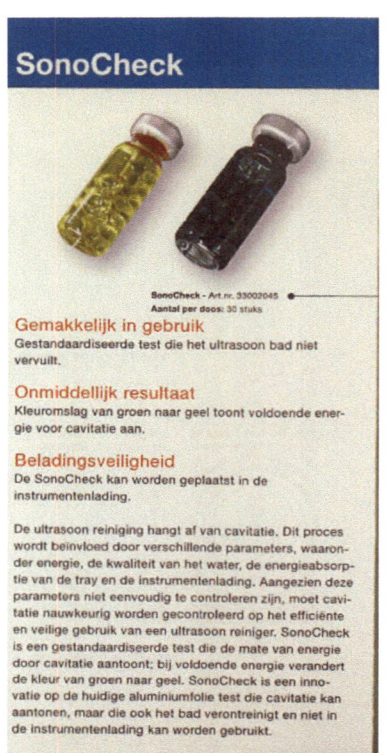

◘ **Figuur 5.24** Sonocheck is een gestandaardiseerde test die het ultrasoon reinigingsapparaat niet vervuilt

— Knip een aantal kleine vierkantjes aluminiumfolie en doe die erbij.
— Zet het ultrasoon reinigingsapparaat aan.

Binnen enkele minuten moeten er spontaan gaatjes in het folie ontstaan. Dat is een indicatie dat het ultrasoon reinigingsapparaat nog naar behoren functioneert. Bij de Sono Check test verandert de kleur van groen naar geel bij voldoende energie. Sono Check verontreinigt het ultrasoon reinigingsapparaat niet en kan in de instrumentenlading worden gebruikt (◘fig. 5.24). Zie verder ▶ par. 6.9.

5.6 Desinfectie van afdrukken

Voor het desinfecteren van afdrukken en al het andere techniekwerk dat met patiëntenmateriaal in contact is geweest is een ruime, afsluitbare bak met 0,1 % (1000 ppm) hypochloriet voldoende.

Voor desinfectie van afdrukken en werkstukken waarbij geen sprake is van verontreiniging met bloed kan 0,0250 % (250 ppm) hypochloriet worden gebruikt of een desinfectans dat speciaal voor het desinfecteren van afdrukken is ontwikkeld. Zo'n speciaal desinfectans moet voorzien zijn een CE-nummer of moet toegelaten zijn als desinfectans bij het College voor toelating van gewasbeschermingsmiddelen en biociden (CTGB).

5.6 · Desinfectie van afdrukken

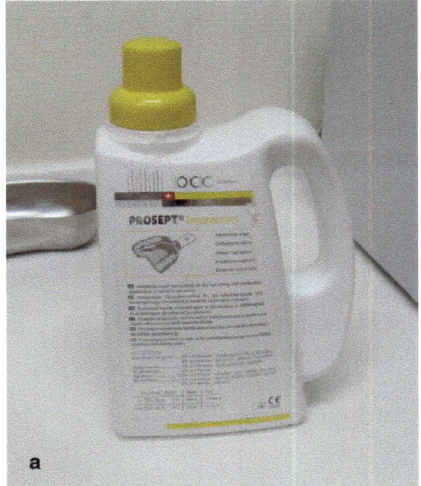
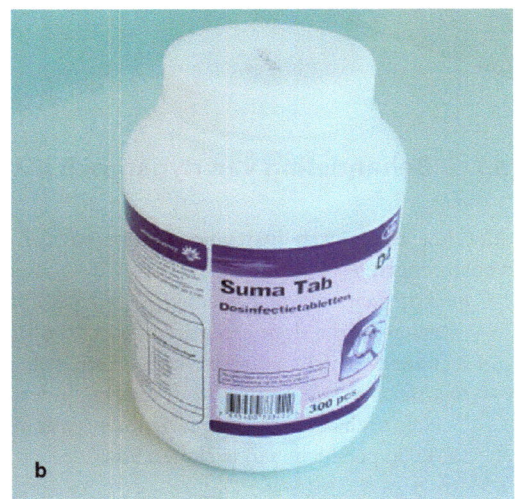

Figuur 5.25 a Desinfectievloeistof voor afdrukken. b Chloortabletten voor bereiden van een oplossing voor desinfectie van afdrukken

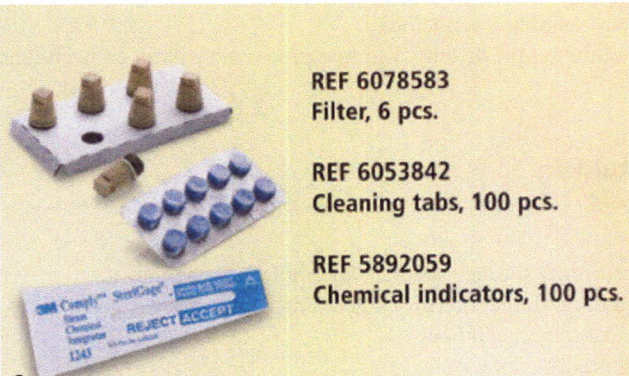
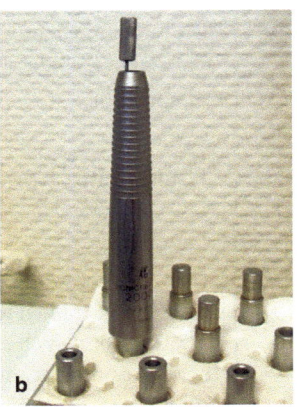

Figuur 5.26 a Extra sterk reinigingsmiddel in tabletvorm voor de DAC. b Sonicflex met inzet 'piefje' voor plaatsing in de Kavo-Lifetime

De afdrukken en overige werkstukken moeten gedurende vijf minuten ondergedompeld worden. Daarna worden ze afgespoeld en verpakt voor verzending naar het tandtechnisch laboratorium.

De hypochloriet wordt elke ochtend vers aangemaakt in de juiste concentratie. Volg daarvoor nauwkeurig de aanwijzing van de fabrikant. Het gebruik van gewoon huishoudbleekwater is ongewenst, omdat de precieze concentratie van het chloor niet scherp gedefinieerd is.

Bij intensief gebruik moet de hypochlorietoplossing meermalen per werkdag ververst worden.

Diverse fabrikanten brengen voor de desinfectie van afdrukken kant-en-klare (kostbare) desinfectiemiddelen op de markt (fig. 5.25a en 5.26).

> Alle werkstukken die uit het tandtechnisch laboratorium komen om gepast of geplaatst te worden dienen bij binnenkomst altijd eerst afgespoeld te worden onder stromend water en vervolgens gedesinfecteerd worden met 70 % alcohol.

5.7 Behandeling van dynamisch instrumentarium

Met het **dynamisch instrumentarium** worden alle instrumenten bedoeld die beweging voortbrengen:
- *hoekstukken*, waarbij onderscheid gemaakt moet worden tussen:
    - aangedreven door een micromotor (rood, oranje, blauw en groen);
    - door perslucht aangedreven hoekstukken: airotoren (turbinehoekstukken);
- *tandsteenverwijderapparatuur*, waarbij onderscheid gemaakt moet worden tussen:
    - elektrisch aangestuurde instrumenten zoals de Satelec, Cavitron, EMS;
    - de op perslucht aan te sluiten Sonicflex.

Bij het reinigen, desinfecteren en steriliseren van de dynamische instrumenten moeten deze twee wezenlijk verschillende soorten instrumentarium elk een aangepaste reconditionering ondergaan.

De hoekstukken hebben regelmatige oliesmering nodig om goed te blijven functioneren. Ze worden eenvoudig hand- en hoekstukken genoemd.

De tandsteenverwijderapparatuur werkt op basis van hoogfrequente trilling en heeft juist geen smering nodig.

5.7.1 Toelichting hoekstukken

- **Reiniging, desinfectie en sterilisatie hoekstukken**
- Gebruik een thermodesinfector met speciale adapters voor hol instrumentarium.
- Hand- en hoekstukken worden gereinigd, thermisch gedesinfecteerd dan wel gesteriliseerd waarbij er de volgende keuzemogelijkheid zijn:
    - thermodesinfector met speciale adapters;
    - hand- en hoekstukreiniger met mogelijkheid tot thermische desinfectie/sterilisatie;
    - hand- en hoekstukreiniger zonder mogelijkheid tot thermische desinfectie/ sterilisatie gevolgd door (eventueel verpakte) sterilisatie.
- holle instrumenten waarvoor geen adapters voor de thermodesinfector bestaan moeten handmatig worden gereinigd en daarna in een klasse B-autoclaaf worden gesteriliseerd.

Er zijn verschillende apparaten op de markt voor het reinigen, desinfecteren of steriliseren van hand- en hoekstukken. Voor uitgebreide informatie over de juiste toepassing van de apparaten, over de mogelijkheden die ze hebben (desinfectie of bijvoorbeeld ook sterilisatie), kan de *website* van de **VGT** worden geraadpleegd. Hierna volgen beschrijvingen van enkele veelgebruikte apparaten.
- Een *Assistina* maakt alléén schoon en smeert de hoekstukken; voor hergebruik in categorie B is dit onvoldoende, laat staan voor gebruik in categorie A.
    Toch is er een toepassing voor dit apparaat, namelijk als de hoekstukken gesteriliseerd worden in een autoclaaf (zie ▶ par. 5.2.2).

– In de DAC *Universal* kunnen in één cyclus van slechts twaalf minuten maximaal zes hand- en hoekstukken tegelijk worden gereinigd, gedesinfecteerd en inwendig gesteriliseerd. Ook worden de hand- en hoekstukken nog gesmeerd aan het eind van de cyclus.

Het tijdperk dat het steriliseren van hoekstukken veel schade veroorzaakte ligt ver achter ons.
Door de toepassing van een hand- en hoekstukreiniger of door de juiste voorbereidingen voor sterilisatie in een klasse B-autoclaaf neemt de levensduur van de hand- en hoekstukken nu zelfs beduidend toe, en dat betekent een enorme besparing (in geld en ergernis)!
Indien de hoekstukken uitwendig nog zichtbare verontreiniging vertonen na een cyclus in de DAC (bijvoorbeeld resten polijstpasta) dan zouden de hoekstukken vooraf met een nagelborstel onder stromend water voorbewerkt moeten worden.
Een andere mogelijkheid is speciale reinigingstabletten toe te voegen die door de fabrikant geleverd kunnen worden.
Ook de werkzaamheid van deze hand- en hoekstukreiniger moet periodiek getest worden. Daarvoor levert de fabrikant testmiddelen aan. Voor kritisch gebruik van de hoekstukken is het belangrijk om te weten of een run voldoende gesteriliseerd heeft in de holle ruimte of verpakking. Een apart opzetstukje met inwendige teststrip moet daarvoor tijdens de run meedraaien.
Voor semikritische toepassingen zou een gewone TST-strip kunnen volstaan. Let er daarbij op dat de plaatsing juist is, vanwege de snelle verstoring van de sensoren in het apparaat.

5.7.2 Toelichting voor tandsteenverwijderapparatuur

> De ultrasoontips moeten altijd worden losgemaakt en minimaal in de thermodesinfector meedraaien voor hergebruik bij de volgende patiënt.

De *Sonicflex* wordt doorgaans net als een turbinehoekstuk in de DAC gereconditioneerd. Er kan dan op den duur wel hinder ondervonden worden van het vele smeren. Daarom kan in sommige hand- en hoekstukreinigers (Kavo Lifetime) een speciaal bijgeleverd 'piefje' in de Sonicfllex gestoken worden, waardoor de verdeling van de olie niet zoveel hinder oplevert (◘ fig. 5.26b).
De *Cavitron* inserts kunnen eenvoudig in de thermodesinfector geplaatst worden.
Daarna moeten ze bij voorkeur in de autoclaaf vanwege het zeer nauwe kanaaltje voor de watertoevoer dat in de thermodesinfector onvoldoende bereikt zal kunnen worden.
De *piëzo-elektrische tandsteeninstrumenten* (EMS en Satelec) zouden volgens de fabrikant niet tegen de sterke reinigingsmiddelen (◘ fig. 5.26a) van de thermodesinfector kunnen. (In de praktijk lijkt dat echter vaak geen bezwaar te zijn.) Wel of niet in de thermodesinfector, ook bij deze instrumenten moet de holle ruimte binnenin afdoende gereconditioneerd worden door bewerking in de autoclaaf.
Neem de hand- en hoekstukken na sterilisatie uit het apparaat en bewaar ze op voorgeschreven wijze (rechtopstaand of in cassette) in een lade of kast, waar ze beschermd worden tegen aerosol en stof.

5.8 Onderhoud

Helaas kan geen enkel apparaat zonder onderhoud. Het belang van juist onderhoud is dat het risico op gebreken en tekortkomingen zo klein mogelijk wordt.

Bij een storing van de thermodesinfector moeten het ultrasoon reinigingsapparaat samen met de 'oude' bak met desinfectievloeistof direct beschikbaar zijn. Wanneer de type B-autoclaaf even niet werkt, maar de thermodesinfector en de hand- en hoekstukreiniger wel, kan de continuïteit, behalve voor chirurgische behandelingen, worden gewaarborgd. Eventueel kunnen de chirurgische instrumenten bij een naburige collega (verpakt) worden gesteriliseerd. Ze moeten na sterilisatie in droge, goed afgesloten plastic dozen vervoerd worden.

Onderhoud aan apparatuur en behandelruimten moet worden onderscheiden in jaarlijks onderhoud en de meer frequente handelingen of zelfs dagelijks terugkerend onderhoud.

> 'Bij periodiek onderhoud door fabrikant of dental depot is een onderhoudsrapport noodzakelijk (en dat is iets anders dan de rekening). Je kunt het vergelijken met de APK-keuring van auto's: een rapport waarin staat waarnaar men heeft gekeken. Daarnaast wordt apart een rekening uitgeschreven' (Jhr. J.D. van Foreest, inspecteur tandheelkundige gezondheidszorg).

5.8.1 Standalone apparatuur

Deze instrumenten zijn in gebruik voor het verwijderen van tandsteen in de vorm van een losstaand apparaat met een eigen water- en stroomtoevoer. Het extra pedaal is soms een hindernis bij het bedienen, omdat het in de beperkte ruimte onder de behandelstoel een goede plaats moet vinden. Toch wordt er veel gebruikgemaakt van dergelijke losse apparatuur (fig. 5.27a, b).

> Indien de Cavitron of EMS als standalone apparatuur gebruikt wordt, moet de waterkwaliteit nauwkeurig bewaakt worden!
> Na elke werkdag het waterreservoir reinigen, met een 0,1 % chlooroplossing desinfecteren en droog achterlaten.

5.8.2 Onderhoud van de behandelunit/stoel

De behandelunit/stoel krijgt *jaarlijks* een servicebeurt door leverancier of fabrikant (APK).
Dagelijks onderhoud:
- Spoel de afzuigslangen na bloedige ingrepen direct aansluitend ruim door met koud water om te voorkomen dat bloedresten aan de binnenzijde van de slangen vastkoeken.
- Spoel de afzuigslangen aan het einde van de dag door een detergens/desinfectans in lauw water in de slangen op te zuigen. De keuze van het detergens/desinfectans is afhankelijk van de instructie van de fabrikant. Bij het toepassen van een onjuist detergens/desinfectans kan door schuimvorming storing in de motor van de afzuigunit ontstaan.
    - Bij reiniging of vervanging van het zeefje of de slangen van de afzuigunit moeten stevige disposable handschoenen worden gedragen.
    - Bij het vervangen of reinigen van de amalgaamafscheider moeten stevige disposable handschoenen worden gedragen.

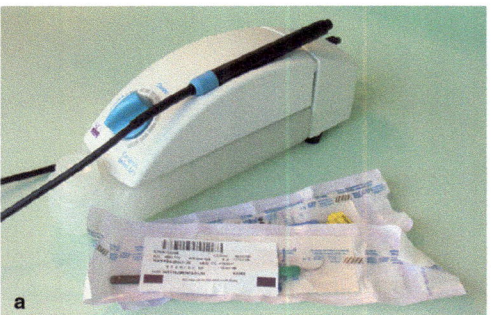 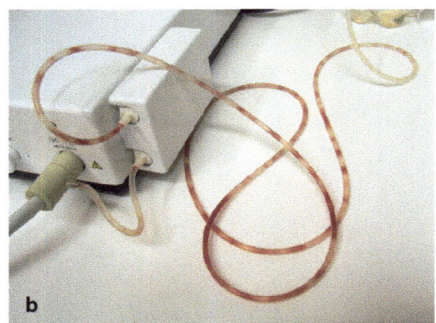

Figuur 5.27 a Standalone tandsteenverwijderapparaat behoeft intensieve zorg om de waterkwaliteit op niveau te houden. b Kwetsbare watervoorziening van standalone ultrasoon tandsteenapparaat

- Reinig het spittoon grondig met een borstel en desinfecteer het vervolgens.
- Pas *Legionella*-preventie toe zoals beschreven in ▶ par. 4.1.1.

Wekelijks:
- Desinfecteer en/of spoel het leidingsysteem altijd na een langere periode van stilstand (weekend/vakanties) volgens voorschrift van de fabrikant. De unit blijft meestal een weekend overstaan met de desinfecterende vloeistof in de leidingen; zie verder kwaliteitsbeleid van water uit de behandelunit ▶ par. 6.1.
- Verwarm het water in de leidingen van de unit niet actief, tenzij effectieve maatregelen zijn genomen ter voorkoming van bacteriegroei.
- Vervang zeefjes en filters wekelijks, of vaker indien nodig. Verwarm het water in de leidingen van de unit niet actief, tenzij effectieve maatregelen zijn genomen ter voorkoming van bacteriegroei (fig. 5.28 en 5.29).

5.8.3 Onderhoud van de thermodesinfector

Voer zelf volgens de voorschriften van de fabrikant het gebruikersonderhoud en controles uit en documenteer dit.

Laat periodieke onderhoudsbeurten en controlemetingen – ten minste jaarlijks – uitvoeren volgens de NEN-norm R8154 door de leverancier of fabrikant en documenteer dit.

Er is een onderscheid tussen poeder- en vloeibare dosering. De machine geeft bij de vloeibare dosering aan wanneer er bijgevuld moet worden. Poeder kun je dus vergeten en is minder betrouwbaar. Vloeibaar reinigingsmiddel/neutralisatiemiddel en naspoelmiddel worden door de automaat aangegeven. Tevens wordt aangegeven wanneer het zout bijgevuld dient te worden (fig. 5.30).

Lees bij de vloeibare dosering van het reinigingsmiddel goed de gebruiksaanwijzing met betrekking tot het ontluchten van de doseerslangen.

Bij de thermodesinfector met geïntegreerde heteluchtdroging dient het filter te worden vervangen. Het filter wordt bij het inspectiepaneel onder aan de voorkant van het apparaat geopend, waarna het kan worden omgewisseld.

De automaat geeft aan wanneer het filter gewisseld dient te worden. Dit is afhankelijk van het aantal charges. Normaal gesproken wordt dit met het jaarlijks onderhoud meegenomen.

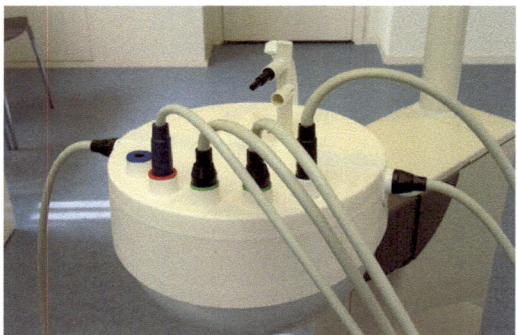

Figuur 5.28 Desinfecteren van de waterleidingen van de behandelunit

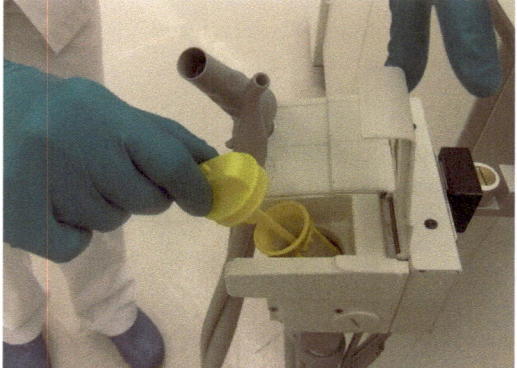

Figuur 5.29 Vervangen van zeefje bij de afzuigunit. Denk om beschermbril, mondneusmasker en stevige disposable handschoenen!

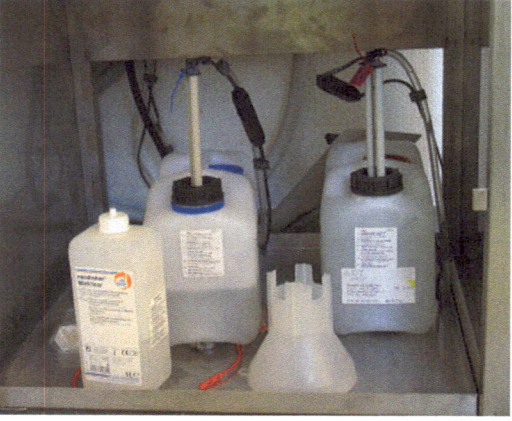

Figuur 5.30 Voorraad chemicaliën bij automatische doseerinrichting van de thermodesinfector

5.8.4 Onderhoud hand- en hoekstukreiniger

Voorzie de apparatuur tijdig van de benodigde verbruiksvloeistoffen. De meeste apparaten vergen professioneel onderhoud door een monteur.

Daarnaast zou elke week een speciaal reinigingstablet in het apparaat toegepast moeten worden om de binnenzijde goed schoon te houden.

5.8.5 Onderhoud van de autoclaaf

> Laat periodiek onderhoudsbeurten en controlemetingen uitvoeren conform de NEN-norm R8153 door de leverancier of een andere door de fabrikant geaccrediteerde firma en documenteer dit.

Onderhoud wat je zelf kunt uitvoeren:
- Reinig het ketelhuis door het uitnemen van de trays en de behuizing van de trays. Reinigen mag nooit met schuurmiddelen gebeuren.
- Vul tijdig gedemineraliseerd water bij. Oudere autoclaven gebruiken het water dat tot stoom verhit is geweest telkens opnieuw in een gesloten systeem. Bijvullen is dan niet vaak nodig. Wel moet het water periodiek ververst worden.
  *So*mmige nieuwe autoclaven gebruiken echter voor elke cyclus nieuw (demi)water. Vele liters per week moeten dan worden toegevoegd. Het water hoeft uiteraard nooit ververst te worden...
- *Ververs* het water bij autoclaven die het water hergebruiken (via de uitstroomopening met behulp van kraantje en bijgeleverde flexibele slang) (◘ fig. 5.31).

5.8.6 Onderhoud aan warmwaterbaden

In de richtlijn *Infectiepreventie in mondzorgpraktijken* is over het onderhoud aan warmwaterbaden het volgende opgenomen. Het water in het warmwaterbad om plaatjes te smelten is een potentiële bron van besmetting.
- Leeg het warmwaterbad aan het einde van elke dag.
- Om contaminatie van het water te voorkomen, mag men niet met de handen in het water komen.
- Om besmetting van het water te voorkomen, moeten wasplaatjes uitsluitend met een werkbladpincet in het bad worden gelegd en ook op die manier eruit worden gehaald.
- Materiaal dat met een patiënt in contact is geweest (voorwerpen of was) mag alleen 'au bain-marie' opnieuw in het warmwaterbad worden gedaan (◘ fig. 5.32).

5.8.7 Huishoudelijk onderhoud

Huishoudelijk onderhoud is een vorm van praktijkhygiëne die een tamelijk onzichtbare relatie heeft met infectiepreventie. Toch is het een onderdeel van de dagelijkse werkzaamheden om de praktijk ook op huishoudelijk gebied netjes en schoon te houden.

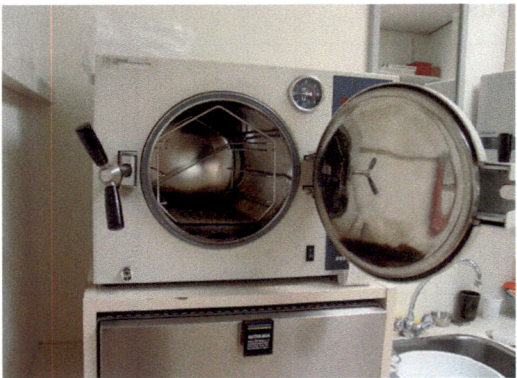

Figuur 5.31 Vul gedemineraliseerd water bij en ververs het periodiek indien het wordt hergebruikt door de autoclaaf

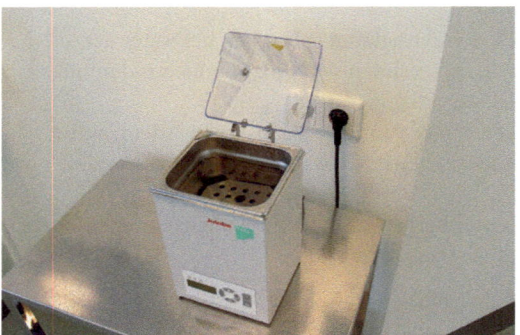

Figuur 5.32 Warmwaterbad behoeft strikte hygiëne

Aanbevelingen voor vloeren, meubilair en sanitair:
- Leg de werkzaamheden betreffende het schoonmaakonderhoud van de praktijkruimten vast in een schoonmaakprotocol.
- Evalueer regelmatig het schoonmaakresultaat en stel zo nodig het **protocol** bij.
- Gebruik voor reiniging en desinfectie zo veel mogelijk wegwerpmaterialen.
- Reinig en droog schoonmaakmaterialen na de werkzaamheden.
- Draag tijdens het schoonmaken stevige disposable handschoenen.
- Reinig de niet-kritische ruimten, behalve het sanitair, minimaal wekelijks.
- Leeg pedaalemmers en afvalbakken dagelijks.

> Voor huishoudelijke werkzaamheden in de praktijk geldt dat alle schoonmaakdoeken slechts eenmaal mogen worden gebruikt! Dat betekent dat ze zo mogelijk worden weggegooid of na uitspoelen en drogen op de verwarming in de was gaan op minstens 60 °C.

Voor een uitgebreide en up-to-date stand van zaken wordt verwezen naar de website van de VGT (▶www.vgt.nl). Daar is informatie te vinden over de schoonmaakmiddelen die in de praktijk aanwezig zijn. Op de geactualiseerde site kan het toepassingsgebied van het middel worden nagelezen en is ook te zien of het middel (nog) is toegestaan.

5.8 · Onderhoud

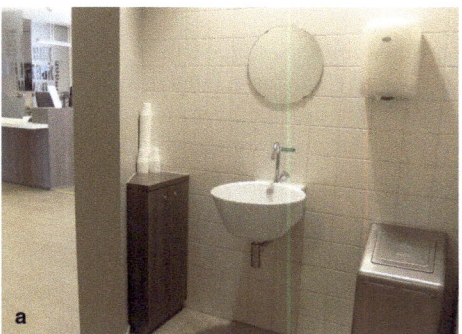 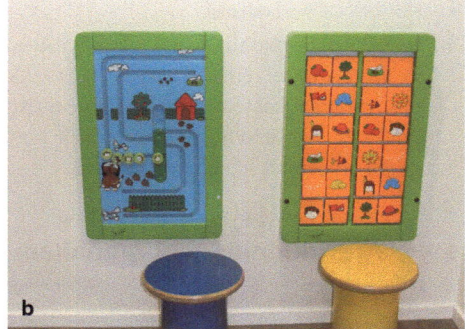

Figuur 5.33 a Poetsmeubel behoeft dagelijks onderhoud. **b** Kies in de wachtkamer voor praktisch speelgoed dat afneembaar is en dagelijks weinig tijd in beslag neemt om op te ruimen. Reinig het speelgoed minstens eenmaal per week

- **Dagelijks onderhoud**
- Behandelkamer: werkbladen afnemen, unit doorspoelen, vloer bij voorkeur droog reinigen met behulp van een stofwisser. Eventuele vervuiling met een natte tissue verwijderen.
    Een- of hooguit tweemaal per week de vloer nat reinigen. Prullenbakken van de behandelruimten legen. Het afval in stevige plastic vuilniszakken afvoeren bij het gewone huisvuil.
- Sanitair: personeelstoilet en patiëntentoilet dagelijks nalopen en zo nodig extra schoonmaken. Dit geldt ook voor het sanitair waar de tanden gepoetst kunnen worden (fig. 5.33a).
- Gebruik per (afwas)beurt telkens schone theedoeken en vaatdoeken. Laat ze daarna altijd eerst goed drogen en bewaar ze dan pas in een luchtdoorlatende wasmand. In de toiletten worden uiteraard alleen papieren handdoekjes gebruikt. Ook voor de personeelsruimte is dat een optie. Indien daar toch traditionele handdoeken gebruikt worden dan minstens elk dagdeel een schone ophangen of beter: na iedere pauze!
- Laat de administratieruimte netjes achter voor de schoonmaakploeg en leeg de prullenbakken.
- Ruim de wachtkamer op en stofzuig zo nodig, afhankelijk van de grootte en intensiteit van gebruik.
- Laat de keuken zonder afwas achter, leeg de vuilnisbak en vul de dagelijkse voorraad aan.
- Laat de personeelsruimte ordelijk en schoon achter.

- **Wekelijks onderhoud**
- Praktijkruimte soppen, vloer dweilen inclusief richels en plinten. Het reinigen van de vloer hoeft normaal gesproken niet gevolgd te worden door desinfectie.
    Wanneer meubilair, voorwerpen of oppervlakken besmet zijn met bloed dan moet dit eerst met een natte tissue verwijderd worden (reiniging) en vervolgens gedesinfecteerd met alcohol of chloor 0,1 %.
- Bekleding van behandelstoeltjes en behandelstoel grondig afnemen. Houd hierbij rekening met het voorschrift van de fabrikant.
- Computerapparatuur, telefoon en andere kantoorartikelen huishoudelijk reinigen.
- Normaal huishoudelijk onderhoud van keuken, toiletten en overige ruimten.
- Afvoer restafval verzorgen.

- **Periodiek onderhoud**
- Reinig speelgoed uit de wachtkamer grondig met gewoon sop (◘fig. 5.33b).
- Praktijkruimte: reinig laden en inzetbakken met sop en neem kasthandgrepen af.
- Stof voorraadkasten uit en controleer expiratiedata. Materiaal dat 'over tijd' is, kan vaak door een lokale ROC-opleiding voor tandartsassistenten goed worden gebruikt. Geef het anders mee met het chemisch afval.

5.9 Afdruklepels schoonmaken

Verwijder *al* het afdrukmateriaal uit de lepels. Gebruik voor dat karwei een stevig wasmes of een gipsmes. Steun goed af en zet bij geperforeerde lepels niet te veel kracht om verbuigen te voorkomen. Als het handmatig schoonmaken lastig is, omdat bijvoorbeeld het alginaat is ingedroogd, gebruik dan speciale alginaat oplosmiddelen.

Alle afdruklepels moeten de basisreconditionering ondergaan in de thermodesinfector, ook de lepels die alleen maar gepast zijn! De volledige alternatieve reconditioneringroute is ook toegestaan, maar ook hiervoor geldt dat *alle* lepels die bewerkelijke weg moeten gaan, ook als ze alleen maar gepast zijn…

5.10 Verwerken van 'gevaarlijk afval'

Het afval in een mondzorgpraktijk bestaat gedeeltelijk uit materiaal dat in de wet is omschreven als 'gevaarlijk afval' omdat het *besmet* is. Hieronder vallen injectienaalden en scalpelmesjes en dergelijke. Deze materialen moeten in de eerder beschreven speciale containers aan het afvalverwerkingsbedrijf worden meegegeven. Dit afval mag niet met het restafval worden meegegeven, maar uitsluitend aan bedrijven die een vergunning hebben om het te verwerken.

In ◘fig. 5.34 is zichtbaar welke verschillende categorieën 'gevaarlijk afval' bewaard moeten worden.
- *droog kwikhoudend afval:* alleen lege amalgaamcapsules en met amalgaam vervuilde tissues;
- *nat kwikhoudend afval:* alleen geëxtraheerde elementen en zeefjes van de afzuigslangen (of resten die daaruit afkomstig zijn);
- *scherp afval:* carpules, injectienaalden, scalpelmesjes;
- *amalgaamresten* van *ongebruikt* amalgaam, onder milieuvriendelijke vloeistof bewaard (Recyclean van DRS);
- *goud*;
- indien van toepassing: *loodfolie* en oude *röntgenfoto's* plus *ontwikkelaar* en *fixeer* (gescheiden!).

Ook een verwisselbare amalgaamafscheider kan in het pakket worden opgenomen. De afscheider moet in ieder geval worden verwisseld wanneer het 'gevaarlijk afval' wordt opgehaald, maar onder bepaalde omstandigheden kan een sensor aangeven dat de afscheider tussentijds al aan verwisseling toe is.

> **Draag bij het verwisselen van de amalgaamafscheider altijd stevige disposable handschoenen, een beschermbril en een mondneusmasker!**

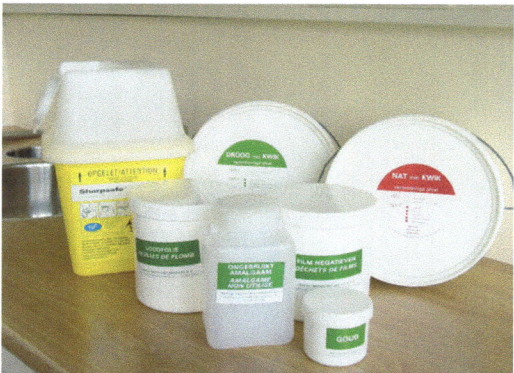

Figuur 5.34 Verzamelboxen voor gevaarlijk afval uit de mondzorgpraktijk

Noteer de data waarop het 'gevaarlijk afval' wordt opgehaald. Zet dit duidelijk in de agenda en zorg dat alles ruim van tevoren correct verpakt klaarstaat. De patiëntenbehandeling hoeft dan niet lang onderbroken te worden voor de afgifte.

5.11 Slijpen van scalers en curettes

Door het gebruik van scalers en curettes is het noodzakelijk deze regelmatig te slijpen. Op die manier zijn ze scherp genoeg om een optimale werking te waarborgen. Met behulp van een slijpsteen en olie kun je scalers en curettes slijpen. Na het slijpen van het instrument de achtergebleven olie afnemen met een tissue. Het teststaafje is bedoeld om te controleren of je de scaler en curette goed hebt geslepen (fig. 5.35a). Vervolgens gaan de scalers en curettes (fig. 5.35b) in de thermodesinfector en desgewenst in de autoclaaf.

Er zijn ook apparaten verkrijgbaar waarmee je deze instrumenten kunt slijpen. De scalers en curettes daarna identiek behandelen als wanneer ze handmatig zijn beslepen.

Onderhoud van dit apparaat, bijvoorbeeld de SideKick (fig. 5.35c), is dat het slijpsteentje kan worden schoongemaakt met een vochtige tissue (water en zeep of met een alcoholdoekje).

Het steentje kan in de thermodesinfector of sterilisator. Het slijpsteentje kan worden vervangen. Er is een standaard keramisch steentje en een grof arkansas steentje.

Verder heeft de SideKick geen onderhoud nodig, alleen de batterijen vervangen als deze leeg zijn.

5.12 Veiligheidsinformatiebladen

In veiligheidsinformatiebladen zijn alle gegevens van in de praktijk toegepaste gebruiksmaterialen beschreven. Alle informatie over de precieze samenstelling, bewaarvoorschriften, houdbaarheid, mogelijke giftigheid en voorzorgsmaatregelen is hierin overzichtelijk verzameld. Zo is tevens bekend voor welke *toepassing* een bepaald materiaal geschikt is.

In Nederland is al vele jaren de Arbeidsomstandighedenwet van toepassing. In deze wet is vastgelegd dat iedere werkgever een zorgplicht richting de werknemers heeft, waarbij werkgevers moeten zorgen voor een veilige en gezonde werksituatie. Bij het werken met gevaarlijke

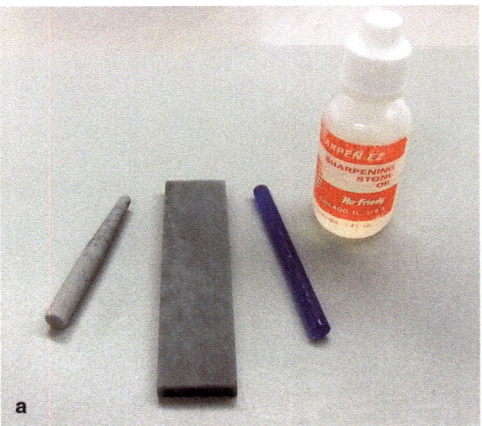
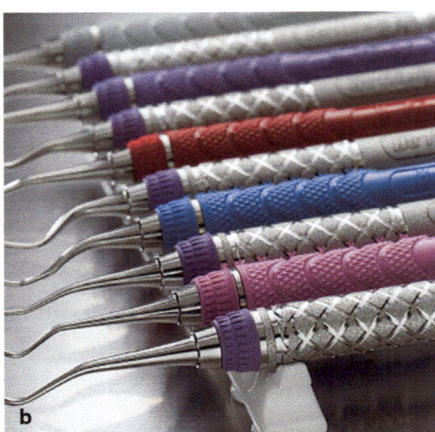
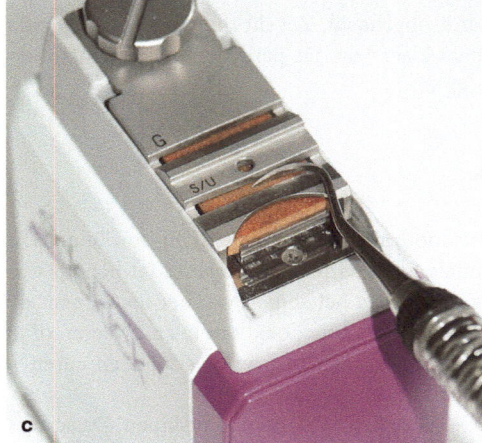

Figuur 5.35 a Olie, slijpsteen en teststaafje; b scalers en curettes; c de SideKick

stoffen is de registratie van alle stoffen waaraan werknemers kunnen worden blootgesteld een verplicht onderdeel van de Risico-inventarisatie en -Evaluatie (RI&E). De werkgever dient de informatie van een veiligheidsinformatieblad te verwerken in het arbobeleid van de onderneming en werknemers te instrueren over deze risico's. Bijvoorbeeld alcohol 80 %. Hoeveel liter mag je zonder het gebruik van een brandkast op voorraad hebben? Alcohol 80 % is namelijk brandgevaarlijk.

Om inzicht te verkrijgen welke producten het betreft, dient er (en dat is een wettelijke verplichting) een Productenregister Gevaarlijke Stoffen opgesteld te worden. Aan de hand van dit register kan dan een risicoanalyse stoffen gemaakt worden. De informatie die nodig is om een register op te stellen is afkomstig uit de veiligheidsinformatiebladen. Leveranciers zijn conform de REACH-verordening EG 1907/2006 verplicht je de veiligheidsinformatiebladen van door jullie afgenomen producten met gevaarlijke stoffen toe te sturen.

De veiligheidsinformatiebladen zijn te vinden op de site van de VGT, de Nederlandse Vereniging van Groothandelaren in de Tandheelkundige branche (▶ www.vgt.nl).

Woordenlijst

checklist lijst met aandachtspunten die bij het afsluiten van de praktijk uitgevoerd moeten zijn

dynamisch instrumentarium verzamelnaam voor roterend en ultrasoon instrumentarium

gevaarlijk afval besmet praktijkafval waarvoor wettelijke transportregels gelden

hoekstuk dynamisch instrument dat boortjes kan laten roteren. Twee soorten worden onderscheiden: aangedreven door een elektromotor en door perslucht

protocol stap voor stap beschrijving van uit te voeren handelingen

spoelschaduw plaats waarmee het water uit de sproeier van de thermodesinfector geen direct contact kan maken

sterilisatiedatum datum van uitvoering die vermeld is op de steriele verpakking van chirurgisch instrumentarium; de houdbaarheid is, onder optimale omstandigheden, maximaal een jaar

stofvrij afgesloten voor binnendringend stof en bovendien vrij van stof

TST-teststrip controlestrip voor autoclaaf: geeft de juiste kleuromslag wanneer bij voldoende hoge *t*emperatuur door *s*toom gedurende een bepaalde *t*ijd verhitting heeft plaatsgevonden

VGT Nederlandse Vereniging van Groothandelaren in de Tandheelkundige branche. Zie ook ▶ www.vgt.nl

Geraadpleegde bronnen

Europese Richtlijn Preventie van scherpe letsels in de ziekenhuis- en gezondheidsbranche. Hierin is het verbod op recappen opgenomen. Via het Arbobesluit artikel 4.97, lid d geldt het verbod voor de tandheelkunde (1 januari 2012).
KNMT (2016). *Richtlijn Infectiepreventie in de mondzorgpraktijk*.
NEN-richtlijn Steriliseren en Steriliteit R8101 en R5301 houdbaarheid van gesteriliseerde medische hulpmiddelen in instellingen.
Werkgroep Infectie Preventive (2004). *Richtlijn Reiniging, desinfectie en sterilisatie; beleid (ZKH)*.
Werkgroep Infectie Preventie (2011a). *Reiniging, desinfectie en sterilisatie in de openbare gezondheidszorg – Standaaardmethoden*.
Werkgroep Infectie Preventie (2011b). *Richtlijn Ultrasone reiniging (ZKH)*.
Werkgroep Infectie Preventie (2011c). *Omstandigheden (klein) chirurgische in invasieve ingrepen*.
▶ www.vgt.nl.
▶ www.wip.nl.
▶ www.knmt.nl/infectiepreventie.
▶ www.rivm.nl.
▶ www.ivw.nl.
▶ www.nen.nl.

Capita selecta

D.M. Voet

Samenvatting

Vanwege de verplichting vanuit de WGBO om veilige zorg te bieden, is het voor mondzorgpraktijken van belang om de kwaliteit van het unitwater op orde te hebben. Ook een aantal andere specifieke onderwerpen die voor het hygiënisch werken in de mondzorgpraktijk van belang zijn worden in dit hoofdstuk besproken.

6.1 Testen unitwater – 172
6.1.1 Voorbeeldprotocol testen kwaliteit unitwater – 175

6.2 Verpakt steriliseren; keuze en kunde – 181

6.3 Alginaatafdrukken maken met of zonder assistentie – 184

6.4 Beheer beroepskleding – 189
6.4.1 Algemene zaken – 189
6.4.2 Eisen kleedruimte – 191
6.4.3 Routing voor bewassing – 192

6.5 Bewerken van tandheelkundige structuren buiten de behandelkamer – 193

6.6 Instrumentencassettes nader bekeken – 198

6.7 Toepassen dikke huishoudhandschoenen – 202

6.8 Schoon werken met een Bodytray – 205

6.9 Werkingsmechanisme van ultrasoon reinigingsapparaat – 211

Woordenlijst – 215

Geraadpleegde bronnen – 216

© Bohn Stafleu van Loghum, onderdeel van Springer Media B.V. 2017
D.M. Voet en M. de Vries, *Infectiepreventie van A tot Z voor de mondzorgpraktijk*,
DOI 10.1007/978-90-368-1481-2_6

6.1 Testen unitwater

Vanwege de verplichting vanuit de WGBO om veilige zorg te bieden, is het voor mondzorgpraktijken van belang om *Legionella*-besmettingen via de aerosol te voorkomen. Daarvoor is het belangrijk de kwaliteit van het unitwater op orde te hebben. Ook de **Drinkwaterwet** dwingt tot het borgen van goede kwaliteit van het water. Ten slotte moet ook vanuit de **Arbowet** hiermee rekening worden gehouden, omdat een veilige en gezonde werkplek, dus onder andere een goede luchtkwaliteit in de praktijkruimten, voor alle werknemers een wettelijke eis is. Sinds 1 januari 2010 kunnen tijdens inspecties betreffende de unitwaterkwaliteit processen-verbaal en ook flinke boetes worden uitgedeeld, wanneer er niet getest blijkt te worden of wanneer er geen pakket maatregelen (beheersplan) aanwezig is om goede waterkwaliteit te waarborgen.

Zowel de richtlijn *Infectiepreventie in mondzorgpraktijken* als de Drinkwaterwet schrijft een **kiemgetal** van maximaal 100 per ml voor. Het water mag met andere woorden niet meer dan 100 **kolonievormende eenheden** (**kve**) per ml bevatten. Dat dit aantal 'veilig' zou zijn, is in feite onjuist, want er zou zomaar toch een aantal zeer pathogene bacteriën, zoals *Legionella pneumophila*, tussen kunnen zitten. Toch is voor dit getal gekozen op basis van de kosten-batenanalyse in relatie met het feit dat bij hoge kiemgetallen de *kans* op aanwezigheid van *Legionella* toeneemt. De grens waarbij specifiek op *Legionella* getest moet worden is gesteld op 10.000 kve per ml. Ook dit getal moet worden gezien als uitkomst voor een werkbare aanpak en geldt niet als een strikt veilige grens.

Om de waterkwaliteit op orde te houden of te krijgen, is een aantal maatregelen van belang en spelen verschillende factoren een rol. Allereerst moet door middel van zogenoemd **kwantitatief testen** van het unitwater aangetoond worden hoe het met de kwaliteit gesteld is. Het gaat daarbij alleen om het aantal kve's en dus niet om welke soorten micro-organismen in het watermonster zitten. Aan het afnemen van deze testen zijn geen strikte voorwaarden gesteld. Iedereen kan de bemonstering doen, het hoeft niet per se een gecertificeerd persoon of bedrijf te zijn. Afhankelijk van de geconstateerde kwaliteit (als indicator geldt het kiemgetal) moeten beheersmaatregelen getroffen worden, die bij goede kwaliteit deze handhaven en bij onvoldoende kwaliteit verbetering zullen geven.

> Het is goed om aan enkele algemene zaken aandacht te schenken die van invloed kunnen zijn op de kwaliteit van het unitwater:
> - De aanvoerleidingen mogen niet langs verwarmingsbuizen lopen of samen met andere leidingen in een koof zijn weggewerkt. Ook leidingen die vanuit warme, zonnige vertrekken komen zijn op voorhand verdacht.
> - Er mogen geen 'dode' leidingen in het waternet van de mondzorgpraktijk aanwezig zijn. Het stilstaande water in dergelijke delen van het waternet raakt erg snel vervuild. Bij vraag uit het net kan het vuile water met het stromende water meeliften.
> - Bij gebruik van losse flessen met water moet getapt worden uit kranen die voldoende doorstromen, want weinig gebruikte kranen vertonen vaak onverwacht een enorm hoog kiemgetal! Soms zelfs zo hoog dat er sprake is van een besmettingsrisico wanneer nevel gevormd wordt bij het stromen van het kraanwater.
> - Zelf gedestilleerd water moet uit schone (!) reservoirs getapt worden. Schimmel aan de binnenzijde van het reservoir of ernstige vervuiling van de apparatuur doet niet veel goeds vermoeden over de kwaliteit van het aangeleverde water (◘ fig. 6.1).

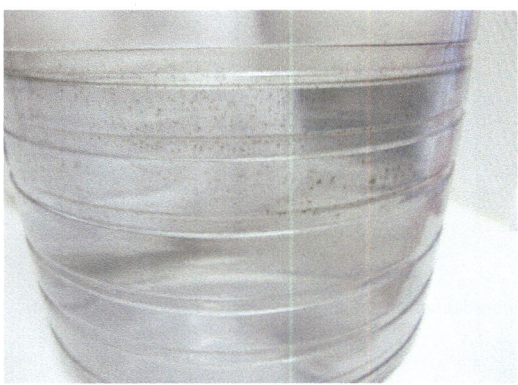

Figuur 6.1 Schimmel in reservoir gedestilleerd water

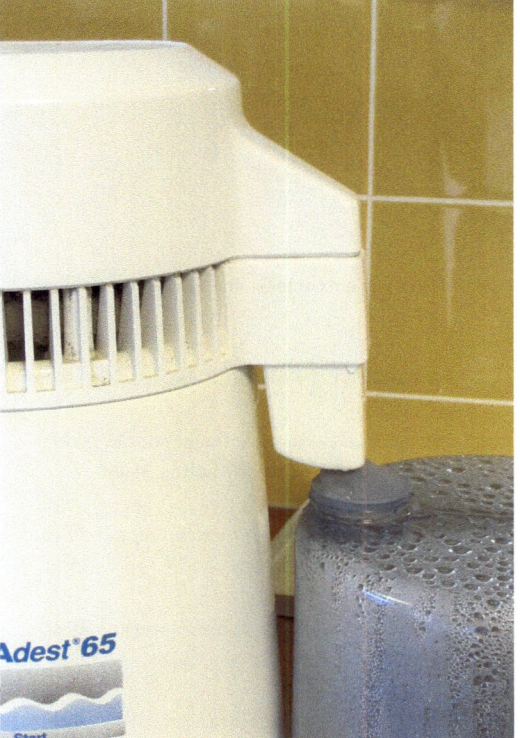

Figuur 6.2 Stof in destilleerapparatuur

- De destilleerapparatuur zelf dient ook schoon te zijn en mag geen vervuilde filters of zichtbaar vuil bevatten (fig. 6.2).
- Schoon aanvoerwater kan worden verkregen door het plaatsen van een filter voor het punt waar het water de unit in gaat (fig. 6.3). Deze technische toepassing heeft uiteraard alleen zin wanneer de unit zelf leidingen bevat die ieder op zich voldoende schoon zijn.

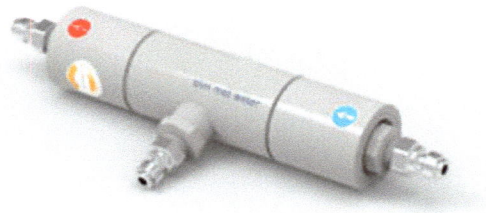

◘ **Figuur 6.3** Filter dat het aanvoerwater zuivert, voordat het de unit in gaat

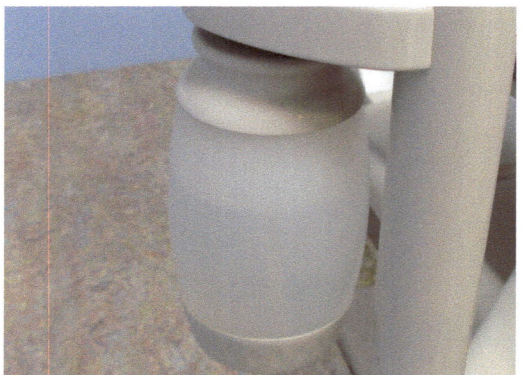

◘ **Figuur 6.4** Strikte hygiëne is vereist bij gebruik van flessenwater om contaminatie van de unitleidingen te voorkomen

> De leidingen in de behandelunit mogen niet vervuild zijn. De factoren die daarbij een rol spelen zijn:
> - Het materiaal waarvan de leidingen zijn vervaardigd is kunststof, wat zonder meer gunstig is voor het ontstaan van biofilm, dus ongunstig voor het behoud van een goede waterkwaliteit.
> - De lengte van de waterleidingen verschilt per type unit en kan daarom bij eenzelfde kwaliteit van het aanvoerwater verschillende uitkomsten geven van testen van het geleverde behandelwater.
> - Goede doorstroming is een gunstige factor voor behoud van goede waterkwaliteit. Zeer nauwe lumina (doorstroomruimten) van leidingen geven een lage stroomsnelheid met grote kans op de vorming van biofilm.
> - Intensief en langdurig gebruik van de unit zal de waterkwaliteit ten goede komen.
> - Per unit kan er een groot verschil bestaan tussen de diverse aansluitingen, al naar gelang het aangekoppelde instrument veel of weinig gebruikt wordt. Zo kan de leiding van de meerfunctiespuit voldoen aan de norm, terwijl de leiding van het groene hoekstuk, dat minder vaak gebruikt wordt (en dan ook nog regelmatig zonder spraykoeling), ernstig vervuild blijkt.
> - Bij het werken met flessen moet er goed op gelet worden dat de hals van de fles en het aansluitstuk niet vervuild raken tijdens het verwisselen van de flessen (◘fig. 6.4).

Of de kwaliteit van het unitwater voldoende is, kan alleen met watertesten duidelijk gemaakt worden. Deze testen kunnen eenvoudig en mogen door medewerkers van de mondzorgpraktijk zelf uitgevoerd worden, ook tandartsassistenten kunnen die taak uitvoeren. Een andere mogelijkheid is om zelf te bemonsteren, de monsters gekoeld te versturen of te laten ophalen door een bode en vervolgens door een gespecialiseerd bedrijf te laten kweken. Als ultieme zorgenvrije oplossing is het een optie ook het bemonsteren uit te besteden aan een gespecialiseerd bedrijf. De kosten zullen dan uiteraard in verhouding hoger uitvallen.

N.B. Het is belangrijk een vertrouwd bedrijf in te schakelen en ook altijd zelf nog kritisch te blijven op de testresultaten. Als voorbeeld geldt dat een bedrijf actief was dat mondzorgpraktijken certificeerde op het gebied van patiëntveiligheid. Het testte ook de waterkwaliteit. Een praktijk was goed door de screening gekomen en ontving een certificaat als veilige praktijk. In de eindrapportage van het onderzoek was opgenomen dat de aanwezige tappunten allemaal voldeden aan de kwaliteitsnorm voor water en er geen *Legionella*-risico bestond in de praktijk. Expliciet werd echter nog vermeld dat beoordeling van de waterkwaliteit van de behandelunits buiten beschouwing was gelaten, omdat daarvan geen risico te duchten was...

In het volgende voorbeeldprotocol wordt de procedure voor een zogeheten kwantitatieve test stap voor stap in kaart gebracht. Deze test dient volgens de richtlijn *Infectiepreventie in mondzorgpraktijken* minimaal halfjaarlijks te worden uitgevoerd. Bij onvoldoende waterkwaliteit moeten beheersmaatregelen worden genomen en vervolgens moet zo vaak worden getest tot het aannemelijk is dat de waterkwaliteit gedurende een halfjaar voldoende zal blijven.

6.1.1 Voorbeeldprotocol testen kwaliteit unitwater

- Benodigdheden: (fig. 6.5a), kunststof ring met 20 cm^2 oppervlak, **testplaatjes** (telplaten), aftapfaciliteiten zoals speciale kunststof buisjes, pipetjes (fig. 6.5b) of plastic bekertjes en wegwerpspuitjes (fig. 6.5c) om 1 ml af te meten, notatiesysteem voor coderen van het afgetapte water, notatiesysteem voor de testuitslagen.

Bij voorkeur worden witte of in elk geval helder gekleurde materialen gebruikt voor het aftappen. Bij gebruik van gekleurde bekertjes kan ongewenste verkleuring van het tapwater onopgemerkt blijven (fig. 6.6). Sporen van olie of reinigingsmiddelen in het tapwater zijn ook soms waar te nemen en met witte of doorzichtige bekertjes beter zichtbaar te maken.
Het aftappen in bekertjes is veel eenvoudiger dan het gebruik van reageerbuisjes. De waterstraal is niet altijd recht in het nauwe lumen van zo'n buisje te richten en kan geknoei opleveren (fig. 6.7).
Merk de aftapmonsters op systematische wijze en maak corresponderende kweekplaatjes aan (fig. 6.8).
- Tap het water af zoals in de gebruiksaanwijzing is voorgeschreven (fig. 6.9).
- Pipetteer 1 ml uit een monster, sla het schutblad van het corresponderende (!) kweekplaatje open en deponeer de druppel er voorzichtig op (fig. 6.10a, b).
- Sla het bovenblad terug en druk de druppel uit met de kunststof ring, zodat de oppervlakte precies 20 cm^2 is (fig. 6.11a, b).
- Leg het geënte kweekplaatje een voorgeschreven tijdsduur in een speciale broedstoof en stel de juiste temperatuur in (fig. 6.12a, b) of leg de plaatjes bij kamertemperatuur vijf dagen weg (fig. 6.12c). Als praktische oplossing kan dan een (redelijk) constante kweektemperatuur gerealiseerd worden (die niet 's nachts of in het weekend te laag wordt) door de plaatjes op het rooster van de koelkast te leggen.
- Lees de kweken af en merk op dat er grote verschillen kunnen zijn, variërend van 1 kve (een stipje) en ontelbaar veel kve's (geheel roze veld) (fig. 6.13).

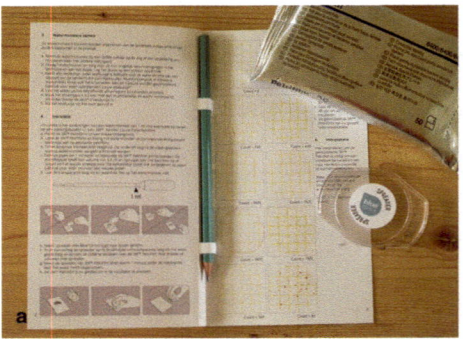
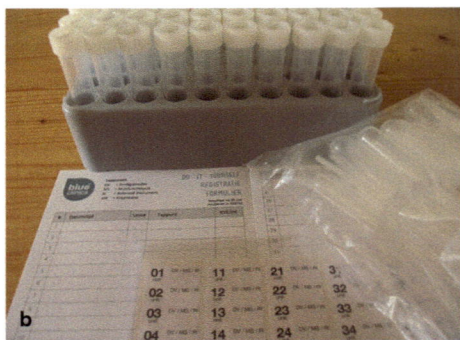
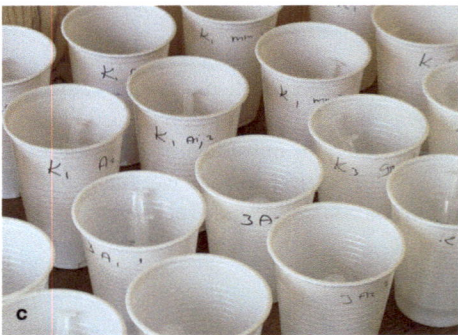

◘ **Figuur 6.5** **a** Gebruiksaanwijzing en hulpmiddelen voor zelftest waterkwaliteit in mondzorgpraktijken. **b** Set met hulpmiddelen voor aftappen en op kweek zetten. **c** Eenvoudige organisatie voor bemonstering

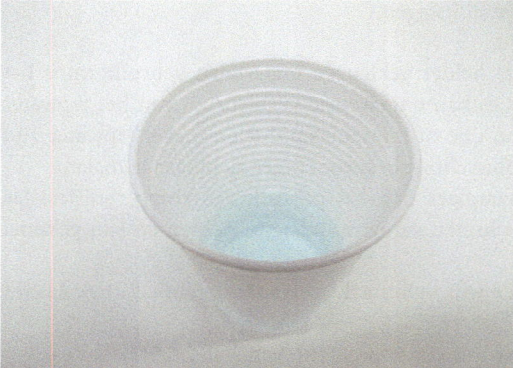

◘ **Figuur 6.6** Blauw tapwater door opgehoopt desinfectans in de biofilm

Indien de testen een te hoog kiemgetal aangeven, moeten er maatregelen genomen worden. Dit kan betekenen dat er vaker moet worden ontkiemd of dat er zelfs een diepreiniging aan te pas moet komen.

Nogmaals moet worden opgemerkt dat het niet voldoende is alleen de meerfunctiespuit te testen, de beheersmaatregelen moeten uiteraard worden afgestemd op de meest vervuilde leiding van een unit!

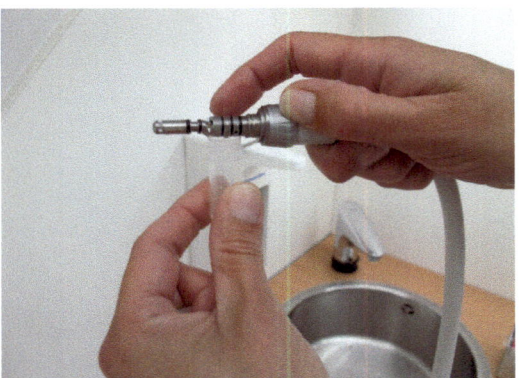

Figuur 6.7 Lastig mikken in het smalle lumen van een reageerbuisje

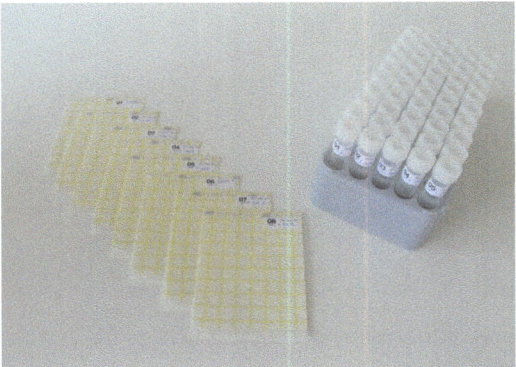

Figuur 6.8 Gecodeerde aftapbuisjes met corresponderende kweekplaatjes

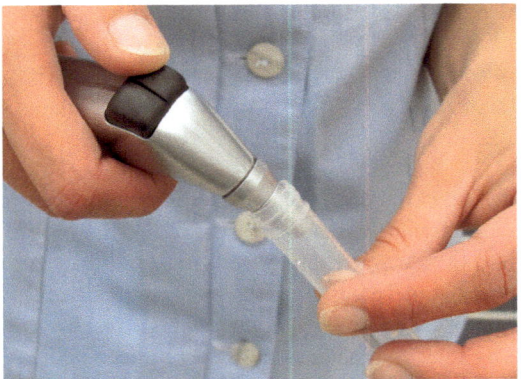

Figuur 6.9 Aftappen volgens instructie van de fabrikant

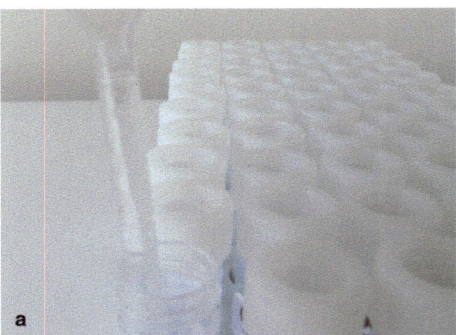 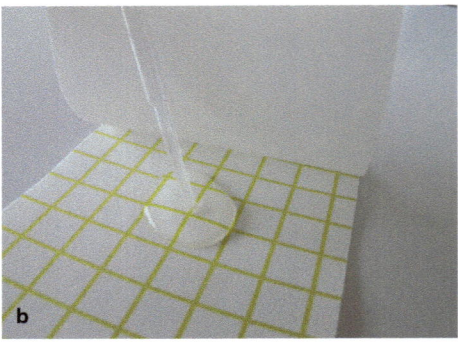

◘ **Figuur 6.10** a Pipetteer 1 ml uit het watermonster. b Deponeer de opgezogen ml op het kweekplaatje

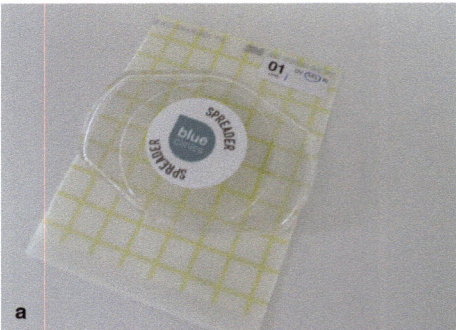 

◘ **Figuur 6.11** a Sluit het dekblad en druk de druppel uit. b De oppervlakte bedraagt nu 20 cm^2

Na passende maatregelen, zoals desinfectie, ontkiemen of dieptereiniging, moeten de leidingen opnieuw getest worden om het effect te beoordelen. Deze maatregelen met de opvolgende testen moeten zo vaak herhaald worden tot de waterkwaliteit (constant) goed is.

Het komt voor dat een unit direct na het ontkiemen in het weekend een goede waterkwaliteit laat zien, maar dat deze op woensdag al dubieus wordt en vrijdag zelfs alweer onder de norm zit.

Het vraagt veel aandacht en geduld om de waterkwaliteit constant op een goed niveau te brengen. Wanneer dit (eindelijk) zo ver is, kan volstaan worden met elk halfjaar een test.
Als speciale aandachtspunten worden de volgende 'waterpunten' genoemd:

- De zogenheten standalone apparatuur voor het mechanisch verwijderen van tandsteen moet ook in een beheersplan met regelmatige testen zijn opgenomen (◘fig. 6.14a, b).
- Kunststof reservoirs voor het afpassen van water voor alginaatafdrukken moeten onder controle gehouden worden. Weliswaar bestaat er geen vernevelgevaar vanuit die bron, maar (veel) te hoge concentraties bacteriën zijn ongewenst voor materiaal dat in de mond van een patiënt verwerkt gaat worden (◘fig. 6.15a, b).
- **Oogdouches** in de mondzorgpraktijk kunnen ook vervuild water leveren. Voor stilstaand water is altijd extra aandacht nodig. Regelmatig de oogdouche doorspoelen voorkomt dat deze zich als een stukje dode leiding gaat gedragen (◘fig. 6.16).

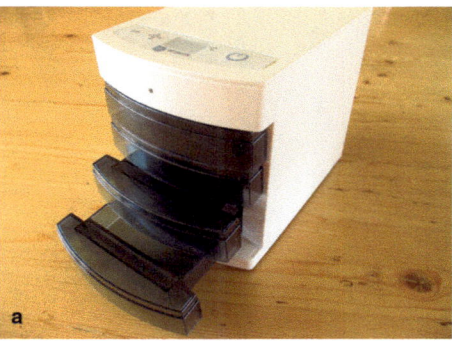
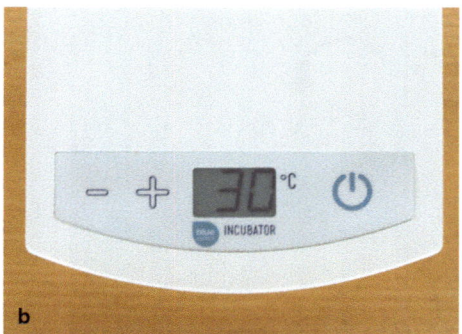

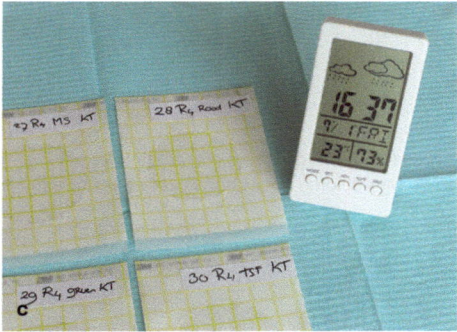

◘ **Figuur 6.12** a Kweekplaatjes in speciale broedstoof. b Instelling kweektemperatuur voor een bepaalde tijdsduur. c Kweekplaatjes incuberen bij kamertemperatuur

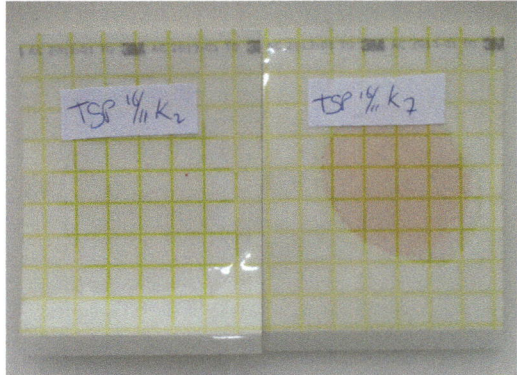

◘ **Figuur 6.13** Sterk variërende uitkomst van 1 tot ontelbaar veel kve's

Ook vaste kranen kunnen door weinig gebruik onverwacht een bron van vervuild water vormen (◘ fig. 6.17). Wanneer de flessen van een flessenunit of een reservoir van een standalone tandsteenapparaat bij dergelijke kranen worden gevuld, ontstaat zeker een risico op vervuiling van de atmosfeer in de behandelkamer wanneer het water als spraykoeling wordt verneveld. Kwantitatief testen van vaste tappunten is dus eveneens aan te bevelen.

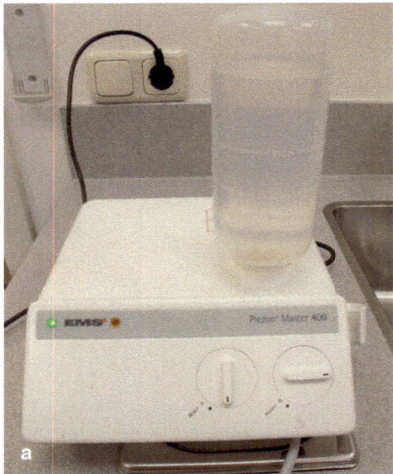 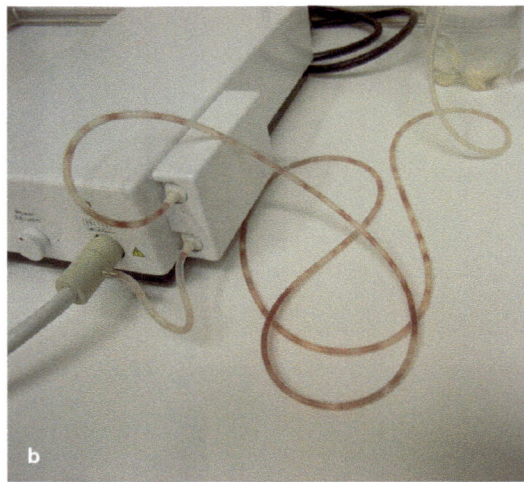

Figuur 6.14 **a** Voor standalone tandsteenapparatuur is een eigen protocol nodig met regelmatige kwaliteitscontrole. **b** Verkleurde biofilm aan binnenzijde van de waterleiding door gebruik van chloorhexidine

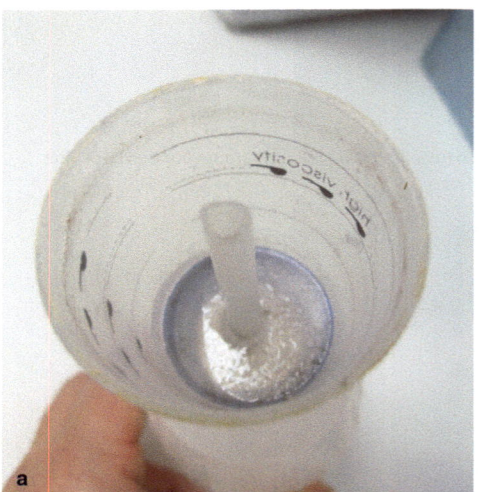 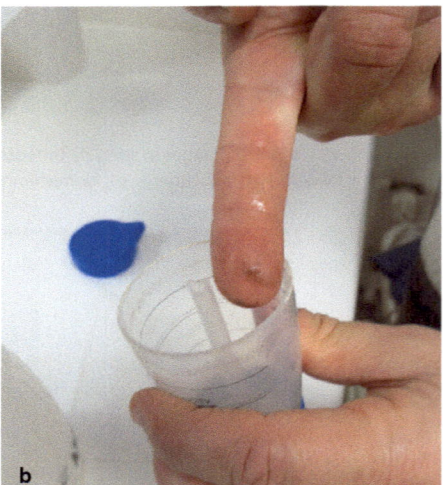

Figuur 6.15 **a** Vervuild reservoir van maatflesje voor water bij alginaat. **b** Dikke laag biofilm in waterreservoir maatflesje bij alginaat

> Waterdispensers, die tegenwoordig frequent in wachtkamers en personeelsruimten opgesteld worden, vormen mogelijk ook een bron van zorg. Het gekoelde water wordt in schone reservoirs geleverd, maar de leidingen van de tapinstallatie worden niet gereinigd bij het vervangen van de reservoirs. De combinatie van kunststof, water, kamertemperatuur of hogere temperatuur op een zonnige plek of nabij een radiator, kan zeker ook vervuiling van de tapleidingen, en daarmee van het aangeboden drinkwater geven. Dit zal echter geen direct *Legionella*-risico met zich meebrengen, omdat het water alleen gedronken, en niet verneveld zal worden. De onderhoudsverplichting van minimaal tweemaal per jaar lijkt mogelijk weinig, als het gaat om patiëntveiligheid.

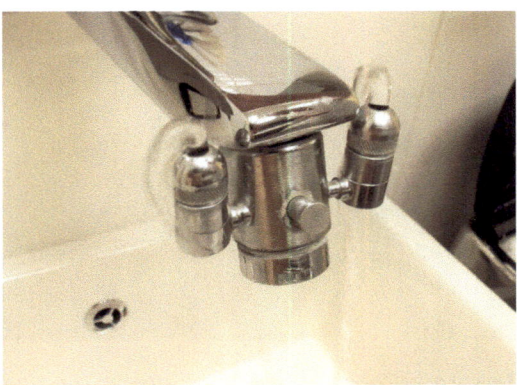

Figuur 6.16 Oogdouche regelmatig in spoelprotocol opnemen om te voorkomen dat deze zich als een stuk dode (water)leiding gaat gedragen

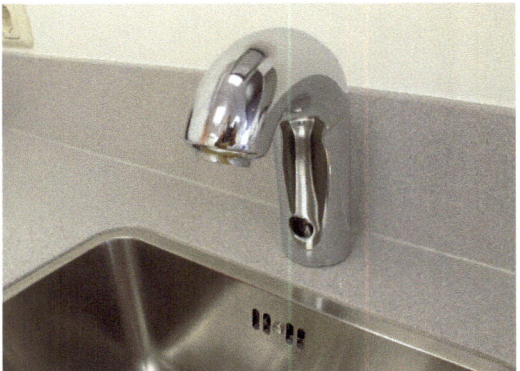

Figuur 6.17 Ook vaste tappunten dienen getest te worden

6.2 Verpakt steriliseren; keuze en kunde

Voor instrumentarium dat verpakt gesteriliseerd moet worden kan gebruikgemaakt worden van containers, geseald sterilisatiezakjes of zakjes met een plakstrook.

Het gebruik van containers is minder betrouwbaar dan zakjes, omdat de container pas geopend wordt tijdens het opdekken voor een behandeling. Wanneer op dat moment blijkt dat er vocht in de container is achtergebleven, moet de hele container worden afgevoerd voor een nieuwe sterilisatieronde. Er moet dan terstond een nieuwe gesteriliseerde container beschikbaar zijn (fig. 6.18a, b).

Achtergebleven vocht kan onder andere worden veroorzaakt door onvoldoende hygiëne van de filters die de stoom in en uit de container laat stromen (fig. 6.19a, b).

Bij gesealde sterilisatiezakjes is het belangrijk de juiste afmeting (inhoud) af te passen. Maximaal driekwart van de inhoud mag gevuld zijn (fig. 6.20a, b). Bovendien moet de verzegeling volledig lekdicht zijn om toetreding van lucht na het steriliseren te verhinderen.

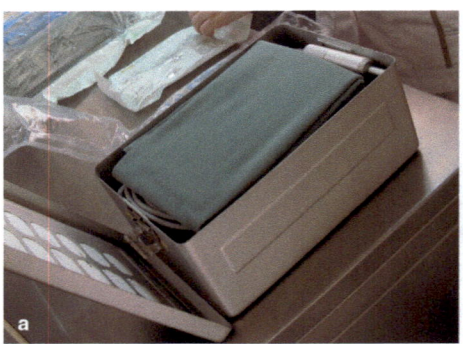 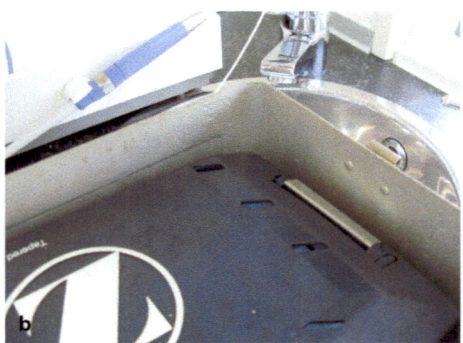

Figuur 6.18 a Container voor implantologie. b Onjuist gesteriliseerd: vochtige inhoud

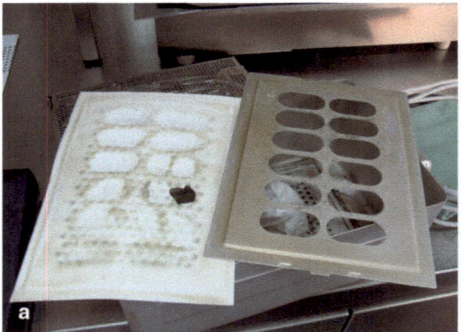 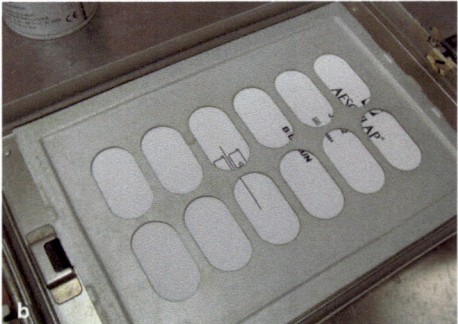

Figuur 6.19 a Filter vervuild, verhindert voldoende droging. b Schoon filter voor adequate stoom in- en afvoer

Wanneer van prefab plakzakjes gebruik wordt gemaakt, moet de aandacht gericht zijn op nauwkeurig dichtplakken volgens instructie van de fabrikant (◘ fig. 6.21a, b). Indien de plakstrip onjuist wordt omgevouwen, is er een grote kans op luchtlekkage en is de steriliteit dus niet gewaarborgd (◘ fig. 6.22a–c).

Het is van belang de gebruikte materialen op deugdelijkheid te controleren. Zo zijn er bijvoorbeeld sterilisatiezakjes in de handel waarvan de lijm te zwak is en de perforaties in de omslagrand te groot zijn. Deze combinatie van factoren leidt eveneens tot niet-afgesloten zakjes na het sterilisatieproces (◘ fig. 6.23a–c).

Om te testen of de gebruikelijke werkwijze met sterilisatiezakjes voldoende steriliteit waarborgt, is het mogelijk een zogenoemde **seallektest** uit te voeren:

Een teststrook kan door de sealmachine worden gehaald om te checken of de seal regelmatig en solide is (◘ fig. 6.24).

Daarnaast kan met behulp van een blauwe inktachtige vloeistof de mate van afsluiting worden gecontroleerd. Indien er lekkage blijkt, zal het protocol inzake gebruik van de sterilisatiematerialen moeten worden aangepast met de noodzakelijk te treffen maatregelen (◘ fig. 6.25a–c).

Resultaten van de seallektesten kunnen worden opgenomen in een logboek.

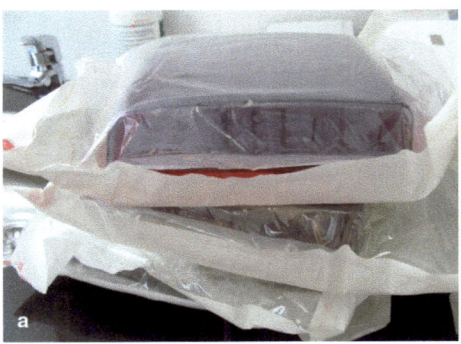 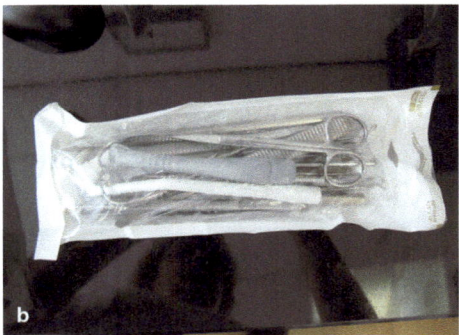

Figuur 6.20 **a** Te kleine sealzak voor deze implantologiecassette. **b** Te volle sterilisatiezak

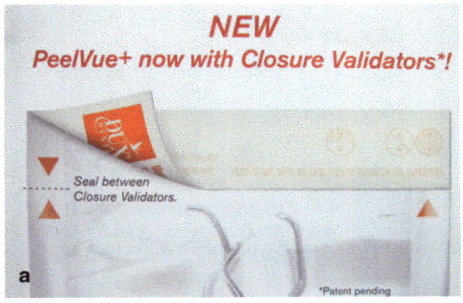 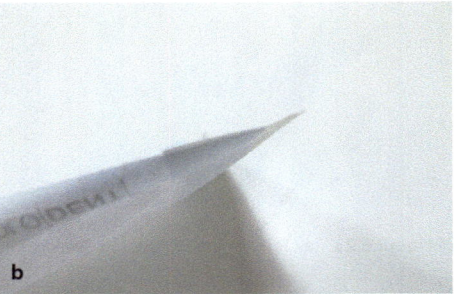

Figuur 6.21 **a** Instructie fabrikant. **b** Juist gevouwen

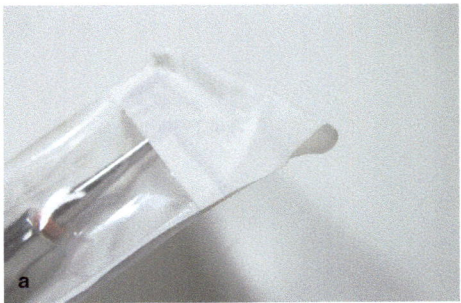 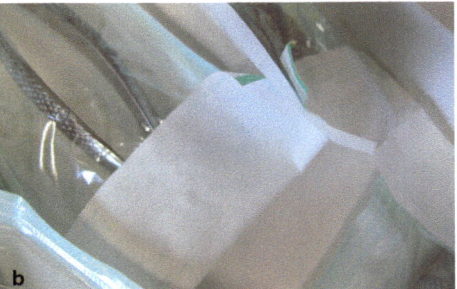

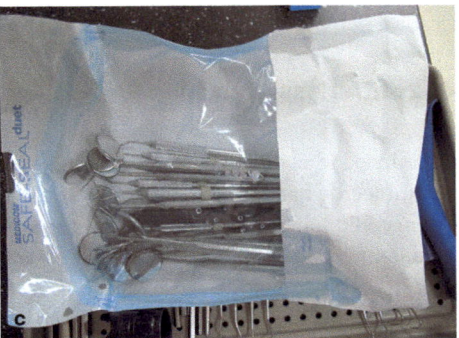

Figuur 6.22 **a** Verkeerd gevouwen. **b, c** Niet luchtdicht

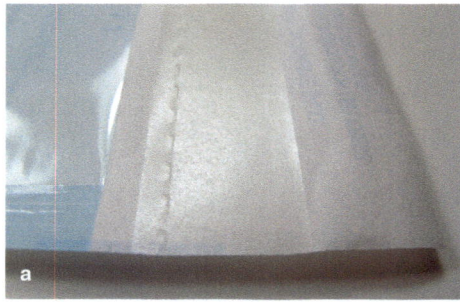
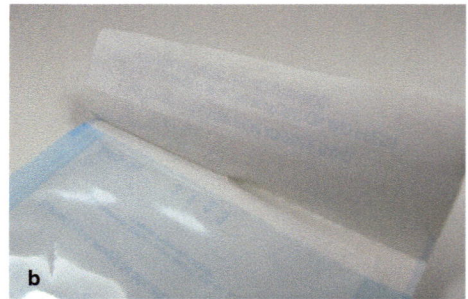
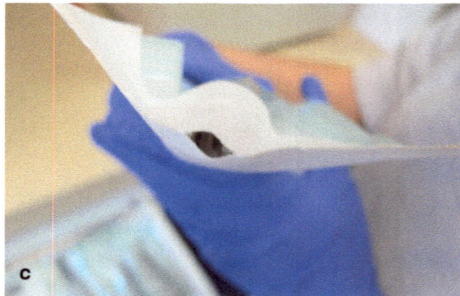

Figuur 6.23 a (Te) grote perforaties. b Zwakke lijm. c 'Openlucht' zakjes na sterilisatie: inhoud niet steriel

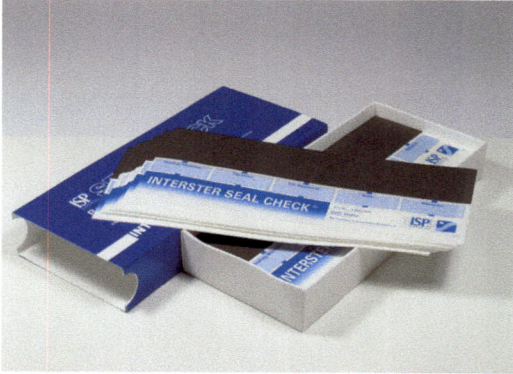

Figuur 6.24 Testspullen sealtest

6.3 Alginaatafdrukken maken met of zonder assistentie

Wanneer een behandelaar een assistent heeft, is de hygiëne eenvoudig vorm te geven. De assistent mengt met blote (per definitie niet-gecontamineerde handen) het alginaat en op een schone spatel wordt het materiaal in één portie aangereikt aan de gehandschoende behandelaar. De gepaste afdruklepels liggen op de behandeltray klaar. De spatel wordt vies van het aanpakken door de behandelaar en ook door het afstrijken aan de rand van de gepaste afdruklepel. De volgende portie alginaat wordt daarom telkens met een volgende schone spatel aangeboden. Er zijn dus zoveel spatels als aantal porties dat nodig is.

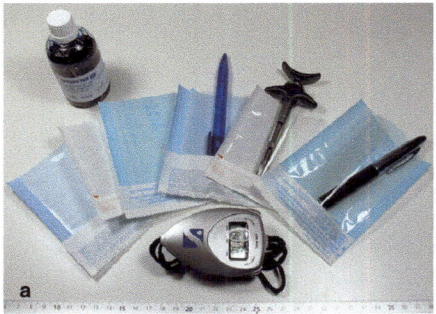
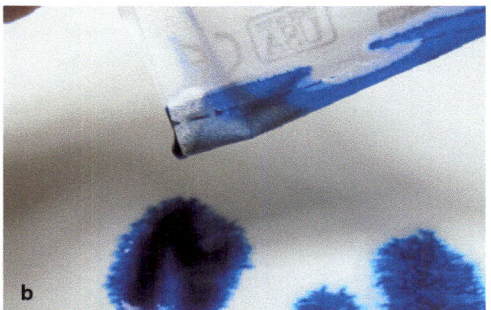
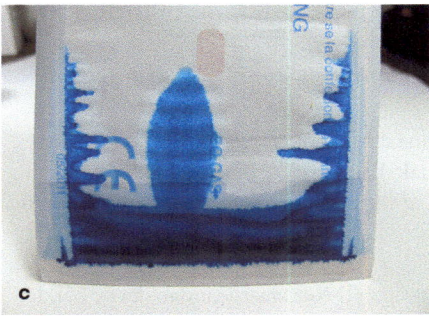

Figuur 6.25 a Testspullen lektest. b Lektest onvoldoende. c Lektest geslaagd

Een wat gecompliceerdere situatie ontstaat wanneer zonder assistentie afgedrukt moet worden. Een dergelijke situatie doet zich vaak voor in orthodontiepraktijken, maar ook in reguliere mondzorgpraktijken maken tandartsassistenten veelvuldig zelfstandig alginaatafdrukken zonder de ondersteuning van een collega-assistent. Het is dan belangrijk een goed sluitend hygiëneprotocol op te stellen en dat strikt te volgen tijdens het afdrukken.

Allereerst is het een goede gewoonte om *in het bijzijn* en bovendien *in het zicht* van de patiënt de handen te desinfecteren, alvorens materialen klaar te zetten. Dit neemt alle mogelijke twijfel weg bij patiënten over de hygiënische basis van het handelen. Wellicht is het een toevoeging om tijdens de handdesinfectie hardop uit te spreken dat de handen worden gedesinfecteerd om de materialen schoon en daarmee veilig te houden bij gebruik. Dit zal de aandacht van de patiënt richten op de handelingen, zodat er onbewust een gevoel van goede zorg kan ontstaan.

De volgorde en methode van handelen zijn voor iedere behandelaar vrij, mits het eindresultaat maar tot goede afdrukken en een veilige werkwijze leidt tijdens de procedure. Als houvast en basis voor verschillende praktijksituaties kan het volgende hygiëneprotocol gebruikt worden voor het geval er *zonder* assistentie alginaatafdrukken genomen worden:
a. *Klaarzetten* op de menglocatie met blote, gedesinfecteerde handen:
- afgepaste porties alginaat in mengbekertje/mengnap;
- watermaatjes (bij voorkeur reeds afgepast gevuld);
    - spatels (meervoud!).
  Aanvullend op het werkblad naast de behandelstoel:
- plastic zakje, geopend op het werkblad;

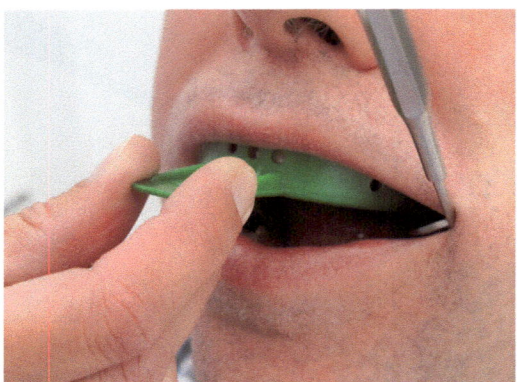

Figuur 6.26 Touch-free passen van afdruklepels met behulp van mondspiegel

- onderzoekshandschoenen, bij voorkeur een maat te groot (zie werkwijze bij *f*);
- bij gebruik van kunststof afdruklepels: hechtlak, handsfree te openen bak desinfectans (bijv. met werkbladpincet om het deksel eraf te wippen) en tissue om gedesinfecteerde afdruklepel te drogen.

b. *Lepels passen:*
- bij voorkeur met de **touch-free techniek**; belangrijke (!) voorwaarde is dan dat de handen gedesinfecteerd zijn, *in het zicht van de patiënt*. De afdruklepel wordt tijdens het passen vastgehouden bij het handvat, zonder daarbij contact met de patiënt te maken. Gebruik een mondspiegel om de mondhoek opzij te trekken bij inbrengen van de lepel (fig. 6.26).

Het touch-free passen van afdruklepels spaart onderzoekshandschoenen uit en maakt een bewuste werkwijze extra noodzakelijk. Indien het werken met blote handen onverhoopt niet gewenst wordt door praktijkhouder of patiënt (?) dan is het te overwegen om voor de (zeer) korte duur van het lepels passen goedkope 'benzinepomphandschoenen' te gebruiken of als laatste keus toch een paar echte onderzoekshandschoenen te gebruiken. Dit is echter in feite onnodig kostbaar en oneigenlijk gebruik van dure goederen.

- metalen afdruklepels: na het passen op de patiëntentray leggen in afwachting van de afdruk.
- kunststof afdruklepels: (gebruik van hechtlak is geïndiceerd!). Afdruklepel bij het schone handvat vasthouden en direct na het passen afspoelen onder stromend water, desinfecteren met alcohol, drogen met tissue. Met blote handen het flesje hechtlak openen en de lepel boven het werkblad insmeren met hechtlak. De ingesmeerde lepels wegleggen op behandeltray om de **hechtlak** te laten drogen, in afwachting van het afdrukken. Flesje direct na gebruik stevig sluiten (fig. 6.27a–d).

> Wanneer een mengmachine zich buiten de behandelkamer bevindt, is een alternatief de afdruklepels na het passen op de patiëntentray weg te leggen. In de mengruimte vervolgens nieuwe lepels van dezelfde maat pakken om bij de machine te kunnen vullen. Nadelen zijn dat de gevulde lepel en de spatel met het 'voorsmeerrestje' dan over de gang vervoerd moeten worden en deze bij voorkeur afgedekt zouden moeten zijn op de gang. Daarnaast is het omslachtig, omdat de dubbele set afdruklepels extra werk genereert in de sterilisatieruimte en tevens (onnodige) ruimte (capaciteit) in de thermodesinfector inneemt. Bij gebruik van kunststof afdruklepels kan deze werkwijze uiteraard niet worden toegepast, omdat die voor single-use zijn gemaakt, en dus niet te reconditioneren zijn (fig. 6.28).

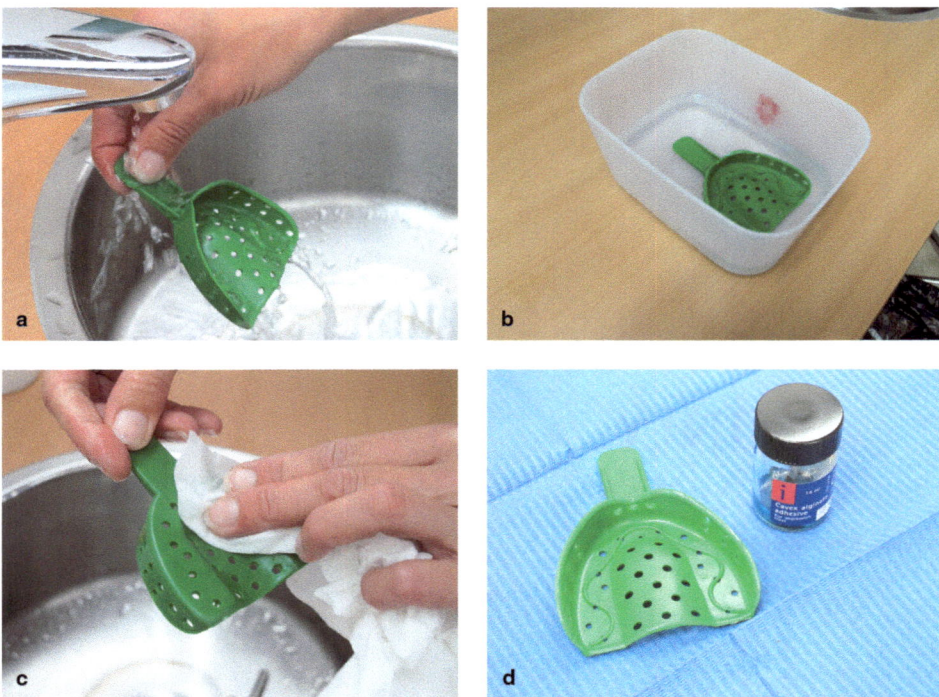

Figuur 6.27 **a** Gepaste lepel bij schone handvat vasthouden en afspoelen onder stromend water. **b** Desinfecteren in bakje met alcohol. **c** Drogen van de gedesinfecteerde lepel. **d** Insmeren met hechtlak

c. *Alginaat aanmaken met blote, dus schone (!), handen* (fig. 6.29);

Mengen met blote handen vormt de basis voor goede infectiepreventie en zou daarom als standaard kunnen worden toegepast. Het is immers altijd goed, ongeacht of er handmatig of machinaal gemengd gaat worden en ongeacht de plaats waar gemengd wordt.

d. *Alginaatmengsel in nap/mengbekertje samen met een schone spatel naar de patiënt vervoeren*;
e. *Al het alginaat op de spatel schrapen,* de volle spatel in de afdruklepel (op behandeltray) laten rusten en ten slotte mengnap/mengbekertje op een schoon gedeelte van het werkblad wegzetten (om schoon te blijven);
f. *Handschoenen aantrekken.* Om deze handeling niet al te veel vertraging te laten veroorzaken bij voorkeur een (te) grote maat handschoenen nemen;
g. *Lepel vullen* en het laatste beetje alginaat met vinger van spatel afstropen om de occlusale vlakken of het palatum te kunnen voorsmeren;

De spatel is door contact met de afdruklepel lepel gecontamineerd geraakt en moet worden weggelegd op de (vieze) behandeltray. Ook wanneer gebruikgemaakt wordt van kunststof afdruklepels die (chemisch) gedesinfecteerd zijn, voordat de hechtlak is aangebracht, wordt omwille van de eenvoud van begrip en eenduidigheid in handelen de spatel standaard op de vieze tray weggelegd en wordt bij iedere volgende portie alginaat met een schone spatel gewerkt. Vandaar het klaarleggen van spatels (mv) in plaats van slechts één spatel.

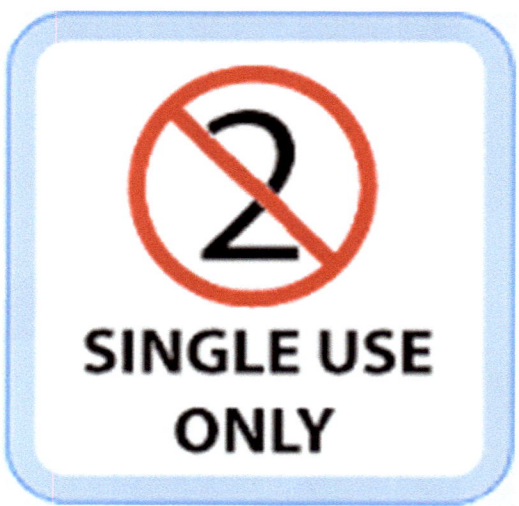

☐ **Figuur 6.28** Vignet single-use

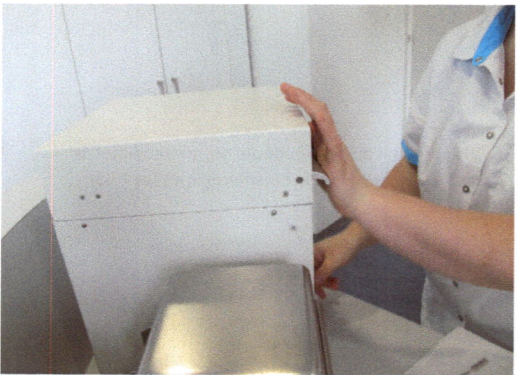

☐ **Figuur 6.29** Mengen met blote handen is de standaardmethode

h. *Afdruk uitnemen en afspoelen* onder stromend water en kwaliteit van de afdruk inspecteren. Bij geschikt resultaat één handschoen uitdoen en daarmee het open plasticzakje oppakken en de afdruk erin schuiven zonder contaminatie van de buitenzijde van het zakje. Het gevulde zakje terugleggen op het werkblad. Tweede handschoen uittrekken en weggooien;

> Bij een afgekeurde afdruk het alginaat in de behandelkamer uit de lepel trekken aansluitend aan de inspectie. Afdruklepel terug op de behandeltray voor de herhalingsafdruk, beide handschoenen uit en procedure vanaf het klaarzetten voor alginaat herhalen. Denk aan een schone spatel voor deze extra afdruk!

i. *De techniekbon (opdrachtbon)* wordt in een administratieve omgeving uitgeschreven, niet in de behandelkamer, dit is immers een kritische ruimte waar in principe geen administratieve handelingen worden verricht.

6.4 Beheer beroepskleding

Effectieve persoonlijke bescherming tijdens de behandelingen wordt onder andere verkregen door het dragen van een volledige werkoutfit. Omdat er praktisch altijd in zittende houding behandeld wordt bij een liggende patiënt, is naast het dragen van een jasje met korte mouwen het dragen van een aparte werkbroek een must. Een broek vangt de spetters op die bij een zittende werkhouding op de bovenbenen terechtkomen. Het dragen van (met vocht afneembare) werkschoenen die aan de bovenzijde gesloten zijn beschermt de voeten tegen vallend scherp instrumentarium en voorkomt dat micro-organismen die rondom de behandelstoel op de grond zijn beland mee naar huis genomen worden. De specifieke eisen die aan goede beroepskleding voor de mondzorg (inclusief hoofdbedekking) gesteld worden zijn na te lezen in ▶ par. 3.1 van de richtlijn *Infectiepreventie in mondzorgpraktijken*.

6.4.1 Algemene zaken

De gewoonte om elke werkdag een schone outfit aan te trekken is algemeen gebruik in de medische wereld. Niet direct op evidence-based uitkomsten gegrond, maar wel als algemeen aanvaarde goede gewoonte.
- Het dragen van hoofdbedekking kan verschillende achtergronden hebben en daarmee variëren in vormgeving. De hoofdbedekking mag niet in contact komen met de patiënt of patiëntenmateriaal (◘ fig. 6.30a, b).
- Lange mouwen zijn niet toegestaan. Wanneer het 's winters koud is in de praktijk (bijvoorbeeld net na het weekend)', moet toch de verleiding worden weerstaan om een t-shirt (of trui) met lange mouwen onder de praktijkkleding te dragen.
  Ze verhinderen het reinigen van de onderarmen tijdens het handenwassen en zouden bovendien gemakkelijk in contact kunnen komen met allerlei schone en gecontamineerde materialen. Dit veroorzaakt 'smeercontaminatie' (◘ fig. 6.31a, b) (zie ▶ par. 3.4.3).
- De kleur van de praktijkkleding is (meestal) wit of anders een lichte pasteltint. Lichtgekleurde kledingstof kan eenvoudig worden geïnspecteerd op aanwezig vuil en lichte kleuren versterken onbewust het gevoel van reinheid.
- Het model van de bovenkleding moet zodanig zijn, dat deze niet over het hoofd uitgetrokken hoeft te worden. De besmette voorzijde van de kleding zou dan namelijk in contact kunnen komen met het gezicht, dus mogelijk ook met de slijmvliezen van mond en ogen.
  De voorkeur gaat dan ook uit naar kleding die is voorzien van een rits of (druk)knopen en die als een blouse kan worden aan- en uitgetrokken.

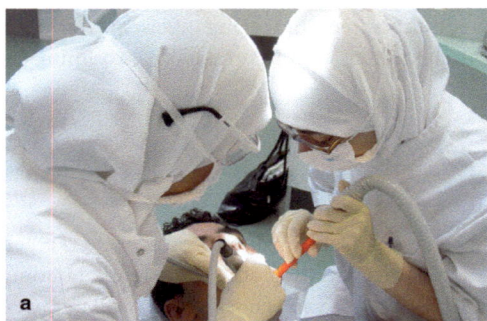 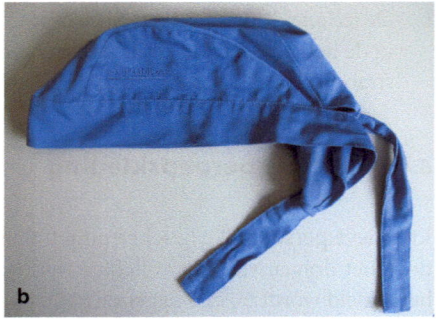

◘ **Figuur 6.30** **a** Hoofddoek voor mondzorgmedewerkers. **b** Hoofddeksel voor mondzorgmedewerkers

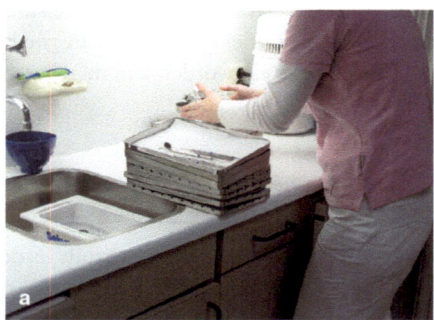 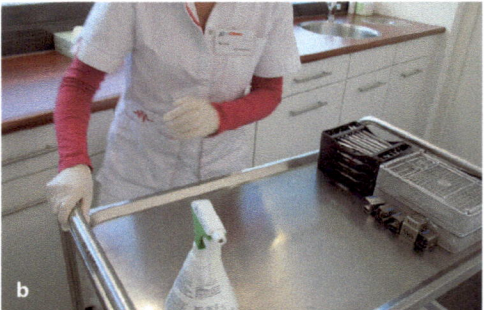

◘ **Figuur 6.31** **a, b** Lange mouwen veroorzaken smeercontaminatie

- Als wasvoorschrift voor voldoende reiniging geldt dat de bovenkleding op minimaal 60° C gewassen moet kunnen worden. Uiteraard moet de kleding op de lange duur kleurvast zijn (◘ fig. 6.32a, b). Bij voorkeur ook van gebruiksvriendelijke zogenaamde no-iron kwaliteit, (niet strijken).
- Zakken in de beroepskleding mogen uitsluitend met schone handen worden gebruikt, omdat ze anders een 'doorgeefluik' worden van ziektekiemen uit de praktijk. Beter is het ze helemaal niet te gebruiken en slechts een designfunctie toe te kennen.

Hoewel het gebruik van smartphones door medewerkers van de hedendaagse mondzorgpraktijk volop is ingeburgerd, is het niet toegestaan deze apparatuur tijdens het werk in de kleding te dragen omwille van goed uit te voeren infectiepreventie. De verleiding weerstaan om tussendoor een berichtje te lezen of te verzenden, terwijl de smartphone binnen handbereik is, zou voor menigeen een kwelling kunnen worden.

- Praktijkschoenen moeten voorzien zijn van een goed reinigbaar oppervlak, zodat zichtbare vervuiling door bloed eenvoudig kan worden weggenomen.
  Schoenen met veters zijn dus minder geschikt. De voorkeur gaat uit naar instappers.
- Schoenen moeten ordelijk (los) naast elkaar kunnen staan. Een dubbelhoog schoenenrek kan ruimte besparen (◘ fig. 6.33a).

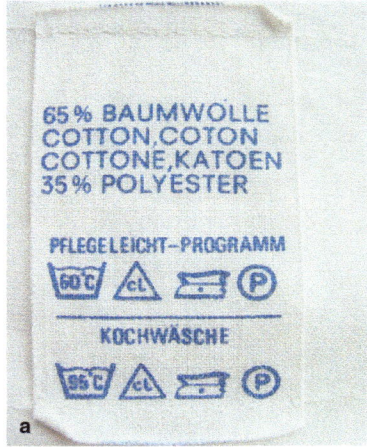 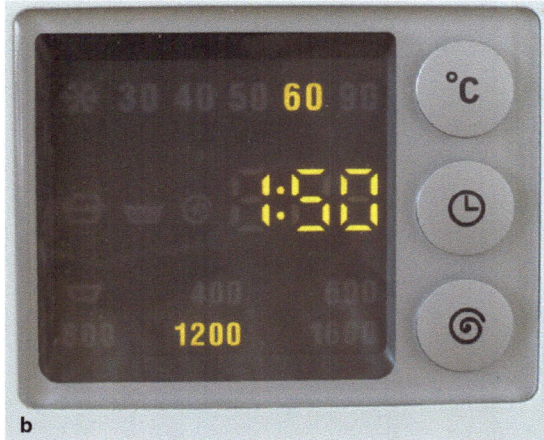

▶ **Figuur 6.32** a Wasvoorschrift 60 °C strikte voorwaarde beroepskleding. b Wasmachine programmeren op minimaal 60 °C

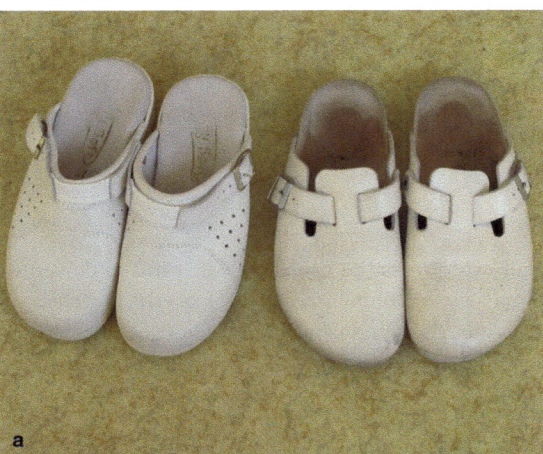 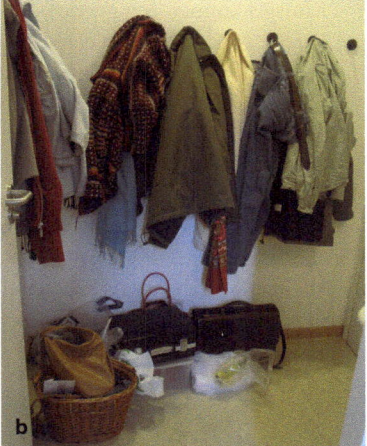

▶ **Figuur 6.33** a Praktijkschoenen op de vloer of op een schoenenrek. b Wandhaken alléén voor privékleding

6.4.2 Eisen kleedruimte

Het geheim van een goede kleedruimte in de mondzorgpraktijk is voldoende ruimte! Enerzijds omdat men zich dan gemakkelijk kan bewegen tijdens het omkleden en anderzijds omdat dan een hygiënische scheiding tussen privé- en praktijkkleding mogelijk is.
- Het is het duidelijkst wanneer één zijde van de kleedkamer bestemd is voor privékleding en een andere kant voor praktijkkleding. Hiermee wordt voorkomen dat de privékleding wordt besmet (▶fig. 6.33b).

Gedragen beroepskleding wordt in feite alleen maar opgehangen bij kortstondige onderbreking van de werkdag, bijvoorbeeld voor een wandellunch of een boodschap. Op alle andere momenten waarop de beroepskleding uitgetrokken wordt, dient die direct in een wasmand gedeponeerd te worden.

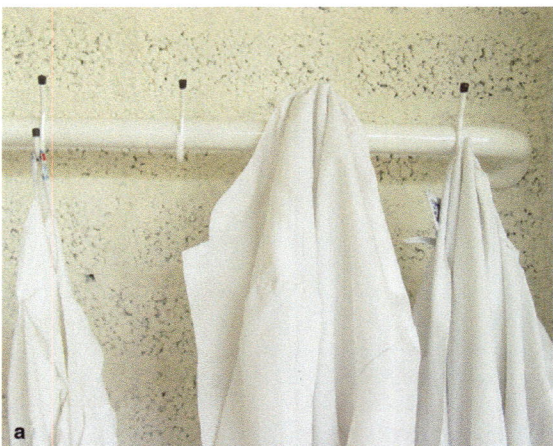 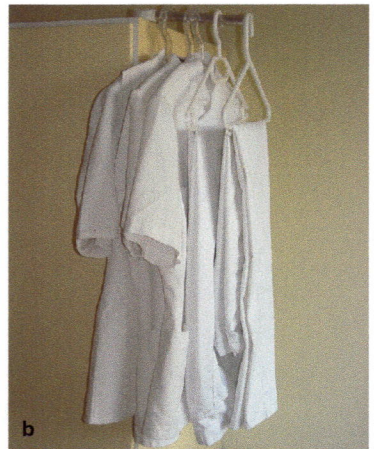

Figuur 6.34 a Praktijkkleding bevindt zich aan een aparte wand. b Kleerhangers voor schone broeken en schone jasjes

- Kluisjes kunnen een goede oplossing zijn voor ordentelijk houden van de kleedruimte. Iedere werknemer kan een eigen kast toegewezen krijgen, waarin de kleding op kleerhangers kan worden opgehangen. Kleine rechthoekige kluisjes zijn eigenlijk alleen bedoeld voor tassen en persoonlijke bezittingen en voldoen niet aan de eisen van een deugdelijke bergplaats voor privékleding of schone beroepskleding.
- Aanbevolen wordt om aparte haken of kleerhangers voor de beroepskleding te gebruiken (fig. 6.34a, b).

Bij het tussendoor verlaten van de praktijk wordt eerst de broek over de onderzijde van de kleerhanger gehangen. Vervolgens kan het jasje er binnenstebuiten(!) overheen gehangen worden. Dit 'pakketje' is dus aan de buitenzijde schoon en kan aan de zijde voor werkkleding opgehangen worden of, indien die voorziening er niet is, desnoods naast de privékleding in een hoog model kledinglocker.

6.4.3 Routing voor bewassing

Een fulltimer die zelf verantwoordelijk is voor bewassing van de beroepskleding zou praktisch gezien over minimaal zes sets moeten beschikken. Namelijk voor elke werkdag een schone set plus een reserveset voor onvoorziene zichtbare vervuiling. Met zoveel sets is het noodzakelijk om eenmaal per week een 60 °C was te draaien. Dit is waarschijnlijk praktisch haalbaar. Wanneer echter minder sets ter beschikking gesteld worden, zal de privéwasmachine vaker dan eenmaal per week moeten draaien op 60 °C, waarschijnlijk met minder lading of zelfs heel weinig lading. Gezien de tendens om bij lagere temperaturen te wassen om kosten en het milieu te sparen, zou het zomaar kunnen dat door de medewerker niet altijd zorgvuldig een correcte wasbeurt wordt uitgevoerd. Deze mogelijke onzekerheid over consequent op 60 °C wassen doet zich nog dringender voor bij medewerkers die parttime werkzaam zijn en op grond daarvan een kleiner aantal kledingsets ter beschikking hebben.

Het is daarom een goede keus om de praktijkwas centraal te laten doen met een vaste regelmaat. Er is dan nooit een situatie van een te geringe vulling van de machine en steevast kan er op de noodzakelijke 60 °C gewassen worden. Dit maakt dit onderdeel van de praktijkhygiene beheersbaar en bovendien controleerbaar! Sommige grote praktijken hebben daartoe een eigen wasmachine en droger opgesteld. Ook kan een teamlid of extern persoon systematisch de was thuis verzorgen, bij voorkeur vaker dan eenmaal per week, of kan de was eventueel (duur) uitbesteed worden.

Centrale inzameling van vuile kleding in een grote wasmand in de praktijk is in dit geheel gezien tevens hygiënischer dan dat ieder teamlid met vuile was naar huis gaat.

Centrale bewassing van alle kleding biedt dus de beste waarborg voor hygiënische verwerking van de gecontamineerde kleding en tevens is voldoende voorraad van schone kleding in de mondzorgpraktijk verzekerd. Bij grote mondzorgpraktijken is het totaalaantal aan te schaffen broeken en jasjes daarmee te beperken, aangezien er altijd meerdere personen dezelfde maat zullen dragen.

- Indien werknemers toch zelf voor de bewassing van hun beroepskleding moeten zorg dragen, zal deze kleding na een werkdag binnenstebuiten gekeerd moeten worden, voordat ze in een tas mee naar huis wordt genomen. Dit voorkomt besmetting van de binnenzijde van de tas, die mogelijk ook voor andere doeleinden wordt gebruikt of waarin bij een volgende gelegenheid weer schone kleren worden vervoerd. Alternatief is een (plastic) tas voor vuil goed en een aparte (plastic) tas voor schoon goed.

> Een laatste opmerking over dit onderwerp betreft de algemene regel dat het onprofessioneel is om in beroepskleding buiten de praktijk te verschijnen.

6.5 Bewerken van tandheelkundige structuren buiten de behandelkamer

Bij het vervaardigen van noodkronen, aanpassen van uitneembare orthodontische apparatuur of verwijderen van drukplaatsen bij protheses moet met een techniekhandstuk geslepen worden.

De ongewenste vorming van gecontamineerd stof (fig. 6.35a) maakt het noodzakelijk met afzuiging te werken. Ook het gebruik van een **zandstraler** voor het verwijderen van cementresten uit kroon- en brugwerk is gebonden aan een omgeving waar het (zeer) fijne slijppoeder afgezogen kan worden (fig. 6.35b).

Een eenvoudig stofkamertje met afscherming en mechanische afzuiging voldoet doorgaans in een behandelkamer (fig. 6.36a).

Opdat niet elke behandelkamer een eigen stofkamertje hoeft te hebben, is er in mondzorgpraktijken regelmatig een centrale plaats ingericht waar dergelijke slijpwerkzaamheden kunnen worden verricht (fig. 6.36b).

Voor het transport (zonder handschoenen!) naar een slijpunit die zich buiten de behandelkamer bevindt, kunnen de volgende voorbeeldprotocollen als basis dienen.

- Methode A

Het werkstuk wordt na afspoelen onder de kraan gedesinfecteerd alvorens het mee te nemen buiten de behandelkamer. Hiertoe dient een bakje met alcohol op het werkblad aanwezig te zijn. De deksel van het bakje moet losliggen, zodat deze met een transportpincet opgewipt kan worden. Het werkstuk wordt dan in de alcohol gelegd zonder contaminatie van het bakje.

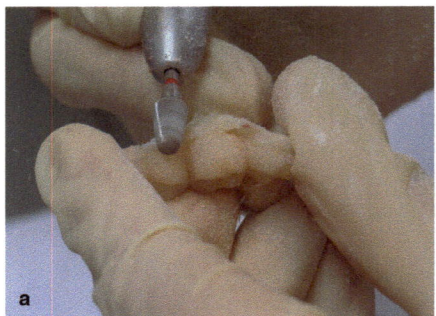
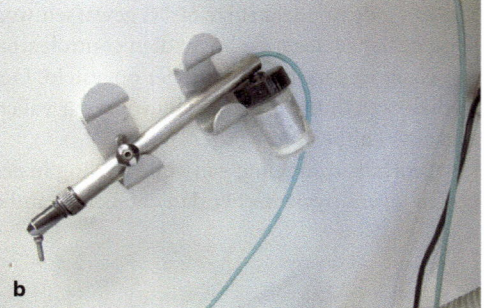

Figuur 6.35 **a** Ongewenst gecontamineerd stof in de behandelkamer. **b** Zandstraler voor verwijderen cementresten

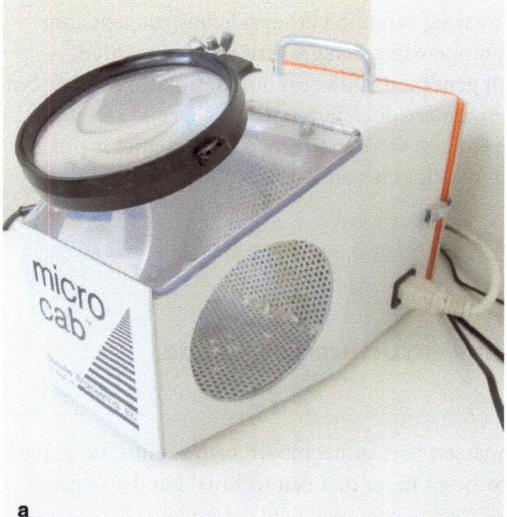
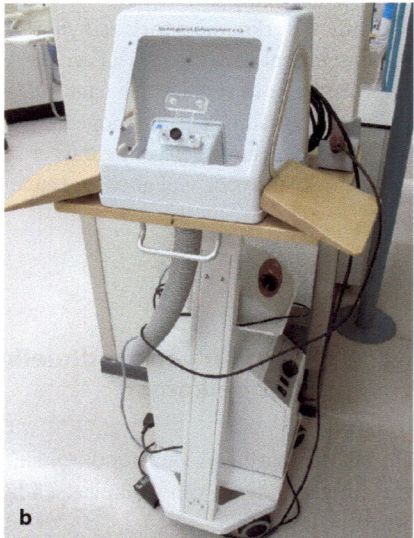

Figuur 6.36 **a** Eenvoudig slijpkastje/stofkamertje met mechanische afzuiging. **b** Slijpunit op centraal punt buiten de behandelkamer

- Onderzoek de situatie in de mond en bepaal welke slijpwerkzaamheden noodzakelijk zijn.
- Neem het werkstuk uit de mond, spoel het af onder de kraan.

> Gebruik bij sterk vervuilde werkstukken eventueel water en zeep.
> Het (nagel)borsteltje gaat daarna in de thermodesinfector. Let op dat het kunststof hittebestendig is (fig. 6.37)!

- Open het alcoholbakje met de transportpincet en deponeer het werkstuk erin.
- Trek de handschoenen uit, desinfecteer de handen en doe het alcoholbakje stevig dicht.
- Vervoer het bakje met blote handen naar de plaats met slijpfaciliteit.
- Open het bakje en haal met een transportpincet het werkstuk eruit, leg het op een patiëntenservet met plastic achterzijde, eventueel nog op een extra tissue om te drogen (fig. 6.38a–d).

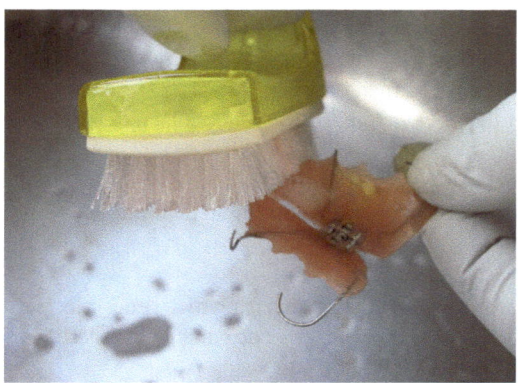

Figuur 6.37 Reinigen met water, zeep en nagelborstel. Deze moet na afloop in de thermodesinfector

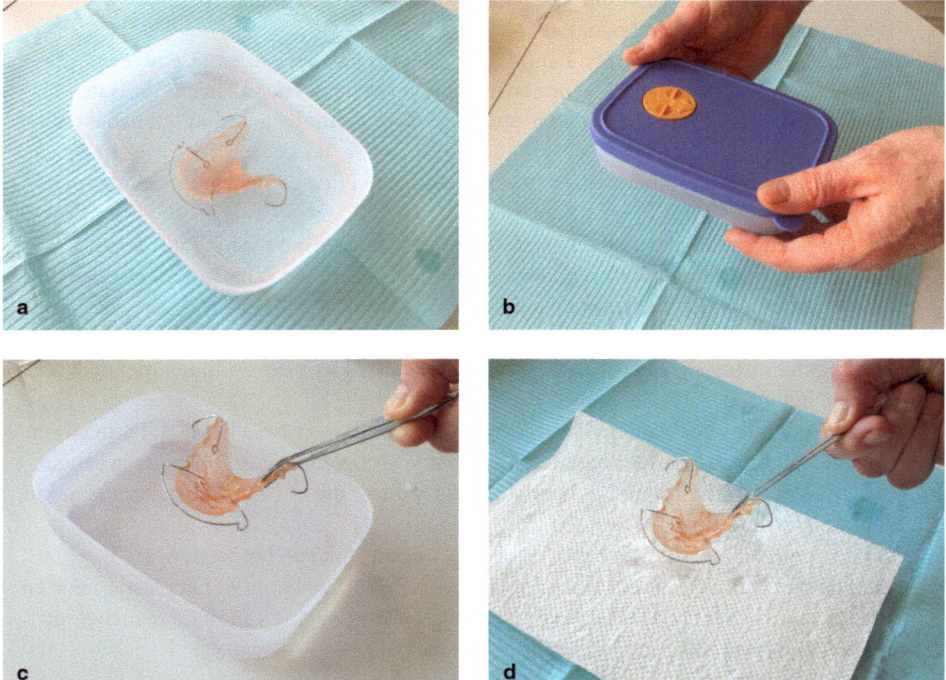

Figuur 6.38 a–d Methode A voor transport van een werkstuk over de gang

- Laat de deksel los op het bakje liggen, zodat de deksel weer met de transportpincet opgewipt kan worden.
- Trek twee handschoenen aan en beslijp het werkstuk.
- Deponeer het werkstuk met behulp van een transportpincet weer in het bakje met alcohol, de deksel niet sluiten.
- Neem de gebruikte boor, frees of polijstpoint uit het handstuk en deponeer die in een bakje met vuile boren, zodat ze gereconditioneerd kunnen worden.
- Laat het handstuk uit de sleeve glijden op een schoon stuk van het werkveld.

- Neem de sleeve in de handschoenen en trek deze gezamenlijk uit.
- Desinfecteer de handen, druk de deksel van het bakje stevig aan en loop met het gesloten bakje in de blote handen terug naar de behandelkamer.
- Open het bakje, neem het werkstuk met de transportpincet uit de alcohol, en doe het bakje stevig dicht.
- Trek onderzoekshandschoenen aan, spoel het werkstuk onder de kraan af om het desinfectans en eventueel slijpselresten te verwijderen en plaats het terug in de mond.

- **Methode B**

Wanneer het werkstuk alleen afgespoeld wordt onder de kraan en er niet gedesinfecteerd wordt, kan met behulp van een stevig plastic zakje het vervoer over de gang gerealiseerd worden met de volgende (voorbeeld)stappen (◘ fig. 6.39 a t/m j):
- Leg een (stevig) plastic zakje klaar op het werkveld.
- Onderzoek de situatie in de mond en bepaal welke slijpwerkzaamheden noodzakelijk zijn.
- Neem het werkstuk uit de mond, spoel het af onder de kraan en leg het op het werkveld.
- Trek de onderzoekshandschoenen uit.
- Neem het plastic zakje, steek één hand in het zakje en pak het werkstuk ermee op.
- Trek met de vrije hand het zakje binnenstebuiten over het werkstuk heen (dit is de zogenoemde 'gehakt methode', omdat een slager deze methode gebruikt om gehakt af te wegen).
- Vervoer het werkstuk in het zakje met blote handen over de gang naar de ruimte met slijpfaciliteiten.
- Trek een handschoen aan de werkhand aan en sla daarmee het plastic zakje terug.
- Leg het werkstuk even op het werkveld en trek de hand uit het zakje om met twee handen een boor of frees in het handstuk te plaatsen.
- Steek de hand weer in het (binnenstebuiten) zakje en pak het werkstuk op.
- Neem het handstuk (in sleeve) en fixeer het werkstuk tijdens het beslijpen met de blote hand via het plasticzakje.
- Leg het werkstuk weer even op het werkveld en gebruik weer twee handen. Ditmaal één met handschoen en de ander met het plastic zakje als bescherming. Neem de gebruikte boor, frees of polijstpoint uit het handstuk en deponeer die in een bakje met vuile boren, zodat ze gereconditioneerd kunnen worden.
- Laat het handstuk uit de sleeve glijden op een schoon stuk van het werkveld.
- Neem de sleeve in de gehandschoende hand, trek de andere hand uit het plastic zakje en trek daarmee de handschoen inclusief sleeve met één beweging vanuit de manchet uit over de hand heen uit en deponeer die in de afvalbak.
- Steek de hand weer in het zakje en neem het werkstuk op.
- Pak het zakje met de blote hand bij de bovenrand en trek het weer over het werkstuk heen.
- Vervoer het werkstuk in het zakje met blote handen naar de behandelkamer.
- Laat het werkstuk uit het zakje glijden op het werkveld en gooi het zakje weg.
- Trek onderzoekshandschoenen aan, spoel het werkstuk eventueel af onder de kraan om slijpsel te verwijderen en plaats het werkstuk in de mond.

6.5 · Bewerken van tandheelkundige structuren buiten de behandelkamer

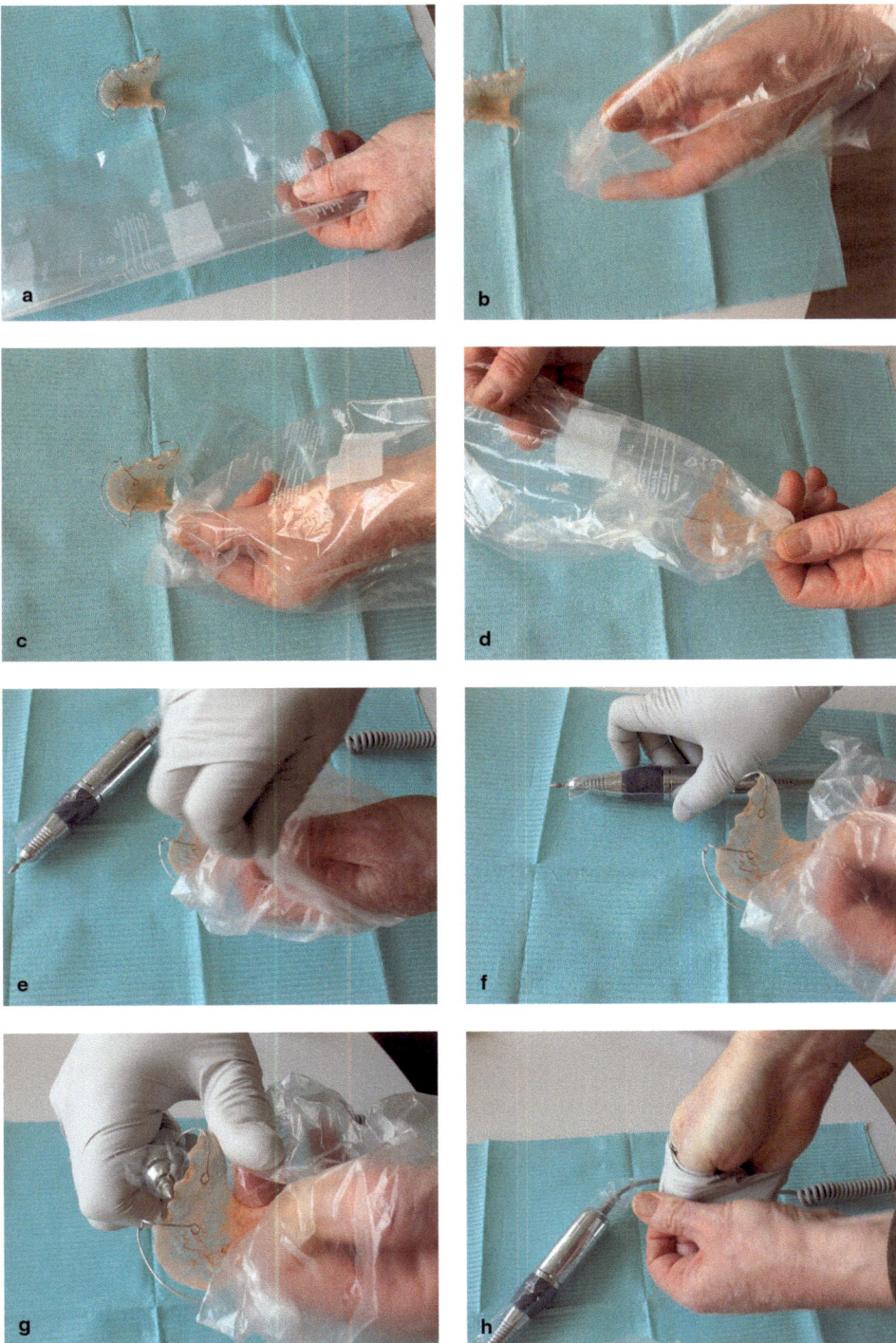

□ **Figuur 6.39** a t/m j Methode B voor transport van een werkstuk over de gang

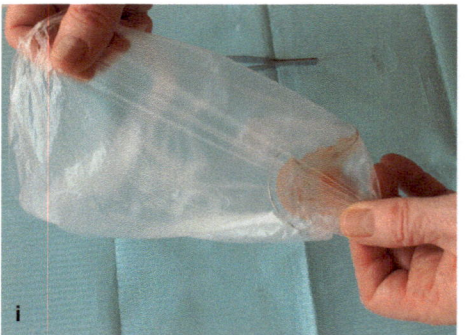
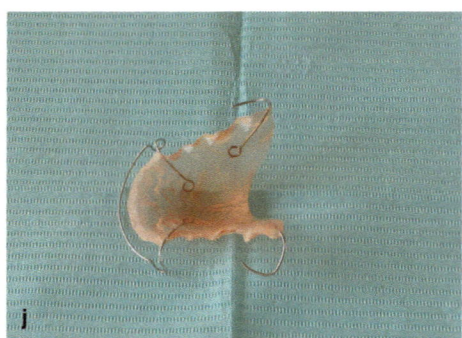

Figuur 6.39 Vervolg

6.6 Instrumentencassettes nader bekeken

Werken met **instrumentencassettes** biedt verschillende voordelen:
- veiligheid voor assisterend personeel bij verwerken vuil instrumentatrium;
- instrumenten beschadigen niet door gerammel tegen elkaar tijdens thermische desinfectie;
- overzichtelijke voorraad instrumenten;
- altijd behandelsets compleet;
- eenvoudig te hanteren;

Eisen die aan de cassettes gesteld worden die in de mondzorg gebruikt worden zijn:
- duurzaam materiaal dat tegen thermische desinfectie en sterilisatie bestand is. Zie hiervoor de pictogrammen in de gebruiksaanwijzing (fig. 6.40a, b);
- goed stapelbaar (fig. 6.41);
- goede *door*spoelbaarheid van de cassette als waarborg voor voldoende reiniging in de thermodesinfector (fig. 6.42a, b);
- instrumenten dienen volledig *om*spoelbaar te zijn, de instrumenten 'rammelen' in de cassette (fig. 6.43a–c);
- eenvoudig doch solide open- en sluitmechanisme (fig. 6.44);
- herkenningsteken of -kleuren voor type instrumenten en/of bepaalde behandelkamer (fig. 6.45).

Als extra eis aan instrumentencassettes kan nog worden gedacht aan:
- ergonomische werkwijze om instrumenten op te pakken (fig. 6.46).
- cassette moet te combineren zijn met (dispo)traysysteem (fig. 6.47).

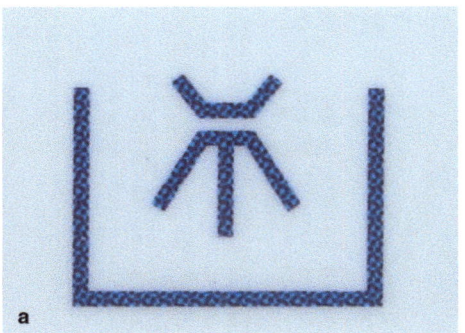 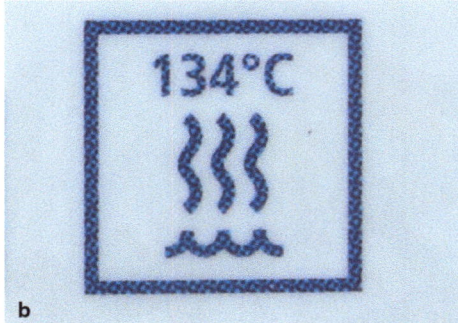

◘ **Figuur 6.40** **a** Pictogram: thermische desinfectie is toegestaan. **b** Pictogram: sterilisatie met hete stoom is toegestaan

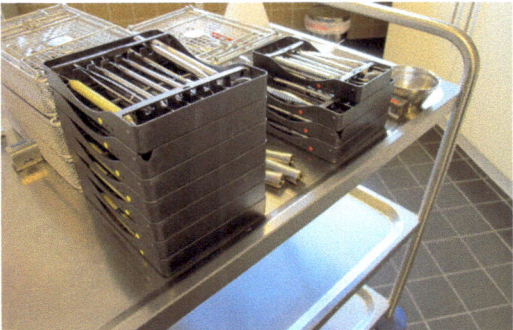

◘ **Figuur 6.41** Goed stapelbare cassettes

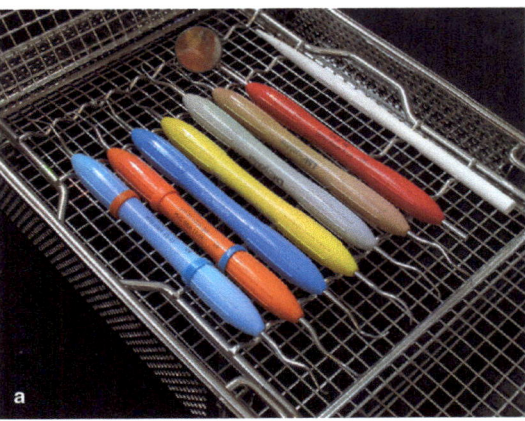 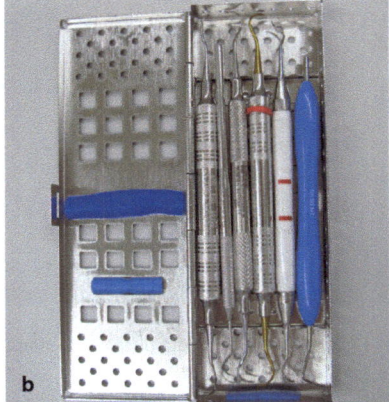

◘ **Figuur 6.42** **a** Ruime openingen waarborgen goede reiniging in de thermodesinfector. **b** Te kleine openingen zijn voor gebruik in de thermodesinfector ongeschikt

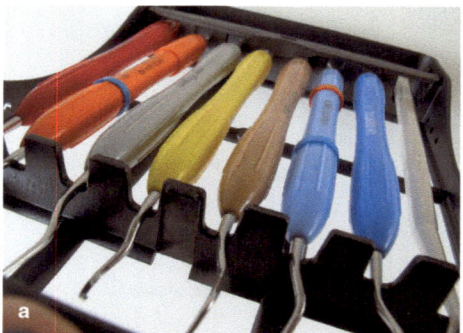
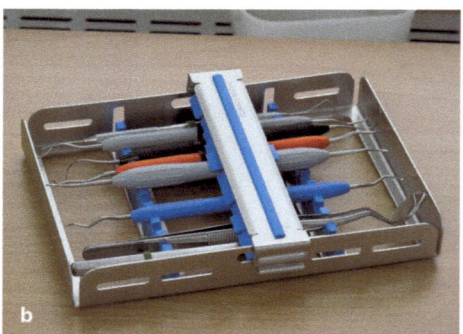
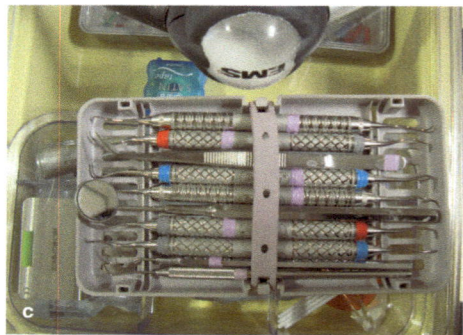

■ **Figuur 6.43** a Instrumenten volledig omspoelbaar. b Instrumenten door fixatiestrook niet volledig omspoelbaar. c Overvullen is niet toegestaan en mag in principe niet kunnen

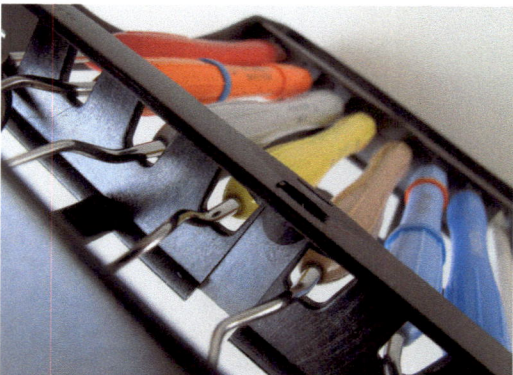

■ **Figuur 6.44** Eenvoudig doch solide sluitmechanisme met beugel

6.6 · Instrumentencassettes nader bekeken

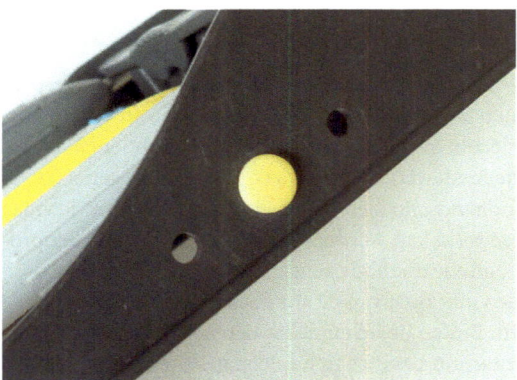

▸ **Figuur 6.45** Kleurcodering met aantal of volgorde voor duiding inhoud of kamernummer

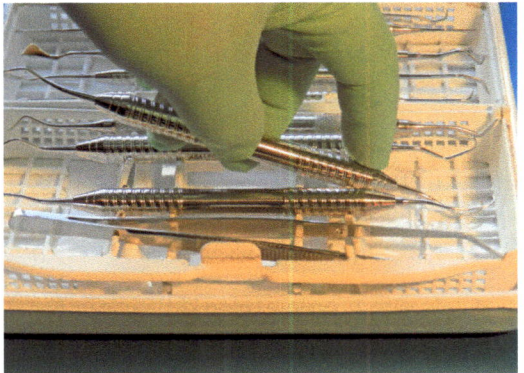

▸ **Figuur 6.46** Instrumenten zijn op ergonomische wijze op te pakken uit de cassette

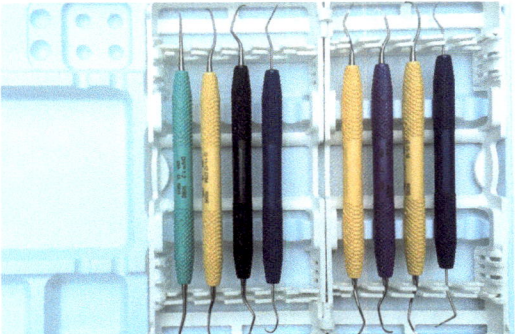

▸ **Figuur 6.47** Qlik-Save instrumentencassette is te combineren met dispotray

6.7 Toepassen dikke huishoudhandschoenen

Hoewel in de KNMT-richtlijn *Infectiepreventie in mondzorgpraktijken* niet expliciet gesproken wordt over dikke huishoudhandschoenen als strikte eis bij het verwerken van vuil instrumentarium in de sterilisatieruimte, maar slechts over dikke *disposable* handschoenen, wordt er omwille van verhoogde veiligheid voor de medewerkers toch vaak gebruik van gemaakt.

Het multi-use karakter van deze huishoudhandschoenen stelt menig assistent voor de vraag hoe zorgvuldig met dit type handschoenen gewerkt kan worden. In het volgende voorbeeldprotocol met begeleidende fotoserie wordt een logische methode aangereikt (fig. 6.48a–q).

- Het vuile instrumentarium wordt aan de vuile zijde van de sterilisatieruimte afgeleverd door een assistent zonder handschoenen. Buiten de behandelkamer worden immers geen handschoenen gedragen. Het instrumentarium bevindt zich in een gesloten verzamelbox of afgedekt op een (dispo)tray.

(Pas) wanneer er een (groot) aantal behandeltrays is verzameld, worden ze afgeruimd. Seriewerk is efficiënter dan telkens enkele handelingen, zeker bij gebruik van de multi-use dikke huishoudhandschoenen.

- De assistent desinfecteert de handen.
- Met schone handen wordt de in te ruimen apparatuur geopend.
- Dikke huishoudhandschoenen worden aangetrokken en de vuile trays afgeruimd: disposables worden weggegooid, borenblokjes ingeruimd, instrumenten ingeruimd.
- De dikke huishoudhandschoenen worden gewassen met water en zeep en gedroogd met een tissue.
- De handschoenen worden uitgetrokken door de vingers eerst los te trekken, dan de ene hand uit te nemen en daarmee beide handschoenen bij de manchet te vatten. Vervolgens wordt ook de tweede handschoen uitgetrokken.
- De handschoenen worden aan een lijn of over een beugel gehangen.
- De assistent desinfecteert de handen.
- Ten slotte wordt met de gedesinfecteerde handen de apparatuur gesloten en in bedrijf gesteld.

6.7 · Toepassen dikke huishoudhandschoenen

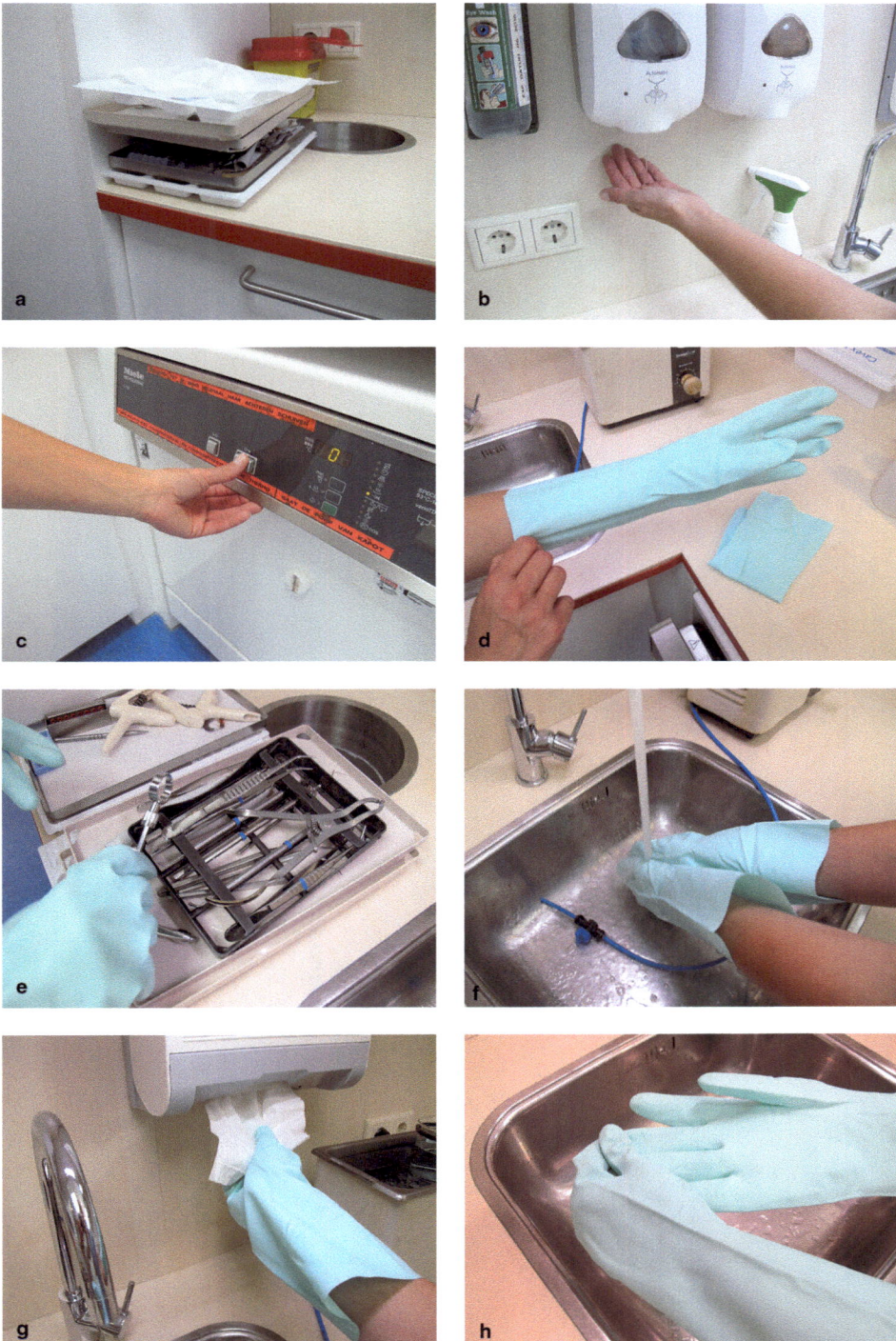

Figuur 6.48 a–q Werkwijze met dikke huishoudhandschoenen in de sterilisatieruimte

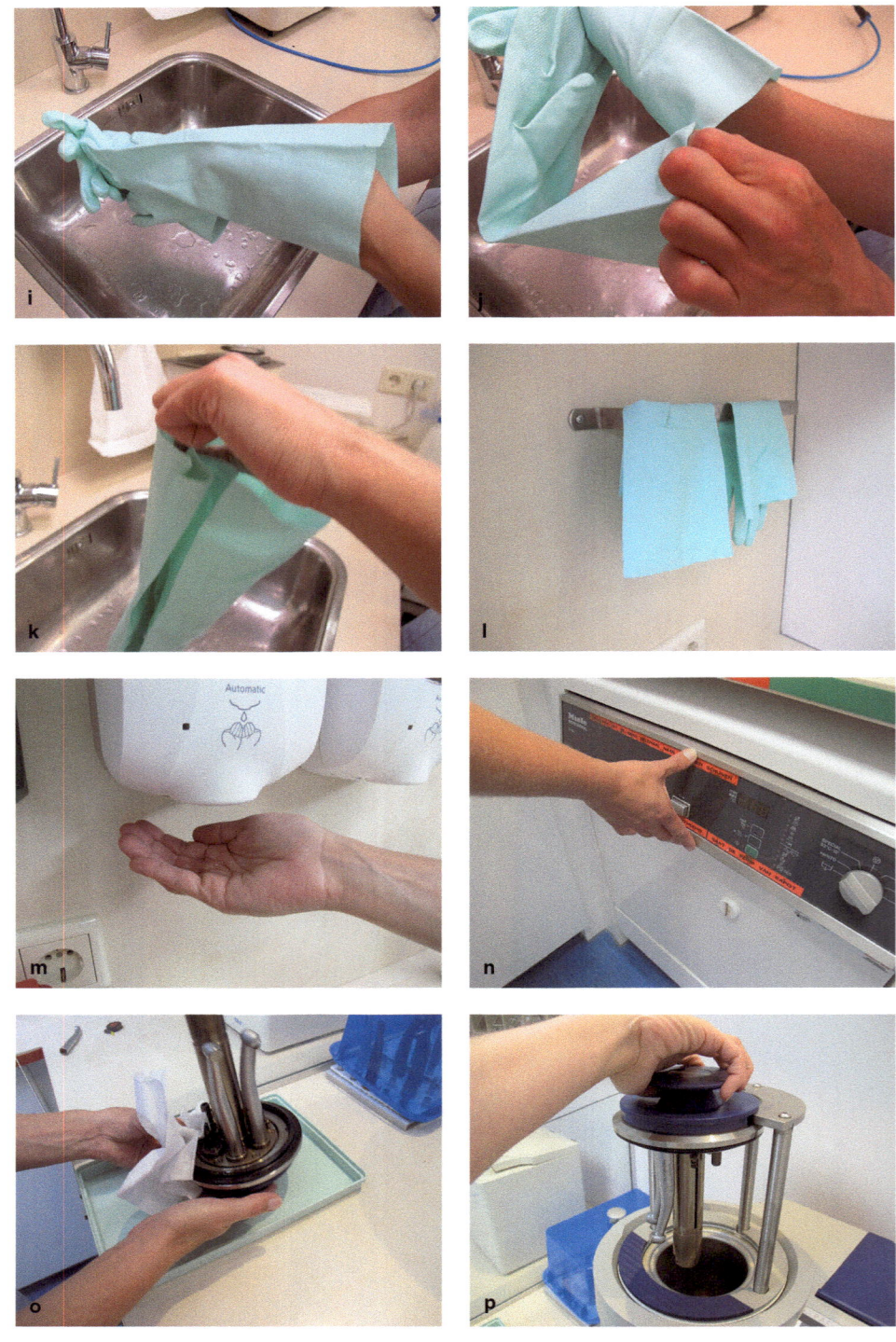

Figuur 6.48 Vervolg

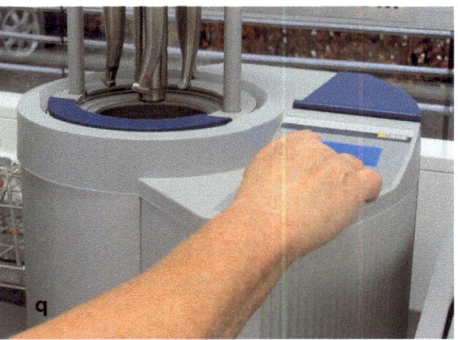

□ **Figuur 6.48** Vervolg

6.8 Schoon werken met een Bodytray

Vanuit ergonomisch perspectief is het aan te bevelen om bij patiëntenbehandelingen het principe van **Four Handed Dentistry** (**fhd**) toe te passen. De behandelaar krijgt dan alle instrumenten en materialen aangereikt door de tandartsassistent. De meest logische plek om de instrumenten te plaatsen is dan op de borst van de patiënt. Direct contact met de patiënt is evenwel niet toegestaan, wel mag die locatie gebruikt worden om een **Bodytray** als intermediair te positioneren.

Een Bodytray is een soort 'opzettafeltje', dat op de borst van de patiënt geplaatst kan worden. De bovenzijde bestaat uit een metalen blad met opstaande randen langs de lange zijden. Hiertussen past precies een behandeltray. De onderzijde bestaat uit een beweeglijk reservoir met polystyreenkorrels, waardoor de Bodytray horizontaal geplaatst kan worden. Bij te grote helling van de borst van de patiënt kan als aanvulling een **fill-up roll** worden toegepast. De Bodytray is zodoende universeel toepasbaar, zowel bij volwassenen, maar zeker ook bij kinderen (□fig. 6.49a, b, c).

Een schone en tevens eenvoudige werkwijze voor gebruik van dit handige hulpmiddel wordt hierna in woord en beeld beschreven.

Opdekken (□fig. 6.50a–g):
- De Bodytray wordt met gedesinfecteerde handen opgepakt en in een beschermende hoes met geplastificeerde binnenzijde geplaatst (passende maat hoofdsteunzak).
- De Bodytray wordt op de borst van de patiënt geïnstalleerd, met gedesinfecteerde handen of (al) met schone handschoenen bij aanvang van de behandeling.

Wanneer de Bodytray bij laag uitgesneden kleding met de blote huid in contact zou komen, kan er eerst een tissue over het decolleté aangebracht kunnen worden.

- Een geplastificeerde patiëntenservet wordt iets ingescheurd met schone handen of met schone handschoenen. Het scheurtje wordt in een V-vorm gevouwen. Zo kan het servet iets over de Bodytray afhangen langs de hals van de patiënt. Hierdoor is de Bodytray extra beschermd aan deze zijde en kan de behandelaar eventueel het servet gebruiken om iets af te vegen.
- Het servet wordt op de Bodytray gelegd, zodanig dat in principe de hele Bodytray bedekt (beschermd!) is.
- De volledig opgedekte (dispo)tray wordt op de Bodytray geplaatst.

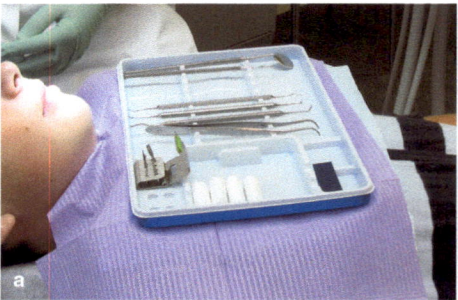
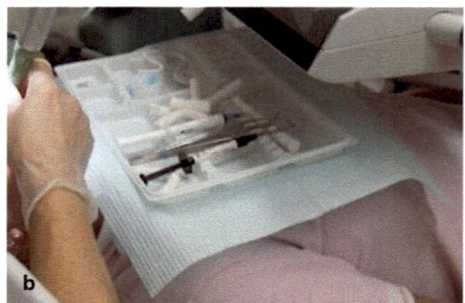
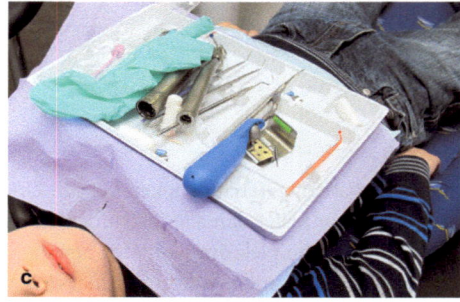

Figuur 6.49 a Bodytray in situ met behandeltray. b Bodytray bij aanvang behandeling, alleen met dispotray. c Bodytray na voltooien kinderbehandeling, alleen met dispotray

De dispotray kan eventueel worden ondersteund met een **normtray**, wat echter niets functioneels toevoegt en slechts extra handelingen voor het reconditioneren van de tray met zich meebrengt.

Afruimen (fig. 6.51a–o):
- Na afloop van de behandeling wordt de (dispo)tray zoals gebruikelijk als verzamelplaats gebruikt voor de vieze materialen en hoekstukken. Eventueel worden ook de instrumenten en materialen van het (afgebakende) werkblad toegevoegd als de ruimte op de tray dat toelaat.
- Het overhangende patiëntenservet wordt bij de zijkanten en van *onder*af van de Bodytray opgepakt.
- Vervoer het geheel naar de verzamelbox.
- Neem een pincet van de tray.
- Til met de pincet de deksel op tot die stabiel achter de bak staat.
- Neem alleen de tray op en plaats die in de verzamelbox.
- Pak het patiëntenservet zonder de omgeving van het werkblad aan te raken.
- Verwerk het servet tot een prop en gooi die in de verzamelbox of een handsfree prullenbak als die onder hand(!)bereik is.
- Trek de handschoenen uit en werp ook die op de tray in de verzamelbox of direct in een prullenbak als die onder handbereik is.
- Neem de deksel aan de (schoon gebleven) zijkanten op.
- Sluit de deksel los op de verzamelbox.

6.8 · Schoon werken met een Bodytray

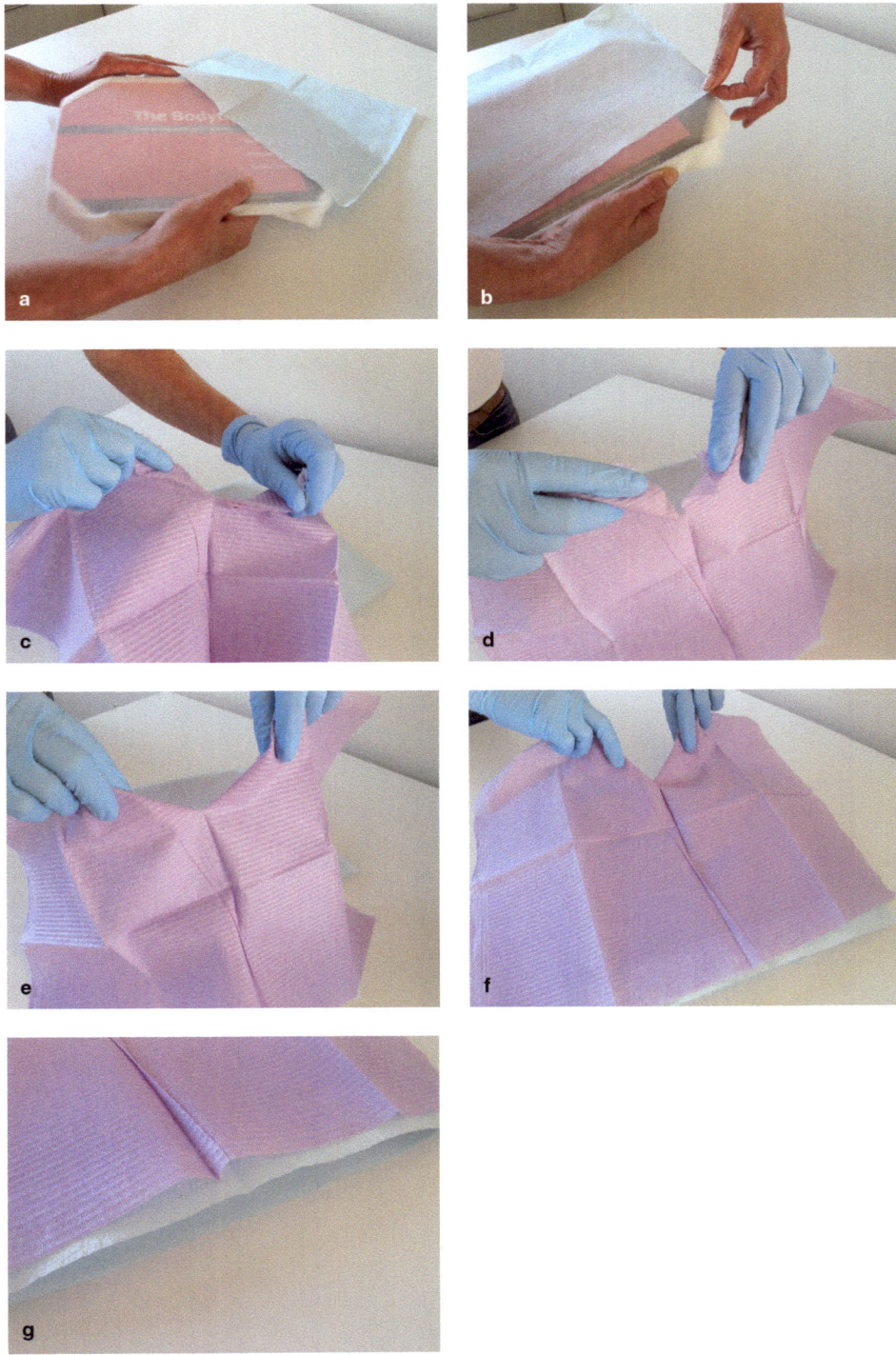

● **Figuur 6.50 a–g** Opdekken Bodytray stap voor stap

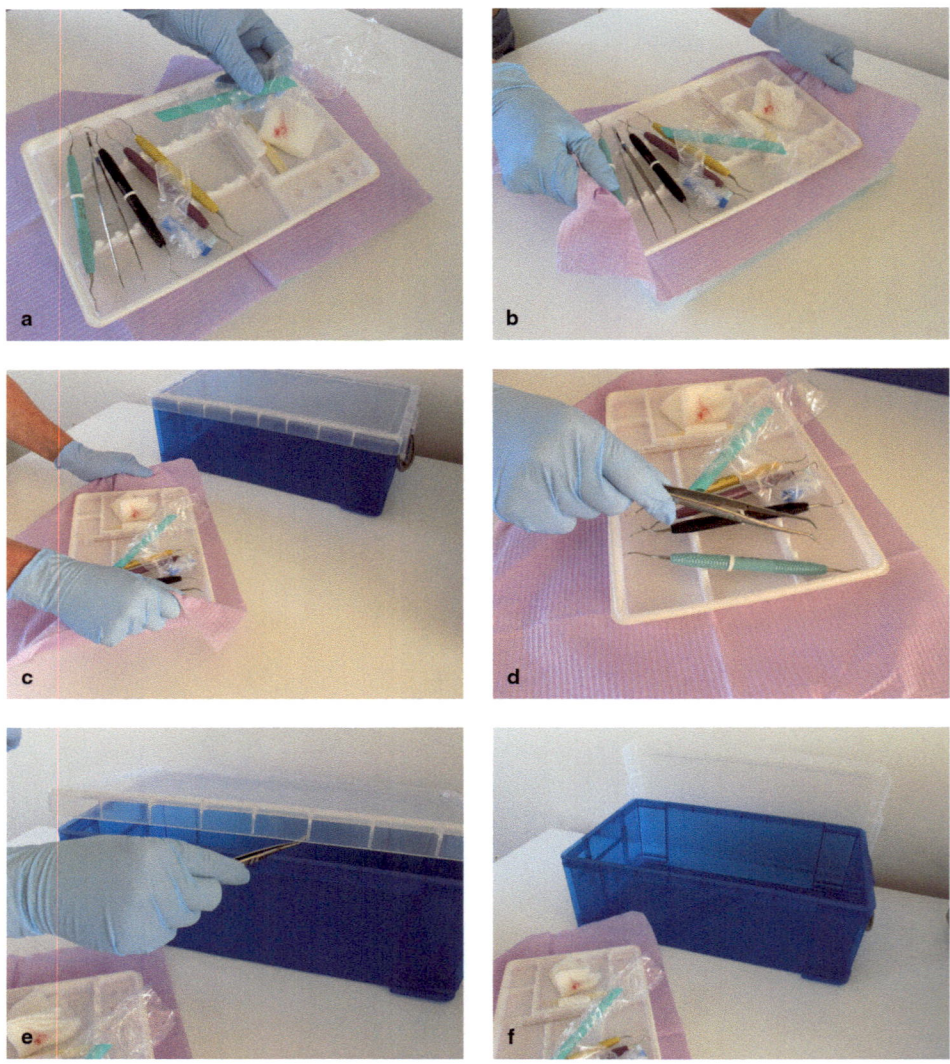

Figuur 6.51 a–o Afruimen Bodytray stap voor stap

6.8 · Schoon werken met een Bodytray

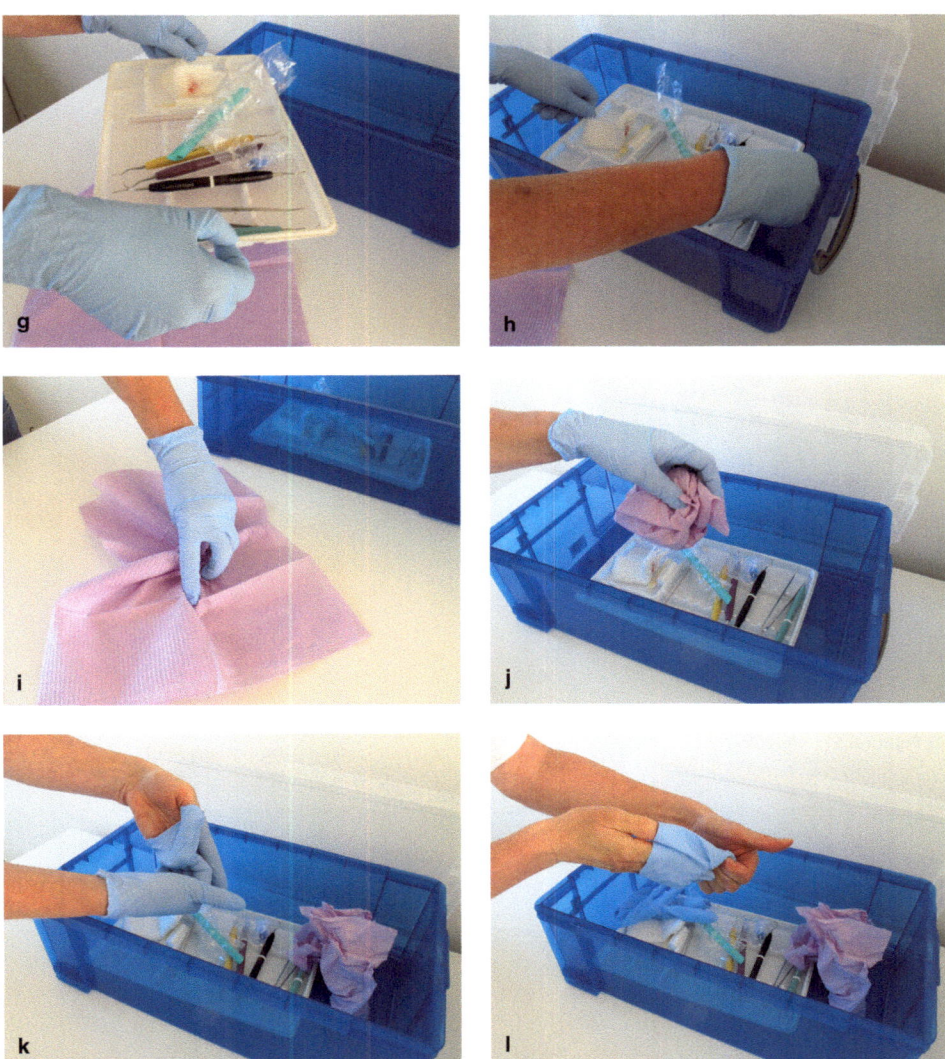

Figuur 6.51 Vervolg

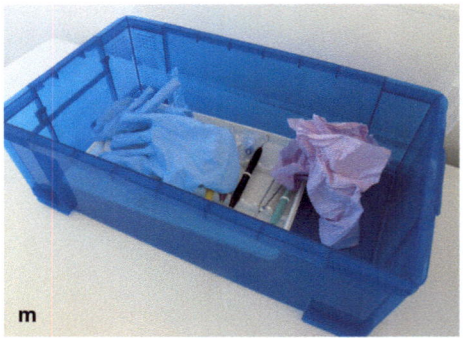
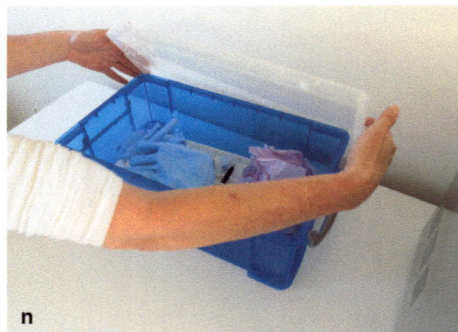

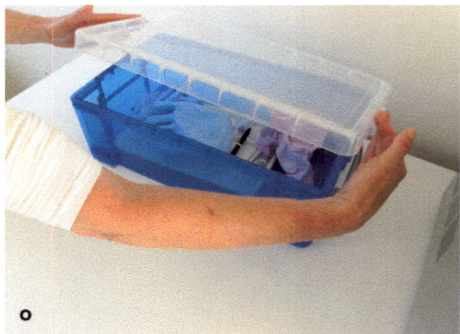

◘ **Figuur 6.51** Vervolg

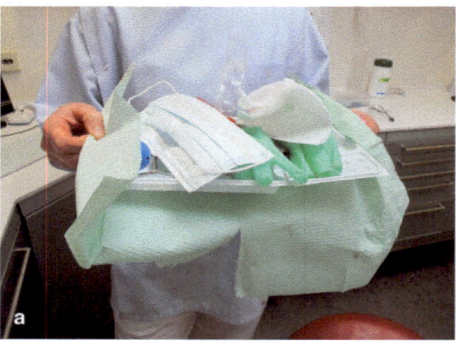
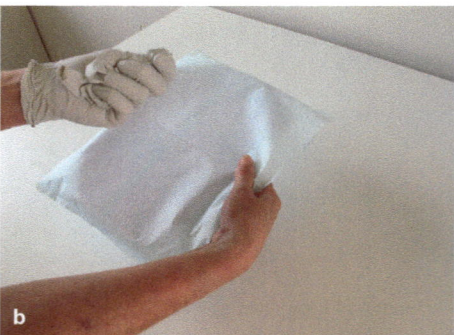

◘ **Figuur 6.52** **a** De assistent neemt de dispotray plus het servet mee. **b** Met een blote (schone!) hand neemt de behandelaar de Bodytray weg

Wegnemen Bodytray:
a. door de behandelaar (◘fig. 6.52a, b):
   Nadat de assistent het servet plus de tray heeft weggenomen, kan de behandelaar met een blote hand de Bodytray wegpakken van de borst van de patiënt en op een schoon stuk van het werkveld stallen.
b. door de assistent:
   De assistent trekt de handschoenen uit en neemt met blote handen het geheel van Bodytray, servet plus (diso)tray weg (◘fig. 6.53). De Bodytray wordt 'losgelaten' op een schoon

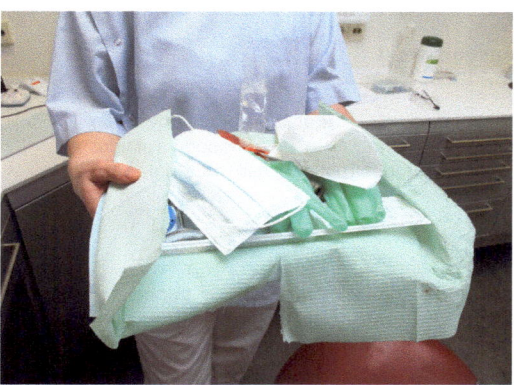

◘ **Figuur 6.53** Assistent neemt de dispotray, inclusief het servet plus de Bodytray weg

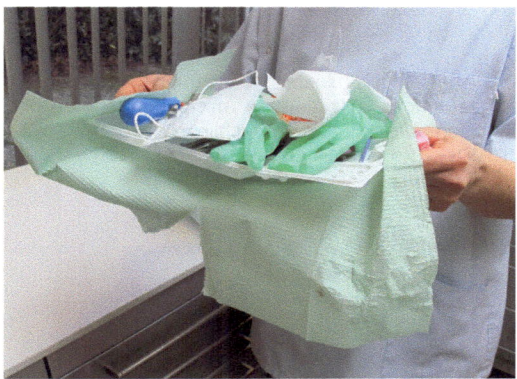

◘ **Figuur 6.54** Dispotray zal bij zware belading slechts wat doorbuigen, nimmer breken

stuk van het werkblad en servet met tray wordt naar de verzamelbox gebracht. Het openen van de verzamelbox gebeurt dan met de blote handen aan de (schone) zijkanten van de deksel, zoals ook het sluiten gebeurt.

Het gewicht op de dispotray maakt de stabiliteit iets minder, waardoor bij voorkeur alleen een kleine afstand naar een verzamelbox op het werkblad mogelijk lijkt.
Het zal evenwel nooit gebeuren dat de dispotray 'het niet houdt'. Het materiaal zal slechts buigen, gelukkig niet breken (◘ fig. 6.54).

6.9 Werkingsmechanisme van ultrasoon reinigingsapparaat

Complex instrumentarium dat door het spoelwater van de thermodesinfector onvoldoende goed bereikt kan worden zal vooraf een behandeling in een ultrasoon reinigingsapparaat moeten ondergaan, omdat dit de functie van een precisiereiniger vervult. Te denken valt aan complexe (holle) boortjes die bij implantologie gebruikt worden. Verder zal bij storing van de thermodesinfector (of indien er nog geen aanwezig zou zijn…) het plaatsvervangende handmatig reinigen worden ondersteund met een ultrasone reiniger.

hoe ultrasoon werkt
Ultrasoon geluid is geluid dat in frequenties, die in het algemeen boven de menselijke gehoorgrens liggen, wordt voortgebracht. In de ultrasoon reiniger worden ultrasoon geluidstrillingen benut voor het reinigen van materialen en voorwerpen. Dit werkt als volgt:
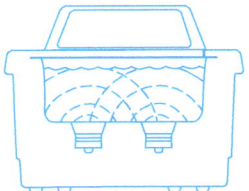 — Wanneer de geluidsgolven van de transducer zich door de vloeistof in de tank voortplanten, veroorzaken zij hoge en lage drukken in de vloeistof.
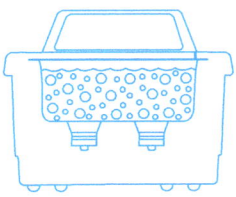 — Tijdens het lage-drukstadium vormen zich miljoenen zich uitzettende microscopisch kleine dampbellen. Dit verschijnsel wordt CAVITATIE genoemd, hetgeen 'vorming van holtes' betekent.
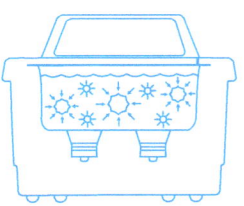 — Tijdens het hoge-drukstadium klappen de belletjes in elkaar oftewel ze 'imploderen', waarbij enorme hoeveelheden energie vrijkomen. Deze implosies werken als een groot aantal kleine borsteltjes. Zij werken in alle richtingen, op elk oppervlak en dringen in alle holten en gaten door.

Figuur 6.55 Schematische weergave bouw en werking van ultrasoon reinigingsapparaat

De vloeistof in een ultrasoon reinigingsapparaat wordt in trilling gebracht door een **ultrasone transducer** direct onder de bak van het ultrasoon reinigingsapparaat, die ongeveer 30.000 tot 50.000 trillingen(Hertz) per seconde genereert (30–50 kHz) (fig. 6.55).

Dergelijke hoogfrequente trillingen veroorzaken in een waterige vloeistof afwisselend fases van hoge en lage druk. Bij de lage druk ontstaan miljoenen heel kleine vacuümholten, die vervolgens in de hoge-drukfase worden samengeperst en imploderen. Hierbij komt veel energie vrij. Dit proces heet **cavitatie**. Met de energie die vrijkomt bij het imploderen van de holten komt vuil van het te reinigen instrumentatrium los.

Het water moet *in rust* zijn als de ultrasoonreiniger wordt aangezet. Water dat nog in beweging is, vanwege het inbrengen van instrumenten geleidt de trilling niet effectief, zodat geen cavitatie kan optreden.

Hogere temperatuur verhoogt het effect van cavitatie. Bij aanvang van het ultrasoon reinigen dient de temperatuur van de vloeistof echter niet hoger te zijn dan *tussen de 40 °C en 45 °C*, want door het ultrasoon trillen neemt de temperatuur van de vloeistof vanzelf nog toe.

De vloeistof mag uiteindelijk niet warmer dan 55 °C worden, omdat bij hogere temperaturen eiwitten zullen coaguleren.

Vers water bevat veel opgelost gas (grotendeels gewone lucht), dat de effectiviteit van het ultrasoon reinigingsapparaat vermindert. Daarom moet het water voor gebruik eerst worden **'ontgast'** door het zonder lading tien minuten te laten trillen. Hierdoor ontstaat zogenoemd 'dood water', waarin de ultrasone trilling optimale cavitatie veroorzaakt.

Bij juist ingestelde frequentie (35 kHz tot maximaal 50 kHz), geschikte hardheid van het water en correcte concentratie van de chemicaliën en de juiste temperatuur volstaat een triltijd van *drie tot vijf minuten* per lading.

Langer trillen dan drie tot vijf minuten onder optimale omstandigheden voegt niets toe.

In de roestvrijstalen bak van het ultrasoon reinigingsapparaat kunnen voor de *directe* reinigingsmethode opengewerkte mandjes of korfjes gebruikt worden (fig. 6.56a). Het instrumentarium wordt dan door het directe contact met de trillende vloeistof door middel van cavitatie gereinigd.

Daarnaast kan voor de *indirecte* reinigingsmethode gebruik worden gemaakt van gesloten bekerglazen of glazen schalen (fig. 6.56b). De reinigingsvloeistof in dergelijke bekers/schalen wordt dan indirect in trilling gebracht. Dit heeft als voordeel dat in een ultrasoon reinigingsapparaat tegelijkertijd verschillende soorten reinigingsvloeistof en diverse soorten klein materiaal gereinigd kunnen worden.

LET OP: nooit een vinger of hand in een werkend ultrasoon reinigingsapparaat steken, omdat het ernstige weefselschade veroorzaakt!

Hangmandjes, bekerglazen en schalen mogen géén contact met de bodem van het reinigingsapparaat hebben, omdat de bodem van het apparaat daardoor zal beschadigen. Mandjes moeten dus als een soort frituurmand afsteunen op de zijkanten van het ultrasoon reinigingsapparaat en bekerglazen en schalen dienen in een speciaal rek gevat te worden, zodat ze 'zweven' in de vloeistof van het reinigingsapparaat (fig. 6.57a, b).

De afstand tot de bodem moet ongeveer 2,5 à 3 cm bedragen voor een effectieve trilling.

Stoffen die de oppervlaktespanning van het water verlagen (detergens) vereenvoudigen het loslaten van het vuil. Daarnaast kunnen zwakke zuren of zwakke basen worden toegevoegd, afhankelijk van het type materiaal of het soort vervuiling. Doorgaans wordt ook een desinfecterende werking verlangd van de ultrasoon vloeistof. De concentratie van de chemicalien dient *exact* te worden afgemeten, omdat wijzigingen daarin het cavitatieproces negatief beïnvloeden.

directe methode:

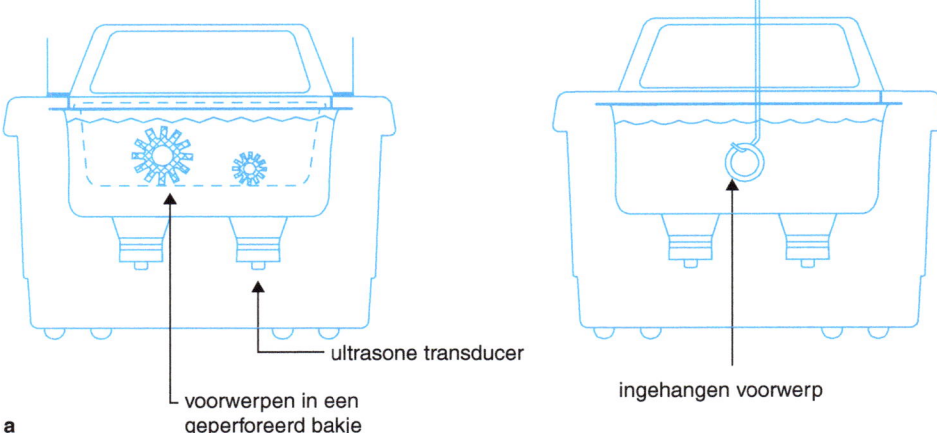

a voorwerpen in een geperforeerd bakje — ultrasone transducer — ingehangen voorwerp

indirecte methode:

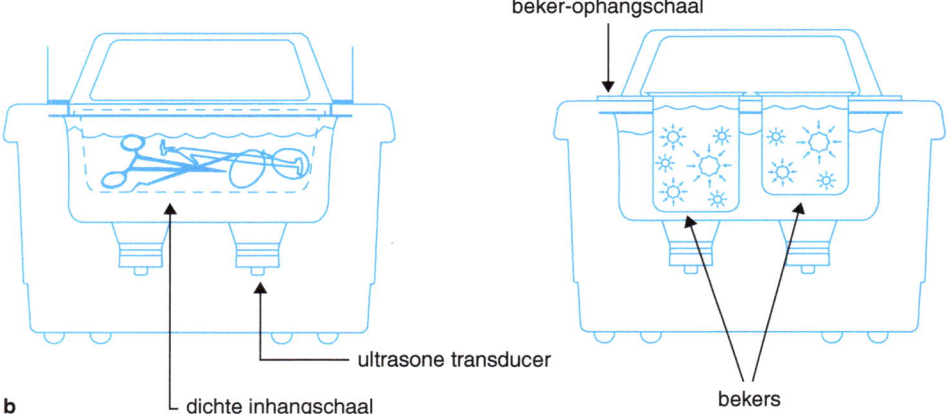

b dichte inhangschaal — ultrasone transducer — beker-ophangschaal — bekers

◘ **Figuur 6.56** a Directe methode voor ultrasoon trillen. b Indirecte methode voor ultrasoon trillen

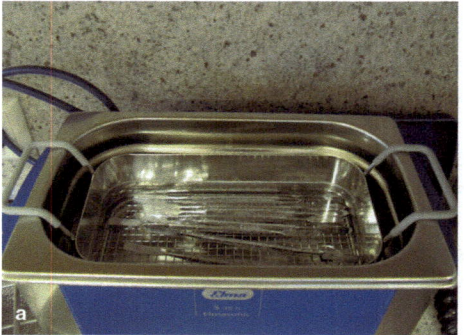
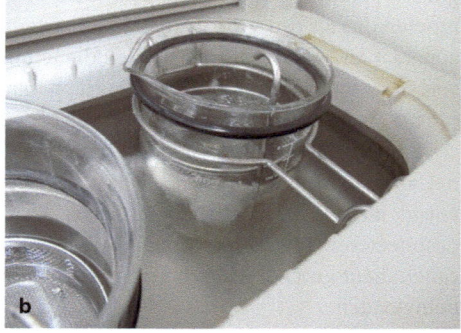

◘ **Figuur 6.57** a Mandje niet in contact met de bodem. b Bekerglas niet in contact met de bodem

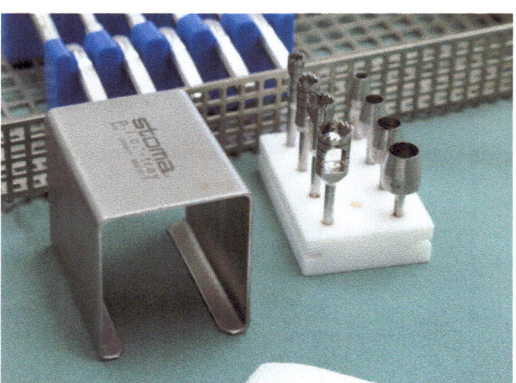

◘ **Figuur 6.58** Boortjes in borenstandaard geordend en goed hanteerbaar

De volgende punten moeten in acht genomen worden bij het gebruik van een ultrasoon reinigingsapparaat:
- Hardmetalen boortjes (*implantologieboortjes!*) mogen niet in een standaard (zure) ultrasoon vloeistof gereinigd worden, omdat de koolstof uit het metaal een binding met het zuur aangaat. Er moet dan een speciale pH-neutrale oplossing gebruikt worden.
- Zachte materialen zijn ongeschikt, omdat ze de trillingsenergie absorberen en daardoor de cavitatie belemmeren.
- Holle instrumenten moeten schuin 'te water gelaten' worden om ingesloten lucht te voorkomen. Tevens dienen ze zo gepositioneerd te zijn dat het losgewerkte vuil naar boven toe weggevoerd kan worden uit het instrument.
- Boortjes moeten *rondom vrij* zijn van contact met overige instrumenten, omdat ze bot worden door het tegen elkaar aan rammelen. Plaatsen in een borenblokje is het meest gangbaar (◘ fig. 6.58).
- Plaats te allen tijde een *deksel* op een werkend ultrasoon reinigingsapparaat om de vorming van besmettelijke aerosol te beperken en om geluidsoverlast door het snerpend hoge geluid te voorkomen.

Woordenlijst

arbowet wet met regels die bijdragen aan gezond en veilig werken voor werknemers

bodytray hulpmiddel om de behandeltray op de borst van de patiënt te plaatsen

cavitatie proces waarbij door hoogfrequente trilling van een vloeistof dampbellen imploderen. De energie die daarbij vrijkomt reinigt oppervlakken van bijgevoegde materialen of instrumenten

container metalen afsluitbare bak voor het steriliseren van een complete behandelset instrumenten

Drinkwaterwet wetgeving met maatregelen voor de volksgezondheid, normen voor waterkwaliteit en handhavingsprocedures

fhd Four Handed Dentistry

fill-up roll langwerpig zakje met polystyreenkorreltjes om een bodytray in een betere positie te brengen bij zwaargebouwde patiënten

hechtlak vloeibare lijm die in een afdruklepel wordt aangebracht om afdrukmateriaal in de afdruklepel te fixeren

instrumentencassette verzamelrekje voor een complete set handinstrumenten, dat in zijn geheel in de thermodesinfector gereconditioneerd kan worden

kiemgetal het aantal bacteriekiemen dat zich in of op een product bevindt

kve aantal kiemen/kolonievormende eenheden

kwantitatieve test test waarbij niets over de soorten micro-organismen bekend wordt, alleen over het aantal

normtray een behandeltray met de standaardafmetingen, willekeurig van welk materiaal deze is vervaardigd

ontgassen trillen van vers aangemaakte ultrasoon vloeistof, waardoor opgeloste gassen verwijderd worden en de effectiviteit van het ultrasoon reinigingsapparaat op volle sterkte komt

oogdouche verplichte voorziening om bij spatletsel in de ogen direct met veel water te kunnen spoelen

seallektest methode om te checken of gesealde sterilisatiezakjes lekdicht, dus luchtdicht zijn en dus steriliteit waarborgen van de inhoud

testplaatje voedingsbodem waarop de bacteriën kunnen ontkiemen

touch free techniek behandelmethode waarbij er geen contact is met de patiënt behalve indirect met een mondspiegeltje

ultrasoon transducer instrument waarmee elektrische energie in trillingen wordt omgezet

zandstraler apparaat om heel fijn zand onder hoge druk aan te wenden voor het verwijderen van cementresten uit losgekomen kroon- en brugwerk of materialen op te ruwen alvorens ze te bevestigen met cement

Geraadpleegde bronnen

Huys, J. (2011). *Sterilisatie van medische hulpmiddelen met stoom*. Wormerveer: Interster en HEART Consultancy.
Interster International BV (2009). *Normen en waarden van de CSA*. Wormerveer: Interster International BV.
Ultrasound aan de vooravond van vernieuwde aandacht. Wormerveer: Steril, Interster International.
Werkgroep Infectie Preventie. Richtlijn Ultrasone reiniging, juli 2006.
Werkgroep Instrumentenreiniging (2009). *Instrumenten reinigen in de praktijk*. 9e druk. Duitsland: Waldorf.
▶ www.branson.ch Gebruiksaanwijzing Branson/Emerson Industrial Automation.
▶ www.ultrasoon.com/faq-ultrasoon-reinigers.html.

Bijlagen

Stellingen – 218

Oneliners – 219

Register – 220

© Bohn Stafleu van Loghum, onderdeel van Springer Media B.V. 2017
D.M. Voet en M. de Vries, *Infectiepreventie van A tot Z voor de mondzorgpraktijk*,
DOI 10.1007/978-90-368-1481-2

Stellingen

Bij maatregelen in het kader van infectiepreventie wordt ervan uitgegaan dat iedere patiënt álle besmettelijke ziekten kan hebben.

Om patiënten een gerechtvaardigd vertrouwen in verantwoorde tandheelkundige zorg te geven, moeten alle tandartsassistenten grondig geschoold en getraind (!) zijn inzake infectiepreventie.

Ongediplomeerd mag, ongeschoold mag niet! Zeker niet als het gaat om de veelomvattende en verantwoordelijke taken op het gebied van infectiepreventie! (E. vanWijk, voorm. inspecteur Mondzorg).

Ondanks de vaccinatie tegen hepatitis B vormt de ziekte nog steeds een bedreiging, doordat er mutaties van het virus ontstaan. Daardoor bestaat de kans dat vaccinatie onvoldoende bescherming biedt.

Het aanstellen van een aparte balieassistent is een vorm van infectiepreventie.

De Arbowet zou het gebruik van een thermodesinfector in het kader van een veilige werkplek verplicht moeten stellen.

Bij het toepassen van maatregelen voor infectiepreventie zit de zwakste schakel in de hand(schoen)hygiene.

Het gebruik van een spittoon is omstreden. Een spittoon draagt op geen enkele wijze bij aan een schone praktijkvoering. Integendeel, een spittoon lokt uit tot onacceptabel vieze situaties, vooral bij kwetsbare groepen zoals kleine kinderen en (prothesedragende) ouderen. Kinderen spelen zo leuk met het stromende water. Oude mensen leggen voor het gemak hun prothese even in het spittoon.

Om een patiënt op hygiënisch verantwoorde wijze naar de huidige eisen van *best practice* te kunnen behandelen, is een tandartsassistent in één woord onmisbaar! Het zou daarom in de beroepsgroep, te beginnen bij de opleidingen, niet langer geaccepteerd moeten worden dat er zonder assistent gewerkt wordt.

Oneliners

- *Best practice* bestaat niet zonder goede infectiepreventie.
- Blote handen zijn schone handen.
- Een behandelkamer is gereed wanneer de assistent 'nog niet gereed' is. (Het opdekken van schone spullen geschiedt pas in het bijzijn van de patiënt.)
- Infectiepreventie is in de eerste plaats een kwestie van doen, daarna pas van spullen.
- Een ladekast is in feite een verzameling handsfree te openen dozen.
- Schoonhouden is beter dan schoonmaken.
- Schoonmaken moet als schoonhouden niet kan.
- Alles is altijd dicht, behalve als het open is (om er even iets uit te halen).
- Het werkblad is in principe altijd leeg, behalve als er iets op staat (wat nodig is bij de betreffende behandeling).
- Weggooien is de beste manier van schoonmaken.
- Disposables gebruiken is vaak minder duur dan het betalen van schoonmaaktijd.
- Het milieu wordt soms ernstiger vervuild door het reconditioneringsproces dan bij het gebruik van disposables!
- 'Te duur' of 'geen tijd' mag nooit een argument zijn om niet te doen wat noodzakelijk is op het gebied van infectiepreventie.

Register

A

acute necrotiserende ulcererende parodontitis 36
acuut 14
administratie 110
administratieve handelingen 110
aerogeen 10
aeroob 7
aerosol 11, 29, 40, 53, 59, 60, 76, 79, 82, 113
aerosolvorming 148
afdekfolie 110
afdrukken 79, 112, 142, 156, 157
afdruklepel, metalen 186
afdruklepels 186
– schoonmaken 166
afdrukmateriaal 166
afspraken maken 112
afval, gevaarlijk 166
afweer
– niet-specifieke 14
– specifieke 14
afweersysteem
– natuurlijk 30
afwerkboortje en -schijfje 79
afzuigbuizen 77
afzuiger 117
afzuiger, herbruikbare 110
afzuigslang 77, 160
aids 35
airco 131
airotoren 158
alcohol 23, 67
alcohol 80% 65, 144
algehele malaise 13
alginaat 184
alginaatmixer 119
allergenen 17
allergie 16
– contact- 17
aluminium 156
amalgaamafscheider 166
anaeroob 7
analgetica 23
anesthesiespuit 117
antibiotica 5, 23, 41
antigeen 15, 16
antilichamen 15, 17, 29
antimycotica 23
antipyretica 24
antisepsis 3
antiseptica 3, 48

antivirale middelen 36
anup 36
applicator, disposable 103
aquired immunodeficiency syndrome 35
arbeidsomstandigheden 80
arbodienst 23, 97
Arbo-prikaccidentformulier 97
Arbowet 172
articulatiepapier 79
Assistina 141
auto-immuunziekten 18
autoclaaf 66, 136, 138, 140, 151, 154
– klasse B 142

B

bacil 6
bactericide 14
bacteriegroei 161
bacteriën 5
barrière, natuurlijke 14
behandelruimte, steriele 130
behandeltray 75, 115, 117, 138, 142
– aluminium 146
bekerglas 214
beroepskleding 189
beschermbril 57
beschermhoes 113
– steriele 128
beschermingsmiddelen, persoonlijke 80
besmetting 4
besmettingsbron 8, 52, 82
besmettingspreventie 48, 52
besmettingsroute 9, 53
– directe 53
– indirecte 53
bewassing 192
– centrale 193
bijzonder resistente micro-organismen 41, 51
binnenhoesje 113
biofilm 30, 77, 174
bloed 82
bloedcontact
– accidenteel 52, 94
bloedtransfusie 38
Bodytray 205
bof 33, 34
(boor)hoes 127
Bordetella parapertussis 37
Bordetella pertussis 37

borenblokje 79, 150
– aluminium 146
Borrelia burgdorferi 6
bovine spongiform encephalopathy 8
Bowie en Dick test 155
breedspectrum 23
bril
– bescherm- 82, 127
– disposable 82
BRMO 41, 51
BSE 8, 41

C

calor 13
Candida albicans 8, 17, 36
capaciteit 9
cariësindicator 104
categorie B 124
categorie C 142, 149
causale therapie 19
cavitatie 212
Cavitron 158
CCD-sensor 80, 113
cellulaire afweer 15
CH-1 51, 52
CH-2 51, 52
checklist 135
chirurgische ingreep 125
– CH-1 en CH-2 125
chloorhexidine 20, 86, 127
chloorhexidine oplossing 96
0,2 % chloorhexidineoplossing 60
chlooroplossing
– 1000 ppm (0,1 %) 65
– 250 ppm (0,025%) 65
chronisch 14
Clostridium tetani 6
cofferdam 60
commensalen 12
commensalisme 12
Compeed pleisters 31
composiet compule 79
compule 117
congenitaal 10
constitutie, atopische 17
container 182
contaminatie 4
controlestrips 155
Creutzfeldt-Jakob, ziekte van 8
cytokinen 15

D

DAC 141, 151, 159
dappenbakje, disposable 115
dappenglaasje, disposable 103
darmflora 15
dermaal 10
dermatoloog 94
desinfectans 118
– alcoholvrij 148
– chemisch 141
desinfectie 20, 51, 65, 76, 118
– chemische 66, 136
– thermische 66
diabetes 18
difterie 34
diplokokken 6
disclosure verklaring 51
dispenser, sensorgestuurde 86
disposables 61, 75
dispotrays 68
DNA 7
doeken, steriele 128
dolor 13
doseerbakje 76
drager 5, 7
Drinkwaterwet 172
druppelflesje 76, 99

E

endocarditisprofylaxe 19
endovijl 67, 144, 150
enteraal 10
epstein-barrvirus 39, 47
ethanol 86
evidence-based 189
extractietang 150

F

fagocyteren 15
FFP 51
fhd 205
FIFO-systeem 20
fill-up roll 205
Filtering Facepiece Particles 51
first in-first out 151
flagellen 8
foam 116, 118
fosforplaatje 80, 113
Four Handed Dentistry 205
functio laesa 13
fysiologisch zoutoplossing 95, 128
– steriele 127

G

gastheer 4
gastheerfactoren 53
gecontamineerd 102
gedemineraliseerd 163
genitaal 10
GGD 38
gipsmes 166
glandula parotidea 33
gonokok 6
– Neisseria gonorrhoeae 6
gonorroe 33
granulocyten, neutrofiele 15

H

hairy leukoplakie 36
hand- en hoekstukreiniger 136, 140
hand(schoen)hygiëne 76, 98, 110
handalcohol 86
handcrème 94
handdesinfectans 86, 96
handdesinfectie 85
– preoperatieve 127
handdoek 89
handdoek, papieren 61
handenwassen 89
handhygiëne 10, 31, 85, 112, 127
handreiniging 85
handschoenen 81
– disposable 126
– niet-steriele 81
– poedervrije 58
– steriele 81, 126, 128
handschoenen, stevige disposable 141
handsfree 79, 110, 113, 117
handstuk 195
handverzorging 85
hartstichting 19
HAV 38
HBV 13, 38, 48
HCV 38
HDV 38
hechtlak 186
hechtsetje 151
helix 154
hematogeen 10
hepatitis A, B, C 34
hepatitis A, B, C, D, E, G 38
hepatitis B-virus 35
Herpes simplex 7
herpessimplexvirus 31
herpeszostervirus 37
hersenvliesontsteking 31

Hertz 212
HEV 38
HGV 38
hiv 35
hiv-besmetting 36
hoofdbedekking 189
hoofddoek 190
hoofdsteun 118
hoofdsteunzak 77, 117, 118
huishoudhandschoenen 58, 202
humaan immunodeficiëntievirus 35
humorale afweer 15
hygiënefolie 78
hygiënehoes 77, 80, 122
hypochloriet 96, 156

I

iatrogeen 18
iatrogene schade 125
IgE-mestcelcomplex 17
IGZ 48
immunisatie
– kunstmatige actieve 16
– natuurlijke actieve 16
– passieve kunstmatige 16
– passieve natuurlijke 16
immuniteit 5, 15, 16
immunodeficiëntie 17
immuunsysteem 29
implantologie 211
incubatietijd 9, 30, 36, 37
infectie 4, 125
– idiopathische 29
– kruis- 11
– opportunistische 17, 36
– starters 29
– ziekenhuis 3
infectiepreventie 19, 75, 76, 135
infectiepreventiemaatregelen 81
infectieziekten 4
Inspectie voor de Gezondheidszorg 48
instrumentarium
– categorie A- 150
– chirurgisch 151
instrumenten, steriele 130
instrumentencassettes 68, 198
instrumentenkastje 70
inwerktijd 116
isopropanol 86

J

Joseph Lister, arts 3

K

kaposisarcoom 36
kiemgetal 172
kinderhandjes 124
kinderziekten 13
kinkhoest 34, 37
kissing disease 39
kleding
– kleurvast 190
– no-iron kwaliteit 190
– schone 126
– steriele 126
knijpflacon 65
koelwater 128
kok 6
kolonievormende eenheden 172
kolonisatieresistentie 15
koorts 13
koortslip 31
koortsuitslag 31
koplikvlekken 33
kraan, handsfree 86
kritische ruimte 82
kruisbesmetting 53, 59, 65
kunststof 186
kve 172
kwantitatief testen 172
kwastje 103

L

laminaatzak 115
latent 7
leefomstandigheden 9
leeswijzer 51
Leeuwenhoek, Antoni van 5
Legionella-bacterie 77
Legionella pneumophila 12, 29, 30, 172
Legionella-preventie 77
letaal 14
longontsteking 31
lues 14
Lyme, ziekte van 6
lysozym 14

M

malaria 34
mantouxreactie 40
matrixbandje 79, 98
matrixspanner 124
mazelen 33, 34

meerfunctiespuit 77, 117, 174
meldplicht 38, 40
memory cells 16
mengbekertje 185
mengblokje 106
mengnap 185
MERS 34
MERS-virus 4
meticillineresistente Staphylococcus aureus 23
micro-organismen 4, 52, 76, 81, 151, 189
– exogene 125
micro-organismen, pathogene 4
microben 4
microbrush 103, 104
micromotor 158
Miele testkit 154
mondneusmasker 31, 57, 82, 127
monocyten 15
MRSA 3, 23, 34
MRSA (meticillineresistente Staphylococcus aureus) 41
MRSE (meticillineresistente Staphylococcus epidermidis) 41
mucoperiostale opklap 125
Mycobacterium tuberculosis 4, 39

N

n-propanol 86
naaldcontainer 94, 116, 117
Neisseria gonorrhoeae 33
nevelafzuiger 60, 98
no-touch techniek 57
no-touch werkwijze 61
non-conditioneren 61
normtray 206
nulmonster 97

O

oliesmering 158
onderhoud 135, 160
– behandelstoel/unit 160
– huishoudelijk 163
– thermodesinfector 161
onderzoekshandschoenen 186
ontgast 213
ontsteking 4, 12
ontsteking, lokale 13
ontstekingsreactie, lokale 4
oogbescherming 55, 82
oogdouche 23, 96, 178

opdrachtbon 189
opportunist 12
oraal 10
osteomyelitis 30
overgevoeligheid 16
overgevoeligheidsreactie
– type I 16, 17
– type II 16, 17
– type III 16, 17
– type IV 16, 17

P

parasiet 12
Pasteur, Louis 3
pathogeen 4, 12
patiëntendossier 110
patiëntenpincet 99
patiëntenservet 117
patiëntenservet met plakstrip 77
persoonlijke hygiëne 53
pest 34
Pfeiffer, ziekte van 39, 48
piercings 53
piëzo-elektrische tandsteeninstrumenten 159
plastic zakje 185, 196
pleister, second skin 31
pokken 34
polijstborsteltje, disposable 103
polio 34
porte d'entrée 4, 10, 53
potje 99
povidonjood 23
praktijkhygiëne 163
praktijkschoenen 191
preconditioneren 61, 63
preventieve therapie 19
prik- en snijaccident, preventie 94
prikaccident 38, 94
primair affect 35
prionen 8, 41
prionziekte 41
professionele standaard 47, 48
proteinaceous infectious particle 8
protozoën 8
Pseudomonas aeruginosa 30
pulpaweefsel 41

Q

Quicksmart 95

R

rabiës 34
randapparatuur 119, 124
RDS 51, 52, 65
recappen 95, 117
reconditioneren 61, 116, 124, 136, 137, 158
reiniging 51, 65, 76, 118
resistentie 5
richtlijn Infectiepreventie in mondzorgpraktijken (KNMT 2016) 19, 38, 49
Rijksvaccinatieprogramma 33
risicocategorieën 65
RNA 7
rodehond 37
röntgenbuis 112
röntgenfoto 112
röntgenfoto, analoge 113
rubellavirus 37
rubor 13

S

SARS 34
scalpelmesje, disposable 117, 142
schimmel 8
schimmelinfecties 23
schoonmaak, periodieke 150
schudapparaat 119
sealant 104
sealapparaat 152
seallektest 182
seksueel overdraagbare aandoeningen 33
sensor 80, 86
sensorkraan 89
seropositiviteit 36
shedding 31
single-dose 61
sleeve 63, 77, 113, 122
slijmvlies 85
smalspectrumantibiotica 23
smartphone 3
smeercontaminatie 9, 11, 53, 59, 61, 136
snijaccident 94
soa 33
Sonicflex 158
spanner 123
spataccident 53, 94
spatels 185
spatten 82
spatzone 79, 110, 115
speeksel 29, 39, 60, 82
spiril, spirocheet 6
spittoon 117
sporen 5
spraykoeling 115
stafylokokken 6
Staphylococcus aureus 6, 54
steriel water 127
sterilisatie 51, 65, 66
sterilisatiedatum 151
sterilisatieruimte 115, 117, 133, 136
steriliseren 76
stofdichte 149
stofvrije 149
stoomsterilisator 136
streptokokken 6
stress 18
subklinisch 14, 30
submuceus abces 40
SWAB 18
syfilis 34
symbiose 12
symptomatische therapie 19

T

techniekbon 189
techniekhandstuk 193
techniekwerk 55
testen
– voor autoclaaf 154
– voor thermodesinfector 153
testplaatjes 175
tetanus 6
therapie
– palliatieve 23
thermodesinfector 49, 66, 68, 104, 123, 124, 135–137, 144, 148, 150, 159, 166, 211
titerbepaling 30
Tosi-test 154
touch-free techniek 186
toxinen 7
tray 78, 117
traypapier 117
Treponema pallidum 34
trilhaartjes 15
trismus 33
TST-teststrip 154
tube 99
tuberculose 9, 34, 39
tuberculostatica 40
tumor 13
tup 79

U

uithardingslamp 115
ultrasone transducer 212
ultrasoon reinigingsapparaat 66, 136, 139, 155, 211
ultrasoon vloeistof 213
ultrasoontips 159
unitwater 9
unitwaterkwaliteit 31, 60

V

vaccinatie 16, 56
vaccinatiestatus 38
vancomycineresistente enterokokken 23
vario-TD 146
vectoren 9
venerische wratten 35
verzamelbox 167, 206
veteranenziekte 30, 77
viral load 5, 9, 35, 36
virulentie 4, 13, 53
virusremmer 23
virussen 7
virusziekten 23
voedselinfectie 34
vogelgriep 34
VRE 23
vuilpers 61

W

wasmes 166
wasvoorschrift 190
water, gedestilleerd 172
water, steriel 128
watermaatjes 185
waterpokken 37
waterstofperoxide 23
wattenrol 79, 100
werkblad 68, 79, 116
werkblad- of transportpincet 79, 98
werkbladpincet 99, 186
Werkgroep Infectie Preventie (WIP) 48, 126
werkkleding 58
werkomgeving, steriele 128
werkschoenen 59
werktablet
– schoon 127
– steriel 127

werkveld 114
Wet geneeskundige
    behandelingsovereenkomst
    (WGBO) 47
WGBO 171, 172
wigje 79
WIP 48
wondinfecties 30

Yersinia pestis 6

zandstraler 193
zeep 89
ziekte 4
– van Creutzfeldt-Jakob 41
– van Lyme 6
– van Pfeiffer 39, 48
zorgprofessional 52

MIX
Papier aus verantwortungsvollen Quellen
Paper from responsible sources
FSC® C105338

If you have any concerns about our products,
you can contact us on
ProductSafety@springernature.com

In case Publisher is established outside the EU,
the EU authorized representative is:
**Springer Nature Customer Service Center GmbH
Europaplatz 3, 69115 Heidelberg, Germany**

Printed by Libri Plureos GmbH
in Hamburg, Germany